编 委 会

主　编　陈　辉

副主编　李雪梅

　　　　钟耀广

编　者（按汉语拼音排序）

　　　　陈　辉（河北科技大学）

　　　　陈丽星（河北科技大学）

　　　　李书国（河北科技大学）

　　　　李雪梅（河北科技大学）

　　　　郑艳铭（河北科技大学）

　　　　钟耀广（上海海洋大学）

高等学校教材

获第八届中国石油和化学工业优秀教材奖

现代营养学

陈　辉　主编

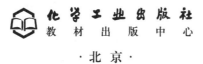
化学工业出版社

教材出版中心

·北京·

图书在版编目（CIP）数据

现代营养学/陈辉主编．—北京：化学工业出版社，
2005.5（2024.11重印）
高等学校教材
ISBN 978-7-5025-6546-6

Ⅰ．现…　Ⅱ．陈…　Ⅲ．营养学-高等学校-教材
Ⅳ．R151

中国版本图书馆 CIP 数据核字（2005）第 037160 号

责任编辑：徐雅妮　赵玉清　　　　装帧设计：潘　峰
责任校对：于志岩

出版发行：化学工业出版社(北京市东城区青年湖南街 13 号　邮政编码 100011)
印　　装：北京科印技术咨询服务有限公司数码印刷分部
720mm×1000mm　1/16　印张 16¾　字数 308 千字　2024 年 11 月北京第 1 版第 16 次印刷

购书咨询：010-64518888　　　　　　　　售后服务：010-64518899
网　　址：http://www.cip.com.cn
凡购买本书，如有缺损质量问题，本社销售中心负责调换。

定　　价：40.00 元　　　　　　　　　　　　版权所有　违者必究

前　言

"民以食为天"，"安身之本必资于食"，人类是通过有规律、有选择地摄入食物来满足自身的生理需要，即维持生命、保证健康。而食物的营养水平又与人类的智力和身体健康、与民族的兴衰和发展密切相关。只有遵循营养学基本原理，合理营养，平衡膳食，科学安排日常饮食，才能保证身体健康，有充沛的体力和精神进行工作和学习。我国古代就有"医食同源"、"药膳同功"之说。随着 21世纪的到来，生命科学、营养学、食品科学不断发展，一些天然的具有特殊生理活性的物质不断得到重视，对于有益于健康的食品成分及饮食与疾病相互关系的研究不断得到拓展。通过改善饮食条件与食品组成，发挥食品本身的生理调节功能，以提高人类健康水平日益成为人们的共识。天然、营养、具有特殊生理活性的食品也成为健康的最佳选择。由此，食品营养除了提供人类所需的营养素以外又注入了新的内容。随着人们生活水平的提高，人们的食品消费观念也在进步，尤其是对营养学的基本原理、食品的安全卫生知识、各类食品的营养与保健功能、营养失调与疾病、食品营养与抗衰老等更为关注。为此，普及营养科学知识十分重要。

科学技术的普及是提高公众科学素质的关键，营养科学知识的普及有利于提高全民的饮食文化素养、生活质量及健康水平。

本书以中国居民膳食指南为主线，分别介绍：

（1）人体的营养学原理；

（2）不同人群的营养问题；

（3）各类食物的营养与保健；

（4）社区营养。

本书不仅适用于本科、高职高专食品科学与工程专业的学生，也适用于非食品专业的学生作为公共选修课教材，还可作为营养普及教育用书。

全书分为八章，由河北科技大学陈辉主编。参加编写的人员分工如下：第一章、第二章、第五章由陈辉编写，第三章、第六章由李雪梅编写，第四章由陈丽星编写，第七章由钟耀广编写，第八章（第二节、第四节）由郑艳铭编写，第八章（第一节、第三节）由李书国编写，由陈辉统稿。

本书在编写过程中，得到了河北科技大学教务处赵江教授和生物科学与工程学院领导的支持、系部老师们的配合、研究生纪涛的协助和家人的关心与理解，在此谨致以衷心的感谢！本书编写参考了大量文献和资料，在此向所参考书和论文的作者表达真诚的谢意！

书中难免有一些不足和疏漏之处，敬请广大读者批评指正，以便我们今后修订、补充和完善。

编　者
2005 年 3 月

目 录

第一章 绪 论

人类社会进入 21 世纪后，世界各国对人群营养问题更加重视。20 世纪有多位科学家曾预言，21 世纪是生命科学的世纪。在影响生命的诸多因素中，营养环节最为关键。

随着经济的发展和社会的进步，人们对食物营养与健康倍加关注。"健康"不仅仅是没有疾病或残疾，乃是身体、心理状态及社会关系的良好状态。一般说来，人的素质是由遗传、营养和环境（包括学习锻炼）三大要素决定的，在遗传和环境因素相对稳定的情况下，起关键作用的往往是营养因素。合理的营养是人类的社会活动能力、智力和身体潜能充分发挥的先决条件。健康和营养适当的人，是社会发展进步的结果，又是对社会发展做出贡献的主体。因此，营养是人类发展的一项关键目标，是反映社会进步的重要标志。

当今世界上与营养有关的人类疾病集中在两个方面，一是营养素摄入不足或利用不良所致的营养缺乏，其中主要是微量营养素（包括微量矿物质元素和维生素）缺乏。目前，全世界约有 20 亿人处于微量营养素缺乏状态，约占世界人口的 1/3。其次是与营养素摄入过剩和营养素不平衡有关的各种慢性非传染性疾病。国际权威专家认为，约 1/3 癌症的发生与膳食有关。心脑血管病、糖尿病等慢性病与膳食营养的关系更为密切。

一个人生命的整个过程都离不开营养。人在胚胎阶段时必须从母体中吸取所需要的物质，孕妇的营养不仅影响胎儿的正常发育，也为孩子一生的健康打下重要的基础。婴幼儿和青少年的合理营养，对身体和智力发育都起着决定性的作用。而合理的营养对中老年人来说，可以保持生命的持久活力，延缓机体的衰老过程，达到延年益寿的目的。对于患者来说，合理的营养可以增强机体对疾病的抵抗力，从而促进身体早日康复。所以说，营养不仅与人类生长发育、智力、延寿、康复以及下一代的成长有关，而且对民族的兴旺、国家的强盛都具有重要的意义。

一、营养学的基本概念

1. 营养学（Nutrition）

营养学是研究人体营养规律及其改善措施的科学。具体的说是研究人体对食物的利用与代谢规律及科学确定人体对营养素需要量的科学。研究内容涉及人体对营养需要量、各类食品营养价值、不同人群的营养、营养与疾病、社区营养等诸多方面。

营养学研究的目的是根据机体在不同生理、病理情况下体内新陈代谢的需要，科学确定机体营养素的需要量，制定合理地利用营养素的组织原则，指导工农业生产的发展，从膳食营养上保证人体的需要。即营养学是一门研究食物、营养、人体、环境关系的综合学科。

营养学又可根据研究内容和目的分为基础营养学和应用营养学。基础营养学主要研究人体的新陈代谢规律、不同营养素的生理功能、新陈代谢中营养素的相互关系和人体对营养素需要量。应用营养学则要研究人体不同生理情况下的营养要求，如孕妇乳母营养、婴幼儿营养、青少年营养、中老年营养、营养缺乏症等；研究特殊工作条件下的营养（特殊营养），如接触有毒物质的人员营养、运动员营养、高温作业人员营养、低温作业人员营养、高原作业人员营养、太空作业人员营养、潜水作业人员营养等；研究病人营养也称临床营养；研究在不同地区、不同社会环境生活的人群营养状况及营养改善和政策，也称公共营养。

2. 食品（Food）

《食品安全法》第九十九条对"食品"的定义：指各种供人食用或者饮用的成品和原料，以及按照传统既是食品又是药品的物品，但是不包括以治疗为目的的物品。《食品工业基本术语》对食品的定义：可供人类食用或饮用的物质，包括加工食品、半成品和未加工食品，不包括烟草或只作药品用的物质。

人类为了维持生命与健康，保持生长发育和从事劳动，每日必须摄取足够的、含有人体需要的各种营养食物。

食品的作用主要有以下两点。

① 为人体提供必要的营养素，满足人体营养需要。食品中的某些成分具有调节人体新陈代谢、增强防御疾病、促进康复等作用。

② 满足人们的不同嗜好和要求。

3. 营养（Nutrition）

原义为"谋求养生"，是指人体消化、吸收、利用食物或营养物质的过程，也是人类从外界获取食物满足自身生理需要的过程，包括摄取、消化、吸收和体内利用等。

营养的核心是"合理"，就是"吃什么"、"吃多少"、"怎么吃"。合理营养是一个综合性概念，它既要求通过膳食调配提供满足人体生理需要的能量和多种营养素，又要通过建立合理的膳食制度和应用科学的烹调方法，以利于各种营养物质的消化、吸收和利用。此外，还应避免膳食构成的比例失调、某些营养素摄入过多以及在烹调过程中营养素的损失或有害物质的形成，因为这些都可能影响身体健康。

合理营养的意义是：促进生长发育，防治疾病，增进智力，促进优生，增加机体免疫功能，促进健康长寿。

4. 营养素（Nutrient）

营养素是指保证人体生长、发育、繁衍和维持健康生活的物质。目前，已知有 40～45 种人体必需的营养素，其中人体最主要的营养素有碳水化合物、蛋白质、脂类、水、矿物质、维生素。人类为维持正常生理功能和满足劳动及工作的需要，必须每日从外界环境摄入必要的物质——由食物组成的膳食。

膳食纤维是非能源的第七大类营养素，是航天食品的必需成分。

5. 健康

健康是指不仅不生病，而且机体与环境之间在生理上、心理上、社会上保持相对平衡，有适应社会生活的能力。营养是维持人体生命的先决条件，是保证身心健康的物质基础，也是人体康复的重要条件。

健康的标志（全世界公认的 13 个方面）：

① 生气勃勃，富有进取心；

② 性格开朗，充满活力；

③ 正常身高与体重；

④ 保持正常的体温、脉搏和呼吸（体温 37℃；脉搏 72 次/min；呼吸婴儿 45 次/min，6 岁 25 次/min，15～25 岁 18 次/min，年龄稍大又有增加）；

⑤ 食欲旺盛；

⑥ 明亮的眼睛和粉红的眼膜；

⑦ 不易得病，对流行病有足够的耐受力；

⑧ 正常的大小便；

⑨ 淡红色舌头，无厚的舌苔；

⑩ 健康的牙龈和口腔黏膜；

⑪ 光滑的皮肤柔韧而富有弹性，肤色健康；

⑫ 光滑带光泽的头发；

⑬ 指甲坚固而带微红色。

6. 亚健康

这是一种健康的透支状态，身体存在种种不适但无身体器质性病变状态。45％人群处于亚健康状态。特别是中年知识分子、现代企业管理者高达 85％。造成亚健康的主要原因有以下几方面。

① 过度疲劳造成的脑力、体力透支。生活节奏提速、竞争激烈、身体主要器官长期处入不敷出的超负荷状态。表现为疲劳困乏，精力不足，注意力分散，记忆力减退，睡眠障碍，颈、背、腰、膝酸，性机能减退等。

② 人体自然衰老。机体组织、器官发生不同程度的老化，表现为体力不支、精力不足、社会适应力降低、更年期综合症、内分泌失调等。

③ 心脑血管及其他慢性疾病的前期、恢复期、手术后的康复期出现的种种不适，如胸闷、气短、头晕目眩、失眠健忘、抑郁惊恐、心悸、无名疼痛、浮肿、脱发等。

④ 人体生物周期中的低潮期，表现为精力不足、情绪低落、困倦乏力、注意力难集中、反应迟钝、适应力差等。

亚健康→患病前兆→疾病或衰老

7. 食品卫生

世界卫生组织（WHO）对食品卫生的定义是：从食品的生产、制造到最后消费之间无论在任何步骤，都能确保食品处于安全、完整及美好的情况。

食品的安全与卫生关系到食用者的健康和生命。而影响食品卫生乃至食用安全的因素较多，除了食物本身可能存在的影响食品卫生的因素外，各类食物从原料生产、加工、运输、贮存及销售等环节都有可能受到不同程度有毒有害物质的污染，如农药的滥用、工业三废排放、非食品添加剂的使用或食品添加剂超量使用、食品的腐败变质及不科学的加工方法等，会导致对人体的急性、慢性毒害和致癌、致畸、致突变，使人的健康和生命遭到威胁。因此必须运用科学技术、道德规范、法律规范等手段来保证食品的安全卫生。绿色食品的兴起，充分说明了人们对食品安全性的重视。目前世界各国都在极力推广绿色食品、有机食品、无公害食品——是指安全、营养、优质、无污染的食品。

8. 绿色食品

并非指"绿颜色食品"，而是对"无污染食品"的一种形象表述，特指无污染、安全、优质、营养的食品，由专门机构认定，分为 A 级和 AA 级，有专用标志性商标。A 级：限制使用农药、化肥等化学合成物的可持续农业产品；AA 级：对应的是有机食品。

9. 有机食品

根据国际有机农业运动联合会（IFOAM）的有关规定，有机食品应符合：有机（天然）食品的原料须来自有机农业的产品；须按照有机农业生产和有机食品加工标准生产加工；产品须经过授权的有机食品颁证组织进行质量检查并符合有机食品生产标准，方可成为有机食品。即根据有机农业和有机食品生产、加工标准而生产加工的、由授权的有机（天然）食品颁证组织颁发证书、供人们食用的一切食品称为有机食品。

二、现代营养学的发展

营养是人体最基本的生理过程，因此在人类从古至今的生活实践中对营养的概念逐渐由感性认知上升到理性认识和科学研究，由被动的生理需求饱腹到主动的有选择的养生，因而世界各国自有文字出现就有相关记载。两千多年前中国古代

《黄帝内经》中记载大量关于食医、养生内容，《黄帝内经·素问》中有"五谷为养，五果为助，五畜为益，五菜为充"，"气味和而服之，以补精益气"。《黄帝内经·灵枢》将各种食物分为"温""凉""寒""热"四性和"酸""辛""苦""咸""甘"五味。更有对各种食物的归经与主治的论述。中国有几十部关于食物与食疗方面的著作，均有食养与饮食、食物功能的阐述，事实上已形成了中国古代素朴营养学说的雏形。

西方营养学发展也经历了从古典营养学发展到近代营养学的阶段。但值得一提的是西方的许多化学家、物理学家、生理生化学家的研究为现代营养学发展奠定了极好的基础。例如，18世纪中叶，被称为营养学之父的法国化学家 Lavoisier 在强调生命过程是呼吸过程基础上提出呼吸是氧化燃烧的理论；德国化学家 Liebig 用动物生理实验将不同食物对动物的功能进行分类；Liebig 的学生 Voit、Rubner 分别创建氮平衡学说和碳水化合物、蛋白质、脂肪的能量系数；Liebig 的另一名学生 Lusk 在研究基础代谢和食物热效应基础上出版了经典著作《The Science of Nutrition》。19世纪到20世纪可以称得上是营养科学发展的鼎盛时期，这一时期的主要发展和成果包括：氨基酸的发现、蛋白质的命名、必需脂肪酸和必需氨基酸的提出、血糖和肝糖原概念的建立、维生素的意义、微量元素的作用、营养素与疾病的关系的发现等。从20世纪中叶，随着生物化学与分子生物学的研究，各种分析技术渗入与应用到营养学研究中。20世纪末，功能性食品与功能因子的建立更说明现代营养学科发展的迅猛与深入。

同时营养学家的另一目光对准人群营养与健康问题和公共营养（社区营养）问题。提出了各类人群的膳食营养供给量（RDA）、膳食营养参考摄入量（DRI），完善营养调查方案和手段，研究和建立与营养相关的政策与法规。

三、国内外的营养状况

（一）世界性营养问题与措施

当今世界的营养问题，按照不同地区的经济和社会发展状况可分为两种类型。一是在不发达的发展中国家，贫困、灾荒和战乱所造成的营养问题主要是营养不足、营养缺乏，如铁缺乏及贫血，维生素 A、维生素 D 缺乏，碘及微量元素缺乏等。据统计，约7.5亿人（占发展中国家人口的20%）仍处于饥饿状态，没有机会获得足够的粮食来满足营养的基本需要量。二是在发达国家及富庶转型的国家，出现因营养不平衡和营养过剩导致肥胖症而引起的"富贵病"，如高血压、冠心病、动脉粥样硬化、糖尿病等。

世界各国对国民营养问题，无论是发达国家还是发展中国家都是根据国情有针对性的计划和做法，特别是国家政府的重视与干预。

1. 营养师制度

在发达国家，营养师是健康队伍中不可或缺的成员，是备受人欢迎与尊敬的职业，他们遍及生活中的各个领域，如医院、保健机构、诊所、社区、学校、政府、食品和制药工业、餐饮企业、研究机构、健身中心、私人训练及咨询等。

(1) 诊所营养师 负责确诊病人的营养问题，列出保健计划，并监督饮食变化的有效性。通常他们在医院、社区健身中心或保健机构工作。在那里，他们解决体重控制、饮食营养、心脏病、癌症、儿童和老年人等方面的医疗保健需求。

(2) 餐饮服务管理营养师 营养师加盟到餐饮服务管理行业中，使得不管是一日三餐还是零食小点都能够安全、卫生，成本经济地预备和配送。他们掌管餐饮服务的地点是医院、保健机构、学校、高等院校和商务场所。

(3) 营养咨询师 为个人、机构、商务组织和媒体提供有关营养、食疗和餐饮服务等方面的专家建议，他们经营的是自己的私人咨询业务。

(4) 公共保健营养师 他们在公共保健领域工作，了解大众的营养需求，确认社区中的营养问题，并发展营养教育项目和健康促进战略。通过在社会公共保健领域和社会服务部门的工作，公共保健营养师们向其他公众部门、专家和公众提供讯息与咨询性服务。

(5) 社区健身中心营养师 这些营养师与社区和个人进行合作，目的在于提高其营养水平，抵御疾病，增进对饮食的关注以及提高个人对健康的控制能力。

(6) 教育领域中的营养师 在饮食学、护理学、医药、制药及配药、牙医学、食品生产和儿童保健等方面，他们对学生开设营养学、食品化学和餐饮服务管理学等课程。这些课程在小学、中学、高等院校、职业学校和医院都有所开设。

(7) 商务领域中的营养师 在商务背景下，营养师们协助各自的领导进行研究，帮助促进生产，对管理和市场提出专家性意见。在营养师们的帮助下，食品和制药公司、市场协会和餐饮服务供应商得以生产出更好的食品和营养产品并投放市场。

(8) 研究性营养师 负责作出研究项目的计划并执行。这些项目能从根本上提高医疗护理水平，节约餐饮服务成本。通常大学、保健机构和工业企业对营养师们的研究给予支持。

2. 各国的营养计划、政策与法规

(1) 日本 日本有关营养方面的立法非常详细和全面，涉及 10 多部法规。1952 年就制定了《营养改善法》，1947 年通过《营养师法》，1954 年颁布了《学校供餐法》，这些法案都根据社会进程的发展及时修订。2003 年颁布了《健康增进法》。如今，日本的国民营养状况普遍提高，平均身高和智力明显改善，被西方学者誉为"人类体质发展的奇迹"。明确制定《营养改善法》的目的在于提高国民的营养改善思想，清楚了解国民的营养状态，达到改善国民营养，进而提高国民健康及体质。要进行营养改善必须了解国民的营养状态，《营养改善法》对实施国民营养调查作出了详细的规定：包括营养调查的领导机构、执行机构、涉及的各方当事人及其义务、并规定国民营养调查的费用由国库支付。国民营养调查每年进行一次，厚生省是领导机构。《营养改善法》规定了关于营养指导方面的内容。日本非常重视营养指导和教育，公共餐厅就餐100～250人/日应尽量设置营养师，300人以上的公共餐饮场所至少设置一名管理营养师。在《营养师法》中，明确规定了取得营养师、管理营养师资格的条件，以及营养师及管理营养师各自可以从事的工作。允许营养师从事的工作有：①学校营养职员；②医院；③福利设施（保育园、敬老院等）；④集团午餐设施（公司食堂等）；⑤食品、卫生相关的研究所；⑥食品加工企业的产品开发工作。管理营养师允许从事的工作有：①学校营养职员；②医院；③老年保健设施；④一次供应500人以上或一天供应1500份饭以上的都道府县指定的集团午餐设施（儿童福利院、敬老院、事务所等）；⑤在保健所等从事官公署规定的活动。截止2001年末，共计向779600人发放营养师证书。2002年4月，日本全国共有258个营养师培养机构，其中大学35所、短期大学（相当于中国的大专）187所、其他学校36所。日本总人口共1.2亿，全国每153人中就有一名营养师。

（2）美国　美国是世界上经济最发达的国家之一，尽管与其他国家相比，营养不良问题不是那么严重，但美国政府对这个问题仍然非常重视，并采取了切实有效的解决措施。例如，①在卫生管理部门设置负责营养的机构。联邦政府承担卫生行政管理职责的部门是卫生和人类发展服务部，其内部设有公共卫生部、儿童和家庭服务部等部门。美国各级卫生部门主要是通过项目对营养问题进行指导和管理，由议会立项，农业部和卫生部联合执行。各州政府也针对当地营养的实际问题，拨款设立专门项目并进行管理。②确定营养工作的主要内容及干预项目。美国营养工作的重点是青少年、孕妇和5岁以下儿童，尤其是贫困人群中的妇女和儿童。加强妇女孕前、孕期的保健，新生婴儿和儿童的营养干预及对青少年开展卫生健康教育等，设立和实施相应的干预项目。其中，影响比较大是综合儿童保健项目和妇女、婴儿、儿童营养干预项目。美国和欧洲各国均制定了相关营养法规。美国早在1946年通过了《学校午餐法》，此后《儿童营养法》等相继出台。

（3）澳大利亚　澳大利亚是一个幅员辽阔、地广人稀的国家，卫生事业极为发达。原因是，该国把卫生工作当作一项公益性很强的公共事业来抓。卫生投资的主要来源是国家财政。营养问题作为卫生事业的重要组成部分，是国家卫生工作和投入的重点领域，无论是从机构配置、战略定位、还是教育内容，都对营养工作进行倾斜，这是澳大利亚消除营养不良取得实效的原因所在。健康教育对提高妇女儿童及全民族的身体素质具有潜移默化的作用。澳大利亚在这方面成效显著。主要表现在，有充足的经费保证健康教育工作的开展；有一支合格、稳定的队伍从事健康教育工作；有先进的卫生设备、技术和齐全的配套服务。

(4) 印度 印度的贫困和营养不良是困扰该国的主要问题之一。自 1947 年独立以后，印度政府就一直致力于发展经济、解决贫困和消除营养不良，并取得了很大成绩。由于印度也是一个低收入、多人口的发展中国家，其经验对于其他发展中国家来说可能更具有借鉴意义。第一，发展粮食生产，提高粮食供给能力。1948 年印度政府提出并发动了"增产粮食运动"。1965 年印度开始实施"绿色革命"，即开展以推广高产品种为中心、综合采用各种现代农业技术的农业发展"新战略"，使粮食生产走上了一个新的发展时期。第二，实行"政府粮食配售制"，保证居民获得低价粮食供应。第三，实施农村综合发展计划，通过在农村进行资源性开发，发展农业、畜牧业、林业、渔业，发展农村工业和第三产业，扩大农村就业途径，提高无地和少地农民的收入水平，提高他们获得充足粮食和营养的能力。第四，实施儿童营养干预计划。主要是开展和实施学校午餐计划、儿童照顾食品计划以及其他营养补助计划等。

（二）中国的营养状况

建国后，特别是近二十年来，中国的国民经济有了飞速发展，人们生活水平有了很大的提高，国民的健康状况有了很大的改善。中国政府采取了许多包括发展生产保障供给、提高收入增加补贴、广泛宣传加强教育等社会经济发展政策，使全民族营养健康水平有了明显改善和提高，主要健康指标跃居发展中国家前列。其中，儿童营养条件和状况、儿童体质及减轻儿童营养不良方面的成就尤为明显和突出。目前，5 岁以下儿童营养不良发生率已经降到 20% 以下。无论是城市还是农村，儿童身高、体重等衡量判断人群营养状况的指标，20 世纪 90 年代均高于 80 年代。以 6 岁组为例，城市儿童身高 90 年代初为 113.5 厘米，比 80 年代初高 4.6 厘米，农村为 110.2 厘米，比 80 年代初高 4.0 厘米；城市儿童体重则由 80 年代初的 18.3 公斤，增加到 90 年代初的 20.7 公斤，农村则由 17.9 公斤增加到 19.1 公斤。由于城乡儿童营养状况大为好转，营养不良所导致的患病率大大降低。根据中国预防医学研究院营养与食品研究所的一项 5 省儿童营养状况监测显示，由于改善了儿童营养，促进了儿童体质的变化，90 年代与 80 年代相比，儿童低体重引起的患病率由 18.2% 下降到 10.2%，下降率高达 44%，农村则由 32.1% 下降到 24.8%，下降率为 22%；生长迟缓引起的患病率由 19.6% 下降到 12%，下降率 39%，农村则由 50.2% 下降到 47.2%，下降率为 6%。成人人群中，营养不良状况大为好转，由此引发的疾病在得到控制中不断减少。很明显，中国政府在改善营养状况、提高全民健康水平的努力中，已经取得相当成功的经验。中国政府和有关部门先后采取了必要的行动来展示加强营养、改善营养膳食结构、减轻儿童营养不良的决心，成立国家食物与营养咨询委员会（SFNCC）。

1997 年 4 月由中国营养学会常务理事会通过，正式公布《中国居民膳食指南》，而后又相继公布了《特定人群膳食指南》和《中国居民平衡膳食宝塔》。1997 年 12 月 5 日颁布了《中国营养改善行动计划》，2001 年国务院颁布《中国儿童发展纲要》（2001—2010 年），2001 年发布《中国食物与营养发展纲要》（2001—2010 年）。

中国曾于 1959 年、1982 年和 1992 年分别进行过三次全国营养调查；1959 年、1979 年和 1991 年分别开展过三次全国高血压流行病学调查；1984 年和 1996 年分别开展过两次糖尿病抽样调查。上述调查对于了解中国城乡居民膳食结构和营养水平及其相关慢性疾病的流行病学特点及变化规律，评价城乡居民营养与健康水平，制定相关政策和疾病防治措施发挥了积极的作用。

随着中国社会经济快速发展，不仅为消除营养缺乏和改善居民健康提供了经济、物质基础，同时也导致了膳食结构、生活方式和疾病谱的变化。为及时了解居民膳食结构、营养和健康状况及其变化规律，揭示社会经济发展对居民营养和健康状况的影响，为国家制定相关政策、引导农业及食品产业发展、指导居民采纳健康生活方式提供科学依据，2002 年 8～12 月，在卫生部、科技部和国家统计局的共同领导下，由卫生部具体组织各省、自治区、直辖市相关部门在全国范围内开展了"中国居民营养与健康状况调查"。并于 2004 年 10 月 12 日由中华人民共和国卫生部、中华人民共和国科学技术部、中华人民共和国国家统计局联合公布了《中国居民营养与健康现状》，并对本次调查的目的与意义做了说明："国民营养与健康状况是反映一个国家或地区经济与社会发展、卫生保健水平和人口素质的重要指标。良好的营养和健康状况既是社会经济发展的基础，也是社会经济发展的重要目标。世界上许多国家，尤其是发达国家均定期开展国民营养与健康状况调查，及时颁布调查结果，并据此制定和评价相应的社会发展政策，以改善国民营养和健康状况，促进社会经济的协调发展。"

这是中国首次进行的营养与健康综合性调查。在有机整合以往不同类别的营养、高血压、糖尿病等专项调查基础上，结合社会经济发展状况，增加了新的相关指标和内容，通过充分科学论证，统一组织、设计和实施。调查覆盖全国 31 个省、自治区、直辖市（不含香港、澳门特别行政区及台湾），对全国和不同类型地区具有良好的代表性。这次调查设计科学，内容丰富，充分体现了多部门、多学科合作的优势。

中国目前面临全面建设小康社会的重要时期，因此通过调查结果不但可以建立中国居民营养与健康状况数据库，为科学研究和制定相关政策提供重要资源，也是坚持以人为本，树立和落实全面、协调、可持续科学发展观的具体体现。

调查结果显示：近十年中国城乡居民的膳食、营养状况有了明显改善，营养不良和营养缺乏患病率继续下降，同时中国仍面临着营养缺乏与营养过度的双重挑战。

(1) 从营养改善角度看　①居民膳食质量明显提高。中国城乡居民能量及蛋白质摄入得到基本满足，肉、禽、蛋等动物性食物消费量明显增加，优质蛋白比例上升。城乡居民动物性食物和优质蛋白分别由 1992 年的人均每日消费 210 克和 69 克上升到 248 克和 126 克。与 1992 年相比，农村居民膳食结构趋向合理，优质蛋白质占蛋白质总量的比例从 17％增加到 31％、脂肪供能比由 19％增加到 28％，碳水化合物供能比由 70％下降到 61％。②儿童青少年生长发育水平稳步提高。婴儿平均出生体重达到 3309 克，低出生体重率为 3.6％，已达到发达国家水平。全国城乡 3～18 岁儿童青少年各年龄组身高比 1992 年平均增加 3.3 厘米。但与城市相比，农村男性平均低 4.9 厘米，女性平均低 4.2 厘米。③儿童营养不良患病率显著下降。5 岁以下儿童生长迟缓率为 14.3％，比 1992 年下降 55％，其中城市下降 74％，农村下降 51％；儿童低体重率为 7.8％，比 1992 年下降 57％，其中城市下降 70％，农村下降 53％。④居民贫血患病率有所下降。城市男性由 1992 年的 13.4％下降至 10.6％；城市女性由 23.3％下降至 17.0％；农村男性由 15.4％下降至 12.9％；农村女性由 20.8％下降至 18.8％。

(2) 从居民营养与健康存在问题看　①城市居民膳食结构不尽合理。畜肉类及油脂消费过多，谷类食物消费偏低。2002 年城市居民每人每日油脂消费量由 1992 年的 37 克增加到 44 克，脂肪供能比达到 35％，超过世界卫生组织推荐的 30％的上限。城市居民谷类食物供能比仅为 47％，明显低于 55％～65％的合理范围。此外，奶类、豆类制品摄入过低仍是全国普遍存在的问题。②一些营养缺乏病依然存在。儿童营养不良在农村地区仍然比较严重，5 岁以下儿童生长迟缓率和低体重率分别为 17.3％和 9.3％，贫困农村分别高达 29.3％和 14.4％。生长迟缓率以 1 岁组最高，农村平均为 20.9％，贫困农村则高达 34.6％，说明农村地区婴儿辅食添加不合理的问题十分突出。铁、维生素 A 等微量营养素缺乏是中国城乡居民普遍存在的问题。中国居民贫血患病率平均为 15.2％；2 岁以内婴幼儿、60 岁以上老人、育龄妇女贫血患病率分别为 24.2％、21.5％和 20.6％。3～12 岁儿童维生素 A 缺乏率为 9.3％，其中城市为 3.0％，农村为 11.2％；维生素 A 边缘缺乏率为 45.1％，其中城市为 29.0％，农村为 49.6％。全国城乡钙摄入量仅为 391 毫克，相当于推荐摄入量的 41％。③慢性非传染性疾病患病率上升迅速：高血压患病率有较大幅度升高；糖尿病患病增加；超重和肥胖患病率呈明显上升趋势；血脂异常值得关注；膳食营养和体力活动与相关慢性病关系密切；高盐饮食与高血压的患病风险密切相关；饮酒与高血压和血脂异常的患病危险密切相关。特别应该指出的是脂肪摄入最多体力活动最少的人，患上述各种慢性病的机会最多。

中国政府根据本次调查结果，从国情出发，从急需入手，以不失时机和分类指导为原则，将从政策支持、市场指导和群众教育三方面加强居民营养改善和慢性病预防工作：第一，加强政府的宏观指导，尽快制定相关法规，将国民营养与健康改善工作纳入国家与地方政府的"十一五"发展规划；第二，加强对农业、食品加工、销售流通等领域的科学指导，发挥其在改善营养与提高人民健康水平中的重要作用；第三，加强公众教育，倡导平衡膳食与健康生活方式，提高居民自我保健意识和能力。为充分利用本次调查信息，将组织有关部委和机构完成中国国民营养与健康状况白皮书、论文集和系列科普丛书，并尽快向社会公开调查数据库，实现信息共享。

中国目前还没有正式的营养师职称，如果人们希望获得营养指导，惟一可行的途径是去综合性大医院的营养门诊，不过他们的侧重点多数在疾病营养方面。针对一般意义的健康人群，恐怕很难找到像国外一样的专业营养咨询场所。中国从事营养工作的专业人员数量之所以少之又少，很重要的原因是后续力量薄弱。首先，没有专门培养营养师的学校或机构。现在从事临床营养工作的人有一部分是从公共卫生转过去的。其次，学习营养毕业后分配成问题。曾经有医科大学开设过本科的临床营养班，但很多人毕业后，实际工作只是配餐员，无法在适当的位置发挥相应的作用。

目前，中国营养学会正在召集专家进行分组讨论《国民营养条例》。条例草案将于 2005 年 3 月完成起草工作，5 月递交卫生部，年底等待国务院的最终裁决，将成为未来的《中国营养改善法》出台的重要参考依据。《条例》要求幼儿园和学校要配专业营养师，社区设营养师，定期向居民们讲解营养知识。

营养学会专家介绍说，中国首部《国民营养条例》将力图解决目前中国在膳食营养方面最迫切的问题，包括营养调查和监测、食品标签上必须注明营养成分、婴幼儿、妇女等特殊人群的营养等。

四、中国营养学研究的重点和面临的问题

中国目前营养研究仍面临营养不足和营养过剩的双重挑战，按照国际经验，人均 GDP 由 1000 美元增至 3000 美元的阶段，是居民膳食结构发生迅速变化的时期，同时又是诸多营养性疾病的高发阶段。目前中国正进入 GDP 人均 1000 美元以上，恩格尔指数低于 50％的经济发展转型期和疾病谱转型期的特殊阶段，所面临着营养及营养相关性疾病的威胁程度，已经大大超过食品匮乏时期发生营养不良症的危害程度，已超过西方经济转型时期这些疾病的发展速度，同时也超过近年来中国人均 GDP 的增长速度。为此，如不及早采取措施，势必严重影响国民健康、家庭小康和我国全面建设小康社会的发展进程。正如 2005 年 3 月全

国人大、政协两会中，北京市卫生局临床药学研究所名誉所长、研究员林明美代表所说"我国正面临营养缺乏与营养结构失衡双重挑战的严峻形势，如不及早采取措施，势必严重影响国民健康、家庭小康和我国全面建设小康社会的发展进程。目前我国还属于发展中国家，但与膳食营养有关的一系列疾病发展速度，已超过发达国家曾经面临的重大社会问题与经济威胁。如我国目前肥胖症已与世界发达国家一样，成为严重的社会问题；高血压病人越来越多，病死率位居世界第二；糖尿病的发病人数已为位居世界之首；心脑血管疾病的发病率和死亡率位居各类慢性疾病榜首，死亡人数已达全球的五分之一；脂肪肝已成为我国居民又一个严重健康问题；与膳食有关的癌症已占所有癌症的60％以上。"

专家建议将国民营养工作列为基本国策，由国务院综合管理部门进行全面规划、部署、协调与制定国民营养改善基本国策，从"十一五"计划起进行实施，以指导全民营养健康与社会经济科学、和谐的可持续发展。"基本国策"的建议内容：一是把营养改善和营养产业发展工作纳入中国第十一个五年计划中，按照城乡居民营养与健康需求，对我国食品农业、食品工业结构进行合理布局；二是坚持中华民族传统饮食文化，借鉴世界各国先进经验，尽快进行对我国粮食营养强化立法工作；三是抓好少年儿童、妇女和婴幼儿、老年人等三个重点人群的营养改善工作；四是将营养与扶贫工作相结合；五是重视并开展营养相关疾病预防和治疗工作；六是以营养科学为指导开拓食品工业发展的新领域，大力推进营养强化食品、富营养食品、营养补充剂以及奶类、大豆等营养产业的发展。

笔者认为：营养教育与营养知识的普及，国家营养干预的政策与法规的健全与民众的知晓度，营养师制度的建立与人才培养，各类人群的营养教育，基础营养学与应用研究，食品安全与人体健康关系的深入研究，高新技术的应用对食品安全的影响研究等问题是目前中国在国民营养中要解决的重要问题。

思　考　题

1. 简述营养的基本概念。
2. 为什么要学习营养学？
3. 从世界一些国家对国民营养状况的重视来看，中国应重点解决哪些问题？

第二章 食物的消化吸收生理

人体生理学是研究人体正常生理功能的科学，人体的各种生理功能的维持须依赖人体各系统器官组织功能的正常，而各器官组织的正常功能运转又必须有细胞内各种特殊的物质（营养成分和氧）的物理和化学变化来维持。营养学的研究重点是人体对食物的利用与代谢规律及科学确定人体对营养素的需要量。人体内食物的消化吸收及中间代谢又与人体各器官系统的正常功能密切相关。人体生理学所研究的消化、呼吸、排泄、循环、内分泌、神经等系统与营养学直接相关。

第一节 食物的消化与吸收

一、食物的消化与消化系统

（一）消化作用

消化是指摄入的食物经过机械性消化和各种消化酶的作用，把蛋白质、糖及脂肪等大分子物质变为小分子物质的生物学过程。

消化作用有化学性消化、机械性消化和微生物消化三种方式。

化学性消化过程主要是由一系列消化酶完成的。酶是体内某些细胞所产生的有机催化剂，能在正常体温状态下加速生化反应。当食物通过消化道时，所发生的化学变化与酶的活性有关。许多消化酶都是以非活性形式存在，这种状态的酶叫酶原。在一些激活剂如 pH、金属离子和另一些酶的作用下，这些酶原开始活化，履行它们特有的消化功能。主要有胃蛋白酶、胰蛋白酶、胰脂肪酶、肠脂肪酶、唾液淀粉酶、胰淀粉酶、蔗糖酶、麦芽糖酶等。

机械性消化又称物理性消化，是指通过牙齿的咀嚼和胃肠蠕动，磨碎、混合和转运食物的过程。

微生物消化是指消化道内共生的微生物对食物中的营养物质进行分解的过程。微生物消化主要发生在人体大肠部位。

（二）消化系统

消化系统包括消化道、消化腺和消化附属器官，如图 2-1 所示。

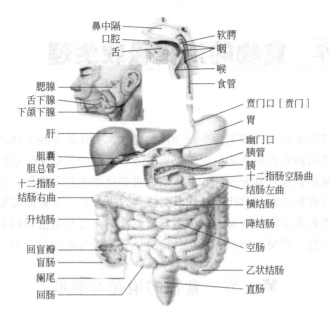

图 2-1 消化系统概况

消化道：口腔、咽、食道、胃、小肠、大肠、直肠、肛门，全长 10～16m。

消化腺（分泌消化液的器官）：唾液腺、胃腺、胰腺、肝脏和小肠腺等。

消化附属器官：牙、舌等。

（三）消化过程

食物消化过程从口腔开始，经口腔、胃、小肠消化后，未被消化和吸收的食物残渣进入大肠，最终排出体外。

1. 口腔

口腔对食物的消化作用是接受食物并进行 15～20 秒的咀嚼。咀嚼将食物研磨、撕碎、与唾液充分混匀。唾液不仅对食物起着润滑作用，同时唾液中的淀粉酶开始降解淀粉。有资料介绍，唾液腺也分泌脂肪酶可部分水解脂肪，成人该能力较弱，而婴儿口腔中的脂肪酶可显著分解乳中的部分中、短链脂肪酸。口腔消化包括化学性消化和机械性消化。

唾液由唾液腺（腮腺、唾液腺、颌下腺等）分泌。腮腺分泌浆液较稀，含有唾液淀粉酶；舌下腺分泌浆液较稠，含有黏蛋白；颌下腺分泌浆液黏度介于两者间。

唾液分泌量为 1000～1500mL/d，pH＝6.8～7.4。

唾液分泌条件：条件性反应（看、闻、想）和非条件性反射（食物刺激舌头、口腔黏膜）。

口腔中最后一个简单动作是吞咽。在进行咽食动作时，由条件反射，通向喉头的路被勺状软骨所关闭，这样使食物只能进入食道，而避免食物进入呼吸道。

2. 食道

食道亦称食管，为一个又长又直的肌肉管，食物借助于地心引力和食道肌肉的收缩从咽部输送到胃中。食道长约 25cm，有三个狭窄处，食物通过食道约需 7s。

3. 胃

胃是膨胀能力最强的消化器官，由三个部分组成：向左鼓出的上部叫胃底；中间部分叫胃体；位于小肠入口之前的收缩部分叫幽门，食道入口叫贲门。

胃细胞（主细胞、泌酸细胞、黏液细胞）每天分泌约 2L 分泌物，pH = 1.5～2。

分泌物的主要成分：

盐酸——水解少量蛋白质，造成酸性环境，活化酶和激素；

胃蛋白酶原——盐酸激活后水解蛋白质；

胃凝乳酶——凝结乳中蛋白，延长消化时间（成人胃液中缺少凝乳酶）；

内因子（糖蛋白）——缺乏时产生恶性贫血；

胃脂肪酶——暂时无活性，进入小肠后开始作用。

膳食中的蛋白质消化从胃开始，其中胃酸使蛋白质变性，蛋白质空间结构被破坏，更有利于酶的作用，被胃酸激活的胃蛋白酶也开始水解蛋白质。

食物通过胃的速度主要取决于饮食的营养成分。各种食物通过胃的速度不同，碳水化合物通过胃的速度要比蛋白质或脂肪快些，而脂肪速度最慢，水可以直接通过胃到达小肠，使食物具有不同的饱腹感。对于正常成人，食物通过胃的速度为 4～6h。

4. 胰脏

胰脏是一个大的小叶状腺体，位于小肠的十二指肠处。胰脏的结构如图 2-2 所示。胰脏所分泌的消化液通过胰脏管直接进入小肠，1～2L/d。

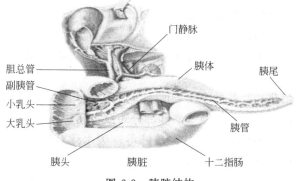

图 2-2　胰脏结构

胰液的成分：胰蛋白水解酶原，胰脂肪酶，胰淀粉水解酶，核酸水解酶，作为缓冲剂的 Na^+、K^+、Ca^{2+}、Mg^{2+} 阳离子，碳酸氢根、氯化物、硫酸根、磷酸根等阴离子。

胰液性质：无色无臭，碱性液体，pH＝7.8～8.4，黏性小。

5. 肝与胆

肝区包括肝、胆囊和胆管。

肝的主要消化功能之一是分泌胆汁（800～1000mL/d），胆汁贮存在胆囊（30mL）中，排出量与食物成分相关（蛋白质高，脂肪中，糖低）。

胆汁的性质：深黄绿色液体。

胆汁的成分：胆盐、胆色素、胆固醇、脂肪酸、卵磷脂。

胆盐并不与脂类共同转移，有些物质被吸收以后通过门静脉进入肝脏，并经过胆进入肠中，又被肠再吸收，然后再被肝分泌出来，这个过程被称为肝脏循环。

胆汁的作用：能溶解和吸收膳食脂肪，并帮助排泄一些废物，如胆固醇和血红蛋白降解产物。

肝脏消化吸收的作用还有：贮藏和释放葡萄糖，贮存维生素 A、维生素 D、维生素 E、维生素 K 和维生素 B_{12}，以及对已被消化吸收的营养素进行化学转化。

肝脏还有许多生理功能，如对有害化合物的解毒作用、产能营养素的代谢、血浆蛋白的形成、尿素的形成、多肽激素的钝化等。

6. 小肠

小肠与胃的幽门末端相连，长约 6m，分为十二指肠、空肠和回肠三部分。小肠黏膜不仅具有环状皱褶，还有大量绒毛及微绒毛，绒毛为小肠黏膜的微小突出结构，扩大了小肠有效的吸收面积（200～400m^2），使食物停留时间较长。这些微绒毛形成了粗糙的界面，上面含有高浓度的消化酶。小肠的不断运动可以使食物和分泌物混合在一起，同时暴露出新的绒毛表面以便吸收营养。

小肠液由小肠黏膜内肠腺分泌，分泌量为 1.3L/d。

小肠液的性质：弱碱性。

小肠液的成分：肠激酶、肠肽酶、肠淀粉酶、肠脂肪酶、蔗糖酶、麦芽糖酶、乳糖酶。

小肠是食物消化和吸收的主要场所。蛋白质在小肠中进一步被来自胰腺分泌的胰蛋白酶、糜蛋白酶分解为氨基酸和部分短肽。脂肪被来自胆囊的胆汁乳化后再被脂肪酶水解成游离脂肪酸和甘油单酯等。碳水化合物被胰淀粉酶、麦芽糖酶、蔗糖酶、乳糖酶分别水解成双糖和单糖。

人群中存在不同程度的因乳糖的分解能力弱或无而产生的乳糖不耐受性问

题，乳糖未经分解吸收而进入大肠，继而在肠细菌作用下产酸、产气，引发胃肠不适、胀气，甚至是痉挛和腹泻。原因可能有：成人随年龄增加乳糖酶量分泌减少、先天性乳糖酶分泌障碍、药物使用或肠道疾病阻碍乳糖酶分泌。

在正常人中，90%～95%的营养素吸收是在小肠的上半部完成的。

7. 大肠

大肠长约 1.5m，分盲肠、结肠、直肠三部分。食物从胃到小肠末端的移动需 30～90min，而通过大肠则需 1～7d。在结肠中有三种类型的运动：收缩、蠕动和排便。

① 收缩：结肠袋的收缩运动为食物提供了一种混合作用，因此促进了从物质中吸收水分。

② 蠕动：蠕动作用慢而强，推进食物从结肠中通过。

③ 排便：当有力的蠕动移动粪便物质进入直肠时，产生一种排便反射。

在大肠中含有以大肠杆菌为主的大量细菌。这些细菌影响粪便的颜色和气味。在消化过程中没有起反应的食物可以通过细菌进行改变和消化。这样某些复杂的多糖和少量简单的碳水化合物，如水苏糖（四碳糖）或棉籽糖（三碳糖）被转化为氢、二氧化碳和短链脂肪酸。没能消化的蛋白质残渣被细菌转化为有气味化合物。此外，大肠内细菌还可以合成维生素 K、生物素和叶酸等营养素。

二、食物的吸收

吸收作用是指食物经过消化后，将大分子物质变成低分子物质，其中多糖分解成单糖，蛋白质分解成氨基酸，脂肪分解成脂肪酸、单酰甘油酯等，维生素与矿物质则在消化过程中从食物的细胞中释放出来，通过小肠黏膜进入血液循环的过程称为吸收。

小肠是营养物质吸收的主要场所，不同的营养素在小肠中的吸收位置不同，见图 2-3。食物进入胃之前没有吸收，胃只能吸收少量的水分和酒精等，大肠仅吸收少量的水分和无机盐。一般情况下人体每天约有 1500mL 的液体食物，其中包括 7～8mL 的消化液，大部分在小肠中吸收。小肠强吸收功能取决于小肠的长度、管腔上的环状皱褶及其上的绒毛和微绒毛。

小肠的吸收方式取决于营养素的化学性质，分为扩散作用和主动运转。①扩散作用：由物质浓度大的移向浓度小的一方，不需能量供应；当存在膜屏障时，由于生物体内的膜是由双层磷脂并嵌有蛋白质组成的，因此对所通过的物质有一定选择性。扩散作用又可分为简单扩散和易化扩散，氧、二氧化碳、脂肪酸、醇类、固醇类等都易直接通过细胞膜的磷脂层简单扩散到细胞内；而非脂溶性的物质和 Na^+、K^+、Ca^{2+} 等则要通过蛋白载体易化扩散进入另一方。易化扩散具有特异性、饱和现象、竞争作用和非竞争抑制等特点。②主动转运：是在消耗能量

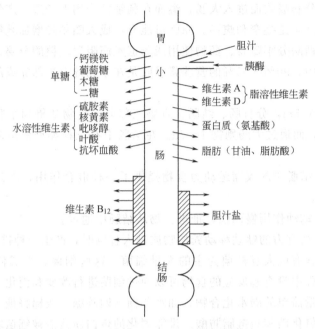

图 2-3 小肠中各种营养素吸收位置

情况下逆浓度梯度的一种运输方式，并且也同易化扩散相似需要蛋白载体。所有细胞膜上存在的 Na^+-K^+ 泵就是主动转运的典型例证。

当营养成分被消化吸收后，通过主要的运输介质即淋巴和血液将它们立即运输到需要或贮藏它们的组织。在肠道的膜内有淋巴毛细管网状组织。胆固醇、水、长链脂肪和某些蛋白质被淋巴系统最终传送到静脉系统。大部分低分子营养物质被吸收进入血液循环后，与血液中蛋白质分子结合，再运输到各组织细胞。这些蛋白质分子包括运铁蛋白、运铜蛋白、视黄醇结合蛋白、运送固醇类激素蛋白、运维生素 B_{12} 蛋白和内在因子，以及各种运输脂类物质的脂蛋白〔有高密度脂蛋白（HDL）、低密度脂蛋白（LDL）、中密度脂蛋白（ID）和极低密度脂蛋白（VLDL）等〕。血液中还有一类呼吸蛋白，用来输送氧气和二氧化碳，如红细胞内的血红蛋白。

（一）蛋白质的吸收

蛋白质在消化道内被分解为氨基酸后，在小肠黏膜被吸收，吸收后经小肠绒毛内的毛细血管而进入血液循环，为主动转运过程，并且需要 Na^+ 存在。天然蛋白质被蛋白酶水解后，其水解产物大约 1/3 为氨基酸，2/3 为寡肽，这些产物在肠壁的吸收远比单纯混合氨基酸快，而且吸收后大部分以氨基酸形式进入门静脉。近些年，有研究发现小肠对一些寡肽有强吸收作用。有时少量的完整蛋白质也会被吸收而引起过敏，甚至再次摄入该蛋白质时发生哮喘和皮疹。

（二）脂肪的吸收

脂肪经消化道被分解为甘油和脂肪酸，甘油易溶于水，可直接被小肠黏膜细胞吸收进入血液；胆汁中的胆盐与脂肪酸经乳化作用成为亲水性复合物而吸收进入血液。脂肪酸被吸收后，与蛋白质等结合形成乳糜微粒（chylomicron，CM）。血液中的乳糜微粒是一种密度最低、颗粒最大的脂蛋白，是食物脂肪运输的主要形式，可随血液遍布全身以满足机体对脂肪和能量的需求。肝脏可将不同来源的脂肪与蛋白质合成为极低密度的脂蛋白（very-low-densitylipoprotein，VLDL）满足机体对甘油三酯的需要。不同长短的脂肪酸进入血液的渠道有所不同，小部分进入小肠绒毛的毛细血管，由门静脉入肝；大部分进入毛细淋巴管，经大淋巴管进入血液循环。胆盐则留在外面继续与另外的脂肪酸结合，在脂肪吸收结束后，胆盐随食物进入回肠纳入血液经过肝脏合成胆汁进入小肠再次循环。磷脂消化吸收与甘油三酯相似，需要与 Na^+、K^+ 结合成盐后吸收，胆固醇可直接被吸收。

（三）碳水化合物的吸收

碳水化合物经消化分解为单糖（主要为葡萄糖及少量的果糖和半乳糖）后，以主动转运方式吸收。然后通过门静脉入肝，一部分合成肝糖原贮存，另一部分由肝静脉入体循环，供全身组织利用。果糖吸收属于被动扩散式吸收。

（四）水、水溶性维生素及无机盐的吸收

这一类物质，可以不经消化，在小肠被直接吸收。水在肠道是靠渗透压的原理被吸收。水溶性维生素是由扩散的方式吸收。在无机盐中，钠盐吸收最快，钠盐是靠钠泵吸收，氯及碳酸氢根等负离子的吸收是靠电位差进行。脂溶性维生素也随脂肪一起被吸收。维生素 B_{12} 的吸收需要内因子（一种糖蛋白）保护后吸收。

食物经过各段消化道被反复吸收之后，最后进入直肠的是食物中不能被消化吸收的残渣、盐类和少量剩余营养物质。当含有大量肠道微生物、胃肠道脱落细胞及食物残渣所组成的粪便进入直肠时，即刺激肠壁，引起排便反射。

第二节 与食物的消化
吸收相关的系统

一、循环系统

体液约占成人体重的 60%，较胖的人占成人体重的 50%。体液中含有蛋白

质、碳水化合物、脂肪、无机盐等。体液分为细胞内液和细胞外液。细胞内液含有较高的 K^+、PO_4^{3-}。细胞外液是细胞生存的环境，又分为血液（血细胞与血浆）和细胞间液。通过血管，血浆与组织液发生物质交换；通过细胞膜，细胞内液与外液发生物质交换；血浆液可经皮肤、肾、肺排出废物，通过胃肠提供物质与能量，如图 2-4 所示。

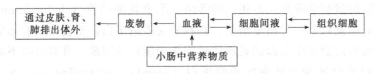

图 2-4 液体交换示意

血液循环系统是由心脏和血管组成的封闭式体系，心脏推动血液循环，血管是血液流动和物质运输的通道。

循环系统功能：通过循环完成体内物质的运送，进行体液、体温的调节。

循环意义：保护内环境的相对稳定和细胞代谢的正常进行。

循环方式：分为体循环和肺循环。

体循环是指血液由左心室射出后，经主动脉及各级分支到达全身各部的毛细血管，再经小静脉、大静脉汇合成上下腔静脉流回到右心房。在这一过程中血液将氧气和营养物质运送到全身各组织，同时带走二氧化碳和代谢产物。体循环和肺循环同时进行，通过心脏连接共同完成循环，如图 2-5 所示。

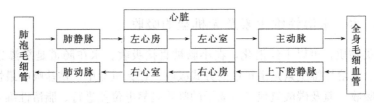

图 2-5 循环方式示意

二、呼吸系统

自然界任何生物，包括植物、动物、微生物，都普遍存在呼吸现象，作为生物界最高级动物的人类，更是这样。人体时刻进行着生命赖以存在的新陈代谢活动，必须利用大量的氧气和淀粉、脂肪、蛋白质等大分子营养物质在有氧情况下，经过一系列氧化还原反应转化为可供人体直接吸收、利用的物质，并产生能量供机体生理活动、生长发育等需要。同时，代谢会产生二氧化碳、水和其他代谢产物。其中，粪便等由消化道排出，部分水和一些可溶性物质由肾脏以尿的形式排出，二氧化碳则必须由呼吸道呼出。如果没有吸气，会造成缺氧；没有呼气，会造成二氧化碳潴留。缺氧会造成呼吸困难，口唇皮肤青紫；二氧化碳潴留则损害脑组织，产生精神错乱、狂躁、神志淡漠、肌肉震颤、嗜睡、昏迷等症状，扩张脑血管产生搏动性头痛，扩张皮肤血管致使四肢红润、潮湿多汗。缺氧和二氧化碳潴留继续发展，会造成心率增快，心律失常，以致心跳停止；还会影响消化道，导致胃肠出血；影响泌尿系统，产生蛋白尿、血尿。机体与外界环境进行的这种气体交换过程，就称为呼吸。呼吸是由呼吸系统完成的。

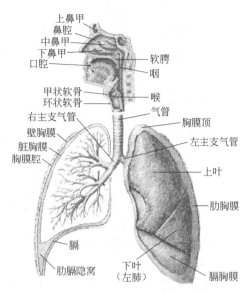

图 2-6　呼吸系统示意

1. 呼吸系统

生物体须有氧生存，机体的代谢特别是与产能相关的代谢离不开氧。成人安静时需氧 250mL/min，约 360L/d。机体储氧量 1.5L，当强烈地运动或劳动时，气体交换的速度可增加 10 倍以上。若无外界供氧，机体代谢只维持 3～5min，若再持续 2min 则会晕倒（特别是脑功能）。体内代谢产生的二氧化碳也必须不断排出体外。这些呼吸机能的实现，主要靠呼吸器官的机能活动及循环系统的配合，并受神经和体液因素的调节。

呼吸系统是执行机体和外界进行气体交换的器官的总称。呼吸系统由传送气体的呼吸道和进行气体交换的肺两部分组成，如图 2-6 所示。

呼吸道包括鼻腔、咽、喉、气管和各级支气管。医学上将喉以上的呼吸道称为上呼吸道，包括鼻腔、咽、喉。鼻是呼吸系统的门户，也是嗅觉器官；咽是呼吸系统和消化系统的共同通路；喉是呼吸道上部最狭窄的部分，不仅是呼吸通道，也是一个发音器官。喉以下的部位称为下呼吸道，如气管和支气管等。呼吸道的壁内有骨或软骨支持以保证气流的畅通。

肺主要由反复分支的支气管及其最小分支末端膨大形成的肺泡共同构成，肺泡是人体与外界不断进行气体交换的场所。气体进入肺泡内，在此与肺泡周围的毛细血管内的血液进行气体交换。吸入空气中的氧气，透过肺泡进入毛细血管，通过血液循环输送到全身各个器官组织，供给各器官氧化过程的所需。各器官组织产生的代谢产物，如 CO_2，再经过血液循环运送到肺，然后经呼吸道呼出体外。气管位于颈前正中，食管之前，上与喉的环状软骨相连，向下进入胸腔，在平胸骨角的高度分为左、右支气管。支气管经肺门进入左右肺。气管内衬有黏膜，其上皮为假复层柱状纤毛，夹有杯状细胞，纤毛细胞顶部的纤毛平时向咽部

21

颤动，以清除尘埃和异物，使空气保持清洁。

呼吸系统的功能：①完成机体与外循环之间的气体交换；②防御与保护作用——调节吸入空气的湿度和温度，清除空气中的尘土与微生物；③肺部有吞噬细胞。

2. 呼吸形式

现代研究表明，呼吸机能是通过三个连续的过程来实现的。

① 外呼吸：外界空气经呼吸道在肺泡与肺循环毛细血管内血液间的气体交换。

② 气体运输：肺循环毛细血管与体循环毛细血管间血液中的气体运输过程。

③ 内呼吸：体循环毛细血管内的血液与组织细胞间的气体交换。

3. 气体交换过程

鼻腔→咽喉→气管→支气管→呼吸性细支气管→终末细支气管→呼吸性细支气管→肺泡管→肺泡

在组织中，气体交换的一般规律与在肺泡中一样。组织在代谢过程中不断耗氧和产生二氧化碳，所以组织内氧分压低于动脉血的氧分压，而二氧化碳分压高于动脉血的二氧化碳分压，因而氧由动脉血向组织扩散，二氧化碳由组织扩散入动脉血液。所以，在动脉血流经组织后，其氧含量降低，二氧化碳含量增加，血液由原来的鲜红色变成了暗红色，成为静脉血。血液的气体运输就是将肺吸入的氧经动脉血运送到全身各组织细胞，又将各组织细胞所产生的二氧化碳运送到肺部。因此，血液的气体运输包括氧的运输和二氧化碳的运输两大功能。

4. 气体交换部位

主要在肺泡囊和肺泡管中进行。

三、泌尿系统

肾脏是重要的排泄器官。排泄是指食物经消化吸收后经血液循环向体外排出废物的过程。

例如：蛋白质代谢产物——尿素、肌酐、含硫化合物等；

核酸代谢产物——尿酸；

糖、脂肪代谢产物——二氧化碳、水。

四、神经、内分泌系统

人的整体是复杂多层次的系统，各部分结构与功能存在密切的联系和制约，指挥中心是神经系统和内分泌系统（调节与控制）。

1. 神经系统

神经系统是人体内起主导作用的功能调节系统。人体的结构与功能均极为复杂，体内各器官、系统的功能和各种生理过程都不是各自孤立地进行，而是在神经系统的直接或间接调节控制下，互相联系、相互影响、密切配合，使人体成为一个完整统一的有机体，实现和维持正常的生命活动。

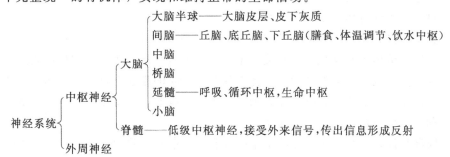

下丘脑的主要机能有：①调节水代谢；②体温调节；③调节糖代谢，丘脑下部—垂体前叶与糖代谢有关，尤其是室旁核损伤可造成持久的糖代谢紊乱，缺胰岛素性糖尿；④调节脂肪代谢，丘脑下部内侧损害可出现肥胖，结节部病变可造成肥胖性生殖不能症。

胃的蠕动及胃腺体分泌受到神经系统支配。

2. 内分泌系统

内分泌系统是神经系统以外的另一个重要的调节系统，它是由身体不同部位和不同构造的内分泌腺和内分泌组织构成的，其功能是对机体的新陈代谢、生长发育和生殖活动等进行体液调节。

内分泌腺与一般腺体在结构上的不同是没有排泄管，故又称无管腺。其分泌的物质称为激素，这是一些蛋白质、脂类的化合物，主要作用是调节生长与生理及营养物质代谢。分泌后直接透入血液或淋巴，随血液循环运送到全身，影响一定器官的活动。内分泌腺的体积和质量都很小，最大的甲状腺不过几十克。而内分泌组织仅为一些细胞团，分散存在于某些器官之内。

内分泌系统与神经系统关系密切。神经系统的某部分（如下丘脑）即同时具有内分泌功能。而内分泌系统的功能紊乱，可导致神经系统功能的失调，例如影响机体的行为、情绪、记忆和睡眠等。但是内分泌系统的活动仍然是在中枢神经系统的调控之下进行的，这就是所谓的神经体液调节。

人体的内分泌腺和内分泌组织有甲状腺、甲状旁腺、肾上腺、垂体、松果体、胸腺及胰岛和生殖腺内的内分泌组织。

甲状腺所分泌的激素称甲状腺素，可调节机体的基础代谢并影响机体的生长发育。甲状腺分泌过剩时，可引起突眼性甲状腺肿，病人常有心跳加速、神经过敏、体重减轻及眼球突出等症状。分泌不足时，成人患黏液性水肿，患者皮肤变厚，并有性功能减退、毛发脱落等现象；小儿则患呆小症，患者身体异常矮小，智力低下。碘对甲状腺的活动有调节作用。缺碘时可起甲状腺组织增生而导致腺体增大。

甲状旁腺分泌的激素能调节体内钙的代谢，维持血钙平衡。分泌不足，或甲状旁腺被切除过多时，即产生钙的代谢失常，而导致手足搐搦症，甚至死亡。功能亢进时则引起骨质过度吸收，容易发生骨折。

肾上腺是人体的重要内分泌腺之一，可分泌多种激素。根据其作用主要分为三类，即调节体内水盐代谢的盐皮质激素，调节碳水化合物代谢的糖皮质激素和影响性行为及副性特征的性激素。肾上腺髓质分泌的激素称肾上腺素和去甲肾上腺素，能使心跳加快，心脏收缩力加强，小动脉收缩，维持血压和调节内脏平滑肌活动，对机体代谢也起一定作用。

胰岛是许多大小不等和形状不定的细胞团，散布在胰的各处，胰岛产生的激素称胰岛素，可控制碳水化合物的代谢。如胰岛素分泌不足则患糖尿病。

思 考 题

1. 简述人体的消化吸收系统概况。
2. 简述消化作用的概念。
3. 为什么说小肠是吸收的重要场所？
4. 与消化吸收相关的其他系统的意义？

第三章 基础营养

第一节 能 量

能量是人类赖以生存的基础。人类为了维持生命、生长、发育、繁衍和从事各种活动，每天必须从外界摄取一定的物质和能量。如果人体摄入能量不足，机体会动用自身能量储备甚至消耗自身组织以满足生命活动对能量的需要，导致生长发育缓慢、消瘦、体力和抵抗力下降，长期能量不足甚至会导致死亡。反之，若能量摄入过剩，则过多的能量就会以脂肪形式储存于体内而发生异常的脂肪堆积。因此，能量的供需平衡是营养学最基本的问题。

能量有多种形式，并有不同的表示方法。多年来，营养学界表示热能单位习惯于用"卡（cal）"或"千卡（kcal）"表示。1kcal 是把 1000g 水由 15℃升高到16℃所需要的能量。现在国际上通用的单位是"焦（J）"，1J 是 1N 的力作用在一质点上，使它在力的方向上移动 1m 距离所做的功。在营养学上由于热能的需要量较大，故在文献上多使用"MJ"（10^6J）。

两种能量单位换算公式如下：

$$1cal＝4.184J \qquad 1J＝0.239cal$$

一、能量的来源及能值

（一）能量的来源

人体所需要的能量通常主要由食物来提供。食物中所含有的营养素当中只有碳水化合物、脂肪、蛋白质能够在体内产生能量，营养学上将这三种营养素称为"产能营养素"。另外，酒中的乙醇也能提供较高的热能。

（二）能值

1. 食物能值

食物能值是食物彻底燃烧时所测定的能值，亦称"物理燃烧值"，或称"总能值"。食物能值通常是用弹式测热器进行测定。弹式测热器是一个弹式密闭的高压容器，内有一白金坩埚，其中放入待测的食物试样，并充以高压氧，使其置于已知温度和体积的水浴中，用电流引燃，食物试样便在氧气中完全燃烧，所产生的热量使水和量热计的温度升高，由此计算出该食物试样产生的能量。用此法测定的每克碳水化合物、脂肪、蛋白质的能值分别为：

碳水化合物　　17.15kJ（4.1kcal）

脂肪　　　　　39.54kJ（9.45kcal）

蛋白质　　　　23.64kJ（5.65kcal）

2. 生理能值

生理能值即机体可利用的能值。由于三大产能物质在体内不能被完全吸收，一般其消化率分别为碳水化合物98％、脂肪95％和蛋白质92％。吸收后的碳水化合物和脂肪在体内可完全氧化成 CO_2 和 H_2O，其终产物及产热量与体外燃烧时相同。但蛋白质在体内不能完全氧化，其终产物除 CO_2 和 H_2O 外，还有尿素、尿酸、肌肝等含氮物质通过尿液排出体外，若把1g蛋白质在体内产生的这些含氮物在体外测热器中继续氧化还可产生 5.44kJ 的热量。所以，计算生理能值时应扣除这部分（大约为1.3kcal）能量。因此，三大产能营养素的生理能值分别确定为：

碳水化合物　　17.15kJ/g×0.98（消化率98％）＝16.8kJ/g

　　　　　　　4.1kcal/g×0.98＝4kcal/g

脂肪　　　　　39.54kJ/g×0.95（消化率95％）＝37.6kJ/g

　　　　　　　9.45kcal/g×0.95＝9kcal/g

蛋白质　　　　（23.64－5.44）kJ/g×0.92（消化率92％）＝16.7kJ/g

　　　　　　　（5.65－1.3）kcal/g×0.92＝4kcal/g

二、人体能量消耗的构成

人体能量的需要量应与人体能量的消耗量相一致，即摄入量等于消耗量。人体中能量的消耗主要由三方面构成，即基础代谢消耗、体力活动消耗、食物特殊动力作用的消耗。对于婴幼儿、儿童、孕妇、乳母，能量的消耗还应包括机体生长、乳汁分泌等特殊生理活动所消耗的能量。

（一）基础代谢

1. 基础代谢（basal metabolism）

基础代谢是维持生命最基本活动所必需的能量。具体地说，它是在机体处于清醒、空腹（进食后12～16h）、静卧状态，环境温度18～25℃时所需能量的消耗。此时热能仅用于维持体温、心跳、呼吸、血液循环、各器官组织和细胞的基本功能等最基本的生命活动。

为了确定基础代谢的热能消耗（basic energy expenditure，BEE），必须首先测定基础代谢率（basal metabolic rate，BMR），即人体在上述情况下，单位时间内基础代谢所消耗的能量，其表示方法一般为每平方米体表面积（或每千克体重）的能量消耗。

2. 基础代谢能量消耗的测定

（1）用体表面积进行计算 中国赵松山于 1984 年提出一个相对适合中国人的体表面积计算公式。

体表面积(m^2)＝0.00659×身高(cm)＋0.0126×体重(kg)－0.1603

根据这个公式先计算体表面积，再按年龄、性别，查表 3-1 得出相应的 BMR，就可以计算出 24h 的基础代谢水平。

表 3-1 人体基础代谢率（BMR）

年龄 /岁	男		女		年龄 /岁	男		女	
	kJ /($m^2 \cdot$ h)	kcal /($m^2 \cdot$ h)	kJ /($m^2 \cdot$ h)	kcal /($m^2 \cdot$ h)		kJ /($m^2 \cdot$ h)	kcal /($m^2 \cdot$ h)	kJ /($m^2 \cdot$ h)	kcal /($m^2 \cdot$ h)
1	221.8	53.0	221.8	53.0	30	154.0	36.8	146.9	35.1
3	214.6	51.3	214.2	51.2	35	152.7	36.5	146.4	35.0
5	206.3	49.3	202.5	48.4	40	151.9	36.3	146.0	34.9
7	197.7	47.3	200.0	45.4	45	151.5	36.2	144.3	34.5
9	189.9	45.2	179.1	42.8	50	149.8	35.8	139.7	33.9
11	179.9	43.0	175.7	42.0	55	148.1	35.4	139.3	33.3
13	177.0	42.3	168.6	40.3	60	146.0	34.9	136.8	32.7
15	174.9	41.8	158.8	37.9	65	143.9	34.4	134.7	32.2
17	170.7	40.8	151.9	36.3	70	141.4	33.8	132.6	31.7
19	164.0	39.2	148.5	35.5	75	138.9	33.2	131.0	31.3
20	161.5	38.6	147.7	35.3	80	138.1	33.0	129.3	30.9
25	156.9	37.7	147.3	35.2					

例：一位体重 50kg，身高 160cm 的 25 岁女子，按上述公式可计算出体表面积为 1.52m^2，查得该年龄基础代谢率为 35.2kcal/($m^2 \cdot$ h)，则该女子体表面积每小时的基础代谢为 35.2×1.52＝53.5kcal，24h 的基础代谢则为 53.5×24＝1284kcal。

（2）WHO 建议的计算方法 WHO 于 1985 年推荐使用下列公式（见表 3-2），计算 24h 的基础代谢热能消耗。

表 3-2 WHO 建议的计算基础代谢公式

年龄(y)	公式（男）	公式（女）
0～3	(60.9×W)－54	(61.0×W)－51
3～10	(22.7×W)＋495	(22.5×W)＋499
10～18	(17.5×W)＋651	(12.2×W)＋746
18～30	(15.3×W)＋679	(14.7×W)＋496
30～60	(11.6×W)＋879	(8.7×W)＋829
＞60	(13.5×W)＋487	(10.5×W)＋596

注：W 为体重，kg。（摘自 Technical Report Series 724，Geneva，WHO，1985）

中国营养学会推荐，中国儿童和青少年的基础代谢参考值按上表公式计算，18岁以上人群的基础代谢按公式计算的结果减去5%。

人体的基础代谢受很多因素的影响，如身高、体重、年龄、种族等，因此不同个体之间会存在差异。此外，体型、环境、内分泌、情绪以及摄食情况等都可能影响基础代谢，因此同一个体自身的基础代谢也常会有所变化。

（二）体力活动

从事各项体力活动所消耗的热能在人体的总需求中占主要部分。体力活动所消耗的能量与体力活动强度大小、活动时间长短以及动作的熟练程度有关。体力活动强度越大，持续时间越长，动作越不熟练，能量的消耗越多。

过去把劳动强度分为五级：极轻、轻、中等、重和极重（女性没有极重一项）。伴随着中国经济的发展，职业劳动强度及条件的改善，中国营养学会建议中国人群的劳动强度由5级调整为3级，即轻、中、重，如表3-3所示。

表 3-3 中国成人活动水平分级

活动水平	职业工作时间分配	工作内容举例	体力活动水平（PAL）	
			男	女
轻	75%时间坐或站立 25%时间站着活动	办公室工作、修理电器钟表、售货员、酒店服务员、化学实验操作、讲课等	1.55	1.56
中	25%时间坐或站立 75%时间特殊职业活动	学生日常活动、机动车驾驶、电工安装、车床操作、金工切割等	1.78	1.64
重	40%时间坐或站立 60%时间特殊职业活动	非机械化农业劳动、炼钢、舞蹈、体育运动、装卸、采矿等	2.10	1.82

注：引自中国营养学会，Chinese DRIs，2000。

（三）食物的特殊动力作用

食物的特殊动力作用（specific dynamic action，SDA），又称食物的热效应（thermic effect of food），是指机体由于摄取食物而引起体内能量消耗增加的现象。

摄入不同的营养素，特殊动力作用不同，蛋白质的特殊动力作用最显著。消耗相当于该蛋白质所产生热能的30%，碳水化合物为5%~6%，脂肪最少，为4%~5%，混合性食物的特殊动力作用相当于其基础代谢所需热能的10%。

食物的特殊动力作用形成的原因尚不十分清楚，可能的原因是食物在消化道进行消化、吸收、代谢过程中需要消耗一定的能量。

（四）生长发育

正在生长发育的婴幼儿、儿童、青少年还要额外消耗能量满足新生组织形成及新生组织的新陈代谢；孕妇的生长发育能量消耗主要用于子宫、乳房、胎盘、胎儿的生长发育及体脂储备；乳母的能量消耗除自身的需要外，也用于乳汁合成与分泌。

三、人体能量需要量的确定

人体能量需要量实际就是能量的消耗量。测定人体能量消耗量在临床和实际中具有重要意义，也是营养学工作和研究中经常进行的工作，目前常用的方法主要有以下几种。

1. 直接测热法

直接测热法就是使测试对象进入一间绝缘良好的小室中，小室四周被水包围，测试者在室内静卧或从事各种活动，其所散发的热量被水吸收，利用仪表准确测定一定时间内水温上升的度数，计算测试者散发的热量。此法数据准确度高，但仪器设备投资大，实际工作中很少使用。

2. 间接测热法

间接测热法的原理是碳水化合物、脂肪和蛋白质在生物体内氧化分解产生 CO_2 和 H_2O，并释放出能量满足机体需要，因此测定一定时间内 O_2 的消耗量就可计算生成的热量。实际应用中，按每消耗 1L 氧气可产生 20.3kJ（4.852kcal）的热能，则产热量可按下式计算出来。

$$产热量＝20.3(kJ/L)×O_2(L)$$

3. 体力活动水平（physical activity level，PAL）计算法

采用 PAL 的数值来计算人群总能量消耗是最简单的方法之一。中国也将 PAL 分为轻、中、重三级，具体数据见表3-3。

$$能量消耗量或需要量(每天)＝BMR×PAL×24h$$

4、膳食调查

正常成人摄食量与能量的消耗基本持平，通过膳食调查，详细记录一段时间内摄入食物的种类和数量，计算出平均每日食物所提供的能量，此能量值可认为是每日人体能量的消耗量。这种方法受膳食记录时间和调查对象数量的影响，因此结果不够准确，但由于其简单易行，现在被广泛采用。

一般情况下，正常人从食物中摄入的能量与体内所消耗的能量维持一个动态平衡过程。如果摄入量低于消耗量，机体则会消耗体内以脂肪形式和少部分糖原形式储存的能量，使体重逐渐减轻，儿童、青少年还会出现机体发育迟缓、抵抗力弱等现象；反之如果摄入量高于消耗量，多余的能量就会转化成脂肪在体内储存，轻则引起体态臃肿，重则会引起高血压、心脏病、糖尿病等“富贵病”，并使某些癌症的发病率提高。因此，能量平衡与否与人体的健康关系极大。

四、能量的参考摄入量（DRIs）及食物来源

1. 能量的推荐摄入量

世界各国有不同的能量供给量推荐值，20 世纪 90 年代以前，中国的膳食营养素需要量标准是以推荐的每日膳食中营养素供给量（recommended daily amounts，RDAs）来表示。由于营养科学的发展和中国社会进步给居民生活带来的重大影响，中国营养学会 2000 年 10 月修订了 1988 年的 RDAs，并用中国居民膳食营养素参考摄入量（Chinese DRIs）来说明中国居民不同人群对膳食中各种营养素的需要标准，主要包括 4 项内容指标，即平均需要量（EAR）、推荐摄入量（RNI）、适宜摄入量（AI）及可耐受最高摄入量（UL），并以此指导并评价中国居民的营养状况。表 3-4 为中国居民膳食能量推荐摄入量（RNIs）。

表 3-4 中国居民膳食能量推荐摄入量（RNIs）

年龄/岁	RNI/(MJ/d)		年龄/岁	RNI/(MJ/d)	
	男	女		男	女
0～	0.40MJ/(kg·d)[①]		中体力活动	11.30	9.62
0.5～	0.40MJ/(kg·d)[①]		重体力活动	13.38	11.30
1～	4.60	4.40	孕妇(4～6 个月)		+0.84
2～	5.02	4.81	孕妇(7～9 个月)		+0.84
3～	5.64	5.43	乳母		+2.09
4～	6.06	5.85	50～		
5～	6.70	6.27	轻体力劳动	9.62	7.94
6～	7.10	6.70	中体力劳动	10.87	8.36
7～	7.53	7.10	重体力劳动	13.00	9.20
8～	7.94	7.53	60～		
9～	8.36	7.94	轻体力劳动	7.94	7.53
10～	8.80	8.36	中体力劳动	9.20	8.36
11～	10.04	9.20	70～		
14～	12.13	10.04	轻体力劳动	7.94	7.10
18～			中体力劳动	8.80	7.94
轻体力活动	10.04	8.80	80～	7.94	7.10

① 为 AI，非母乳喂养应增加 20%。（中国营养学会，中国居民膳食营养素参考摄入量，2000）

2. 能量的供给与食物来源

食物中的碳水化合物、脂肪和蛋白质是人体能量的主要来源，但这三大产能营养素在人体代谢中各自具有特殊的生理功能，长期摄取单一会造成营养不平衡，影响健康，因此三者在向人体供能方面应有一个适当的比例。通常碳水化合物向人体提供的热能较合适的比例为占总能量的 55%～65%，脂肪占 20%～

30％，蛋白质占 11％～14％。

　　碳水化合物、脂类和蛋白质广泛存在于各类食物中。动物性食品含较多的脂肪和蛋白质，是膳食热能的重要构成部分。植物性食物中粮谷类和根茎类含大量的碳水化合物，是较经济的能量来源，也是中国膳食热能的主要来源；大豆和坚果类如花生、核桃等含丰富的脂肪和蛋白质，是膳食热能辅助来源之一；而蔬菜、水果含热能较少。

　　另外，各国的营养学家对乙醇在人体内的代谢问题已经进行过多次研究。通过实验已经证明，在适量饮用乙醇的情况下，乙醇是可以提供一定能量的。乙醇全部燃烧每克产生 29.26kJ（7kcal）热量，其中 70％可被机体利用，即提供 20.9kJ（5kcal）的热量。

第二节　碳水化合物

　　碳水化合物又称糖类，是生物界三大基础物质之一，是自然界最丰富的有机物质。主要由 C、H、O 元素所组成，其基本结构式为 $C_m(H_2O)_n$，由于组成的形式不同而产生不同的化合物。

一、碳水化合物的分类

　　碳水化合物的分类有两种不同的方法。一种是从化学的角度可以将碳水化合物分为糖类、寡糖和多糖；另一种是从营养学角度，根据碳水化合物是否提供能量，可将碳水化合物分为可被人体消化利用的和不能被人体消化吸收利用的两类。膳食中碳水化合物的分类见表 3-5。

表 3-5　膳食中碳水化合物的分类

分类（DP）	亚　组	组　　成
糖（1～2）	单糖	葡萄糖、果糖、半乳糖
	双糖	蔗糖、乳糖、海藻糖
	糖醇	山梨醇、甘露糖醇
寡糖（3～9）	异麦芽低聚寡糖	多种异麦芽低聚糖的混合物
	其他寡糖	棉籽糖、水苏糖、低聚果糖
多糖（≥10）	淀粉	直链淀粉、支链淀粉、变性淀粉
	非淀粉多糖	纤维素、半纤维素、果胶、亲水胶质物

注：引自中国营养学会，Chinese DRIs，2000。

二、碳水化合物的生理功能

1. 供能及节约蛋白质

碳水化合物对机体最重要的作用是供能，是供给热能营养素中最经济的一种。它在体内消化吸收较其他两种产能营养素迅速而且完全，即使在缺氧条件下，仍能进行部分酵解，供给机体能量。当食物中碳水化合物的供给充足时，机体首先利用它提供能量，从而减少了蛋白质作为能量的消耗，使更多的蛋白质用于最合适的地方（即用于组织的建造和再生）。相反，当体内碳水化合物供给不足时，机体为了满足自身对葡萄糖的需要，则通过糖原异生作用产生葡萄糖。由于脂肪一般不能转变为葡萄糖，所以主要动用体内蛋白质，甚至是器官中的蛋白质，如肌肉、肝、肾、心脏中的蛋白质，对人体及各器官造成损害。节食减肥的危害性也与此有关。即使是不动用机体内的蛋白质，而动用食物中消化吸收的蛋白质来转变成能量也是不合理或有害的。因此，当摄入足够的碳水化合物时，可以防止体内和膳食中的蛋白质转变为葡萄糖，这就是所谓的节约蛋白质作用（sparing protein action）。

2. 构成机体组织

碳水化合物在体内的含量虽然较少，仅占人体干重的 2% 左右，但同样也是机体重要物质的组成成分，参与细胞许多生命过程。糖蛋白是一些具有重要生理功能的物质，如某些抗体、酶和激素的组成成分；糖脂是细胞膜与神经组织的组成部分；对遗传信息起传递作用的核糖核酸与脱氧核糖核酸都由核糖参与构成。

3. 保肝解毒作用

摄入足量碳水化合物可以增加体内肝糖原的储存，加强肝脏功能，使机体抵抗外来有毒物质的能力增强。肝脏中的葡萄糖醛酸能与这些有毒物质结合，排出体外，起到解毒作用，保护了肝脏的功能。如体内肝糖原不足时，其对四氯化碳、酒精、砷等有害物质的解毒作用明显下降，所以人患肝炎时，要多吃一些糖。

4. 抗生酮作用

脂肪在体内彻底被代谢分解，需要葡萄糖的协同作用。脂肪酸被分解所产生的乙酰基需与草酰乙酸结合进入三羧酸循环而最终被彻底氧化，产生能量。当碳水化合物摄入量不足时，脂肪不能在体内完全氧化燃烧，致使其反应的中间产物酮大量堆积，尽管肌肉和其他组织可利用酮体产生能量，但酮体是一些酸性化合物，过多会引起血液酸性升高，即出现所谓的酸中毒。当碳水化合物摄入充足时，脂肪代谢完全，不产生酮体。

5. 增强肠道功能

这种作用主要是靠膳食纤维来实现的。膳食纤维是指不可利用的碳水化合物。过去，人们认为膳食纤维不能被人体消化、利用，因此无营养价值，无关紧要，甚至予以排斥。而近年来大量的研究表明，膳食纤维对预防许多疾病都具有显著的效果，因此越来越多的人认为膳食纤维在营养上已不再是惰性物质，而是人们膳食中不可缺少的成分。膳食纤维的功能主要有以下几方面。

（1）吸水通便，防止结肠癌 食物中的某些刺激物或有毒物质长时间停留在结肠部位，对结肠具有毒害作用，甚至毒物被肠壁细胞吸收，刺激结肠细胞发生变异，诱发结肠癌。研究表明，膳食纤维对防治结肠癌有明显的效果。这有两方面的原因：一方面，膳食纤维虽然在体内不被消化吸收，但能刺激消化液分泌和促进肠道蠕动，缩短食物通过肠道时间，加速粪便的排泄速度，从而减少粪便中有毒物质与肠壁接触的机会；另一方面，膳食纤维可以吸收大量水分，增大粪便的体积，相对降低了有毒物质的浓度，从而有利于防止结肠癌。

（2）降低血糖水平 糖尿病是近年来的一种高发病，有人认为其发病率高与膳食纤维摄入量有很大的关系。增加食物中膳食纤维的摄入量，可以改善末梢组织对胰岛素的感受性，降低对胰岛素的需求，调节糖尿病患者的血糖水平。多数研究者认为，可溶性膳食纤维在降低血糖水平方面是有效的。可溶性膳食纤维可减少小肠对糖的吸收，使血糖不致因进食而快速升高。

（3）降低血清胆固醇 血清胆固醇水平高是心血管疾病的诱发因子。由于可溶性膳食纤维可降低血糖水平，因此也可减少体内胰岛素的释放，而胰岛素可刺激肝脏合成胆固醇，所以胰岛素释放的减少可以使血浆胆固醇水平受到影响。另外，膳食纤维还可以螯合胆固醇，吸附胆汁酸，降低胆固醇和甘油酯溶解，阻止其消化吸收，从而起到防止动脉粥样硬化及冠心病的作用。

（4）改善肠道菌群 脂肪和过精膳食可以使肠内厌氧细菌大量繁殖，这些细菌能使肠道中的胆碱、胆固醇及其代谢产物进一步分解产生致癌物质，在有充分纤维素存在情况下，好氧细菌易于生长，厌氧细菌受到抑制，减少致癌物质的产生。同时，还可使肠道内容物通过肠道的时间缩短，减少致癌物质与肠黏膜的接触时间，防止发生癌变。为此，有人称其为"清道夫"。

（5）有利于控制体重 纤维素属于多糖类，有饱腹感，因而可减少体内产能营养素的摄入，有利于控制体重、预防肥胖，并减少高血压发生的机会。另据报道，膳食纤维对妇女乳腺癌也有一定的预防作用。

三、碳水化合物的参考摄入量及食物来源

1. 碳水化合物的参考摄入量

膳食中碳水化合物的供给量主要根据民族饮食习惯、生活条件等而定，中国营养学会认为，现阶段中国居民碳水化合物所供能量约占全日总能的55％～65％为宜，其中可消化利用的碳水化合物提供的能量不少于总能量的55％。另外，由于精制糖为纯热能食物，摄入过多易引起肥胖，因此，营养学家建议应限制其摄入量，一般其供能比例应在总能量的10％以下。

世界各国不同研究机构曾提出膳食纤维的适宜摄入量，但资料报道数据差异较大，有些认为每天需15～20g，另一些则认为需25～30g，中国营养学会根据

国外有关资料，参考1992年全国营养调查数据，建议膳食纤维的适宜摄入量为每天30g。每天如摄入一定量的植物性食物如400～500g的蔬菜和水果，及一定的粗粮如杂豆、玉米、小米等，可满足机体对膳食纤维的需要。

2. 碳水化合物的食物来源

膳食中可消化利用的碳水化合物的主要来源为谷类和根茎类等植物性食物，其中含有大量淀粉及少量单糖和双糖。特别是谷类中淀粉占70%，根茎类和豆类含量20%～30%，它们是人体碳水化合物的主要来源。某些硬果类（如板栗、莲子等）虽含量较高，但人们平时食用量少，因此实际意义不大。

膳食纤维的资源非常丰富，但多存在于植物的种皮和外表皮，如农产品加工下脚料小麦麸皮、豆渣、果渣、甘蔗渣、荞麦皮，都含有丰富的膳食纤维，有开发利用价值。中国目前对膳食纤维的研究与开发尚处于起步阶段，没有规模性的加工企业。随着中国人口的不断老龄化，预防和减少老年性疾病的发生已迫在眉睫，增加优质膳食纤维的摄入量也是一个很重要的方面。膳食纤维的研究与开发工作有重要的现实意义和广阔的市场前景。

第三节　脂　　类

脂类是中性脂肪和类脂的总称。中性脂肪主要为油和脂肪，通常是由一分子的甘油和三分子的脂肪酸所形成的三酰甘油酯。日常食用的动植物油脂都为中性脂肪。类脂是一类性质类似于油脂的物质，在营养学上特别重要的是磷脂、胆固醇和脂蛋白等化合物，它们是构成细胞膜的重要成分，也是合成人体类固醇激素的原料。

一、脂类的生理功能

1. 构成和保护机体组织

成年人脂肪在体内占体重的10%～20%，肥胖者可达30%～60%，它是体内过剩能量的储存形式，主要存在于人体皮下结缔组织、腹腔大网膜、肠系膜等处。由于脂肪本身不易导热，因此肌体皮下储存一定的脂肪，可以起到隔热、保温、滋润皮肤以及支持和保护机体及内脏器官的作用。另外，类脂是多种组织细胞的组成成分，如磷脂和胆固醇是构成细胞膜的重要成分，脑髓和神经组织含有磷脂和糖脂，胆固醇也是合成固醇类激素的重要前体物质。

2. 储存及提供能量

脂肪是人体能量的主要来源之一，平均每克脂肪在体内彻底氧化可提供38kJ的热能，相当于碳水化合物和蛋白质的两倍多。脂肪每天向人体提供的热能占热能总摄入的20%～30%。若机体摄食能量过多，则过多的能量将以脂肪的形式储存在体内，久而久之就会使人发胖；若长期摄食能量不足，则人就消瘦。

另外，体内脂肪细胞的储存和供应能量有两个特点：一是脂肪细胞可以不断地储存脂肪，至今还未发现其吸收脂肪的上限，所以人体可以不断地摄入过多的热能而不断地积累脂肪，导致越来越胖；二是机体储存的脂肪酸不能转化成葡萄糖，因此，不能为脑和神经细胞以及血细胞提供能量。而蛋白质可通过糖原异生作用转化成葡萄糖，所以人在饥饿时，就必须消耗机体组织中的蛋白质和糖原来满足机体的能量需要，节食减肥危害性之一也在于此。

3. 内分泌作用

近半个世纪以来，脂肪组织的内分泌功能逐渐被人们所重视。现在已发现的由脂肪组织所分泌的因子有瘦素、肿瘤坏死因子、白细胞介素-6、白细胞介素-8、纤维蛋白溶酶原激活因子抑制物、血管紧张素原、雌激素、胰岛素样生长因子、脂联素及抵抗素等。这些脂肪组织来源的因子参与机体的代谢、免疫、生长发育等生理过程。脂肪组织内分泌功能的发现是近年来内分泌学领域的重大进展之一，也为人们进一步认识脂肪组织的作用开辟了新的起点。

4. 提供必需脂肪酸，促进脂溶性维生素的吸收

必需脂肪酸多存在于植物油中，动物脂肪含必需脂肪酸较少。机体重要的营养成分维生素 A、维生素 D、维生素 E、维生素 K 等为脂溶性成分，这些维生素在调节生理代谢方面具有重要意义。当机体摄取脂肪时，食物中的脂溶性维生素也随脂肪被摄取到体内。此外，脂类在消化道内可刺激胆汁分泌，从而促进了脂溶性维生素的消化吸收。因此每日膳食中适宜的脂肪摄入，可避免脂溶性维生素的吸收障碍，避免体内脂溶性维生素的缺乏。

二、脂肪酸与必需脂肪酸

1. 脂肪酸及分类

根据化学结构不同，脂肪中的脂肪酸可以分为饱和脂肪酸和不饱和脂肪酸。根据碳链及双键数目的多少，脂肪酸分成三类。

（1）低级饱和脂肪酸（$C \leqslant 10$） 这类脂肪酸的相对分子质量低，易于挥发，又称挥发性脂肪酸，如丁酸、己酸、辛酸等。这些脂肪酸存在于干奶油、椰子油中。

（2）高级饱和脂肪酸（$C > 10$） 在常温下呈固体，所以也称固体脂肪酸，如月桂酸、豆蔻酸。心血管病患者应尽量少摄食饱和脂肪酸。

（3）不饱和脂肪酸 脂肪酸分子中碳之间有一个以上双键的，称为不饱和脂肪酸。双键在两个以上的称为多不饱和脂肪酸，如二十碳五烯酸（EPA）、二十二碳六烯酸（DHA）等。

各种脂肪酸的结构不同，功能也不一样，对它们的一些特殊功能的研究，也是营养学中一个重要的研究开发领域。但目前认为，营养学上最具价值的脂肪酸有两类：①n-3 系列多不饱和脂肪酸。即从甲基端数，第一个不饱和键在第三和第四碳原子之间的各种不饱和脂肪酸；②n-6 系列多不饱和脂肪酸。从甲基端数，第一个双键在第六和第七碳原子之间。目前已知 n-6 系列多不饱和脂肪酸不仅与降血脂关系密切，而且与生长、发育、生殖都有一定关系，而 n-3 系列多不饱和脂肪酸则对脑、视网膜、皮肤和肾功能健全十分重要。

2. 必需脂肪酸（essential fatty acid，EFA）

必需脂肪酸是指机体生命活动必不可少，但机体自身又不能合成，必须由食物供给的多不饱和脂肪酸（polyunsaturated fatty acid，PUFA）。

目前所知必需脂肪酸主要包括两种，一种是 n-6 系列的亚油酸（18：2），另一种为 n-3 系列的 α-亚麻酸（18：3）。只要食物中亚油酸供给充足，人体内就可用亚油酸为原料合成体内所需要的 n-6 系列脂肪酸，如 γ-亚麻酸、花生四烯酸等；同理，α-亚麻酸在体内可合成所需的 n-3 系列的脂肪酸，如二十碳五烯酸（EPA）和二十二碳六烯酸（DHA）。也就是说亚油酸是体内 n-6 系列脂肪酸的前体，而 α-亚麻酸则是体内 n-3 系列脂肪酸的前体。

3. 必需脂肪酸的生理功能

（1）磷脂的组成成分 必需脂肪酸是磷脂的组成成分，而磷脂是线粒体和细胞膜的重要结构成分，必需脂肪酸缺乏可以导致线粒体肿胀，细胞膜结构、功能改变，膜透性、脆性增加。如必需脂肪酸缺乏出现的磷屑样皮炎、湿疹与皮肤细胞膜对水通透性增加有关。

（2）与胆固醇代谢关系密切 体内胆固醇要与脂肪酸结合才能在体内转运进行正常代谢。必需脂肪酸缺乏，胆固醇转运受阻，不能进行正常代谢，在体内沉积而引发疾病。

（3）与生殖细胞的形成及妊娠、授乳、婴儿生长发育有关 资料表明，体内缺乏必需脂肪酸时，动物精子形成数量减少，泌乳困难，婴幼儿生长缓慢，并可能出现皮肤症状如皮肤湿疹、干燥等。这些症状可通过食用含丰富亚油酸的食物而得到改善。

（4）与前列腺素的合成有关 前列腺素存在于许多器官中，有着多种多样的生理功能，如使血管扩张和收缩、神经刺激的传导、生殖与分娩的正常进行及水代谢平衡等，奶中的前列腺素还可以防止婴儿消化道损伤。亚油酸是合成前列腺素必需的前体，因此，亚油酸营养正常与否，直接关系到前列腺素的合成量，从而影响到人体功能的正常发挥。

（5）可以保护皮肤免受射线损伤 其机理可能是损伤组织的修复过程、新生组织的生长需要必需脂肪酸。

(6) 维持正常视觉功能　α-亚麻酸可在体内转变为二十二碳六烯酸（DHA），DHA 在视网膜光受体中含量丰富，是维持视紫红质正常功能的必需物质。因此，必需脂肪酸对增强视力，维护视力正常有良好作用。

必需脂肪酸在植物油中含量较多，动物脂肪中较少。

一些常见的油脂中主要脂肪酸的组成情况见表 3-6。

表 3-6　常见油脂中主要脂肪酸的组成（质量分数）　　　单位：%

食用油	饱和脂肪酸	不饱和脂肪酸			其他脂肪酸
		油酸	亚油酸(n-6 系)	亚麻酸(n-3 系)	
菜籽油	13	20	16	9	42[①]
花生油	19	41	38	0.4	1
茶油	10	79	10	1	1
葵花籽油	14	19	63	5	
大豆油	16	22	52	7	3
芝麻油	15	38	46	0.3	1
玉米油	15	27	56	0.6	1
棕榈油	42	44	12		
猪油	43	44	9		3
牛油	62	29	2	1	
羊油	57	33	3	2	3
黄油	56	32	4	1.3	4

① 主要为芥酸。（选引自中国营养学会，Chinese DRIs，2000）

三、膳食脂肪营养价值评价

膳食脂肪的营养价值与许多因素有关，通常情况下可以从以下三个方面进行评价。

1. 脂肪的消化率

食物脂肪的消化率与其熔点密切相关，熔点越低越易消化。熔点低于体温的脂肪消化率可高达 97%～98%，高于体温的脂肪消化率约 90% 左右。熔点高于 50℃ 的脂肪比较不容易消化。而熔点又与食物脂肪中所含不饱和脂肪酸的种类和含量有关。含不饱和脂肪酸和短链脂肪酸（C_4～C_8）越多，其熔点越低，越容易消化。通常，植物油脂消化率高于动物油脂。

2. 必需脂肪酸的含量

必需脂肪酸的含量与组成是衡量食物油脂营养价值的重要方面。一般植物油中含有较多的必需脂肪酸，是人体必需脂肪酸（亚油酸）的主要来源，故其营养价值高于动物脂肪。但椰子油例外，其亚油酸含量很低，且不饱和脂肪酸含量也少。

3. 脂溶性维生素的含量

一般脂溶性维生素含量高的脂肪营养价值也高。动物的储存脂肪几乎不含维生素，器官脂肪中含有少量，但肝脏脂肪含维生素 A、维生素 D 亦较丰富，特别是一些海产鱼类肝脏脂肪中含量很高。奶和蛋的脂肪中也含有较多的维生素 A 和维生素 D。植物油中富含维生素 E，特别是谷类种子的胚油（如麦胚油）中维生素 E 含量更为突出。

四、脂类的参考摄入量及其食物来源

1. 脂类的参考摄入量

膳食中脂肪的供给量易受人们的饮食习惯、生活条件、气候、季节的影响，因此世界各国对脂类的摄入量没有一个统一的标准。中国营养学会建议每日膳食中由脂类供给的能量占总能量的比例，儿童和少年为 25％～30％，成人 20％～25％为宜，一般不超过 30％。胆固醇的每日摄入量应在 300mg 以下。

另外，每天所摄入的脂类中，应有一定比例的不饱和脂肪酸，一般认为必需脂肪酸的摄入量应不少于总能量的 3％。理想的脂肪酸构成量为饱和脂肪酸：单不饱和脂肪酸：多不饱和脂肪酸＝1：1：1，而且多不饱和脂肪酸中（n-6）：（n-3）＝（4～6）：1 为最佳。

2. 脂肪的食物来源

人类膳食脂肪主要来源于动物的脂肪组织和肉类以及植物的种子。动物脂肪相对含饱和脂肪酸和单不饱和脂肪酸较多，而多不饱和脂肪酸含量较少。植物油主要含不饱和脂肪酸，特别是必需脂肪酸亚油酸普遍存在于植物油中，亚麻酸在豆油和紫苏籽油中较多，因此，经常食用植物油基本可满足人体对必需脂肪酸的需要，不会造成必需脂肪酸的缺乏。水产品的多不饱和脂肪酸含量最高，深海鱼如鲱鱼、鲑鱼的油富含二十碳五烯酸（EPA）和二十二碳六烯酸（DHA），它们属 n-3 系列的多不饱和脂肪酸，具有降低血脂和预防血栓形成的作用。

含磷脂较多的食物为蛋黄、肝脏、大豆、麦胚和花生等。含胆固醇丰富的食物是动物脑、肝、肾等内脏和蛋类，肉类和奶类也含有一定量的胆固醇。

第四节 蛋白质与氨基酸

蛋白质（protein）是一切生命的物质基础，没有蛋白质就没有生命，由此可见蛋白质对人体的重要性。

一、蛋白质的生理功能

蛋白质是组成一切器官的细胞的重要成分之一，它除了提供机体部分能量外，还参与体内的一切代谢活动，也是机体所需氮的惟一来源。

1. 构成机体，修补组织

蛋白质是组成机体所有组织、细胞的重要成分，约占人体质量的16％。人体内的神经、肌肉、内脏、骨骼，甚至指甲和头发，没有一处不含蛋白质。人体的生长发育、组织细胞的新陈代谢，都离不开蛋白质。人体蛋白质始终处于合成与分解的动态平衡过程，每天约有3％的蛋白质参与更新。

2. 调节体液渗透压和维持酸碱平衡

正常情况下，机体细胞内、外体液的渗透压必须保持平衡，这种平衡是由电解质和蛋白质的共同调节而实现的。当人体摄入蛋白质不足时，血浆蛋白浓度降低，渗透压下降，导致水在细胞间隙内积聚，从而出现水肿。同时，为维持细胞生命所必需，也要使体液的pH或氢离子浓度保持正常，酸碱之间必须保持平衡。氢离子浓度高时体液呈酸性，为酸中毒；氢离子浓度低时体液呈碱性，为碱中毒。体液的正常pH应保持在狭窄的微碱范围7.35～7.45之间，偏离此范围，就会引起机体正常代谢的失调。蛋白质是两性物质，能与酸或碱进行化学反应，起到维持体液酸碱平衡的作用。

3. 构成生理活性物质

机体的新陈代谢是通过无数种化学反应来实现的，而这些反应的进行都是通过各种酶来催化。酶是蛋白质，它参与了机体内环境的各项生命活动；调节生理机能并稳定体内环境的多种激素如胰岛素、肾上腺素、甲状腺素等都是含氮物质，这些物质的合成必须有足够的蛋白质供给；运输氧气的血红蛋白及人体的免疫物质的形成需要有蛋白质的参与；一些维生素也可以由蛋白质转变而来，如色氨酸可转化成尼克酸；另外，血液的凝固、视觉的形成、人体的肌肉运动等，无一不与蛋白质有关。所以说蛋白质是生命的物质基础，没有蛋白质就没有生命。

4. 供给能量

蛋白质在体内的主要功能并非供给能量，但它也是一种能源物质。人体能量的主要来源为糖和脂肪。当它们供应不足时，机体即会动用蛋白质氧化分解提供能量。正常情况下，每天有一部分蛋白质氧化分解，向机体提供的能量占每天所需总能量的11％～14％左右。

5. 维护皮肤的弹性和韧性

胶原蛋白是人体结缔组织的组成成分，有支撑、保护作用。在人的皮肤中，胶原蛋白含量高达9％，维护着人类皮肤的弹性和韧性。如长期缺乏蛋白质会导致皮肤的生理功能减退，使皮肤弹性降低，失去光泽，出现皱纹。

二、氨基酸和必需氨基酸

人体对蛋白质的需要实际上是对氨基酸的需要。人体蛋白质含有20种氨基酸。从人体营养角度可将氨基酸分为三大类，即必需氨基酸、半必需氨基酸和非必需氨基酸。

1. 必需氨基酸（essential amino acid，EAA）

组成蛋白质的 20 种氨基酸中有 8 种氨基酸不能在人体内合成，或合成速度很慢，远不能满足机体的需要，必须由食物蛋白质来供给。这 8 种氨基酸我们就称为"必需氨基酸"。它们包括异亮氨酸、亮氨酸、赖氨酸、蛋氨酸、苯丙氨酸、苏氨酸、色氨酸和缬氨酸。对于生长发育的婴儿，还要加上组氨酸。

2. 半必需氨基酸

又称条件必需氨基酸。主要是指半胱氨酸和酪氨酸，它们在体内分别由蛋氨酸和苯丙氨酸转变而成，如果膳食中能直接提供这两种氨基酸，则人体对蛋氨酸和苯丙氨酸的需要可分别减少 30% 和 50%。所以将半胱氨酸和酪氨酸称为条件必需氨基酸或半必需氨基酸。在计算食物必需氨基酸组成时，往往将蛋氨酸和半胱氨酸、苯丙氨酸和酪氨酸合并计算。

3. 非必需氨基酸（nonessential amino acid）

这类氨基酸也是机体所必需即包括在 20 种氨基酸之内，但能在体内合成，也可由必需氨基酸转变而来，不一定通过食物来供给，称为非必需氨基酸。非必需氨基酸通常有 9 种，包括丙氨酸、精氨酸、天冬氨酸、天冬酰胺、谷氨酸、谷氨酰胺、甘氨酸、脯氨酸、丝氨酸。

4. 氨基酸模式

人体蛋白质以及食物蛋白质在必需氨基酸的种类和含量上存在着差异。在营养学上用氨基酸模式（amino acid pattern）来反映这种差异。所谓氨基酸模式，就是指某种蛋白质中各种必需氨基酸的构成比例。其计算方法是将该种蛋白质中的色氨酸含量作为 1，分别计算出其他必需氨基酸的相应比值，这一系列比值就是该种蛋白质的氨基酸模式。

5. 限制氨基酸

当食物蛋白质氨基酸模式与人体蛋白质的氨基酸模式越接近时，必需氨基酸被机体利用的程度也越高，食物蛋白质的营养价值也相对越高。如动物性蛋白质中蛋、奶、肉、鱼等以及大豆蛋白质，因此被称为优质蛋白质。其中，鸡蛋蛋白质的氨基酸模式与人体蛋白质氨基酸模式最接近，在实验中常以它作为参考蛋白（reference protein）。反之，食物蛋白质中一种或几种必需氨基酸相对含量较低，导致其他的必需氨基酸在体内不能被充分利用而浪费，造成其蛋白质营养价值降低，这些含量相对较低的必需氨基酸称为限制氨基酸（limiting amimo acid），其中含量最低的称为第一限制氨基酸，余者以此类推。

植物蛋白质中往往相对缺少一些必需氨基酸，如赖氨酸、蛋氨酸、苏氨酸和色氨酸。通常，赖氨酸是谷类蛋白质的第一限制氨基酸，而蛋氨酸则是大多数非谷类植物蛋白质的第一限制氨基酸。

由于植物性蛋白质往往相对缺少一些必需氨基酸，因此，为了提高植物性蛋白质的营养价值，往往将两种或两种以上的食物混合食用，使它们之间相对不足的氨基酸互相补偿，从而接近人体所需的氨基酸模式，提高它们的营养价值，这种作用即为蛋白质互补作用。如将大豆制品和米面同时食用，大豆蛋白质可弥补米面蛋白质中赖氨酸的不足，米面也可在一定程度上补充大豆蛋白质中蛋氨酸的不足，起到互补作用。

人体对于各种必需氨基酸有一定的需要量。为了保证人体的合理营养，一方面要充分满足人体对各种必需氨基酸数量的需要，另一方面还要注意各种必需氨基酸之间的比例，才能使必需氨基酸在体内充分被机体利用，满足机体的需求。也就是说，膳食蛋白质中的氨基酸既要在数量上满足机体的需要，各种氨基酸之间的相互比例还需符合机体的要求。

三、机体内的氮平衡

氮平衡是反映体内蛋白质代谢情况的一种表示方法，实际上是指蛋白质摄取量与排出量之间的对比关系，常用下式表示。

$$氮平衡 = I - (U + F + S)$$

式中，I 为摄入氮；U 为尿素氮；F 为粪氮；S 为由皮肤及其他途径排出的氮。

在特定的时间内（如 24h），机体摄入的氮的数量与排出氮的数量相等，称为氮平衡，通常指正常的成人。对于正在生长发育的婴幼儿和青少年，以及孕妇和乳母，为了满足新增组织细胞形成及泌乳的需要，有一部分蛋白质将在体内储留，即摄入蛋白质数量大于排出量，此种情况称为正氮平衡；反之，在饥饿、消耗性疾病等某些疾病状态下，可能由于大量组织细胞破坏分解，由机体排出的氮量超过摄入量，此种情况称为负氮平衡。

测定证明：成人膳食中完全不含蛋白质时，一般每 kg 体重每日从尿液、粪便、汗等途径丢失的氮为 54mg，一个体重为 65kg 的男性，1 天共损失氮 $65 \times 54 = 3510$mg，蛋白质的平均含氮量按 16% 计算，则相当于蛋白质 22g。实际上成人进食 22g 的食物蛋白质还不足以维持以上氮平衡，因为食物蛋白质组成与人体蛋白质组成不可能完全相同，加上消化率等的影响，根据实验成人每日约需进食 45g 蛋白质才能补偿机体蛋白质的分解损失。

四、食物蛋白质营养价值的评价

不同的食物蛋白质含量不同，蛋白质的氨基酸组成也不相同。评价一种食物蛋白质的营养价值，一方面要从"量"的角度，即食物中含量的多少，另一方面则要从"质"的角度，即根据其必需氨基酸的含量及模式来考虑。此外还应考虑机体对该食物蛋白质的消化、利用程度。

1. 食物中蛋白质的含量（protein content）

考虑食物中蛋白质的营养，不能脱离含量单纯考虑营养价值，因为即使营养价值很高，但含量太低，也不能满足机体需要。

食物蛋白质含量的测定一般可通过凯氏定氮法测定，多数蛋白质的平均含氮量为16%，所以测得的含氮量乘以6.25（100/16），即为蛋白质的含量。日常食物中，粮谷类每斤约含蛋白质40g左右，豆类150g，蔬菜80g，蛋类60g。

2. 蛋白质消化率（digestibility，D）

蛋白质消化率是指该食物蛋白质被消化酶分解的程度。蛋白质消化率越高，则被机体吸收利用的可能性越大，营养价值也高。食物中蛋白质的消化率用该蛋白质中被消化吸收的氮量与其蛋白质含氮总量的比值来表示。分表观消化率（apparent digestibility，AD）和真消化率（true digestibility，TD）两种。

$$表观消化率 = \frac{食物氮 - 粪氮}{食物氮} \times 100\%$$

$$真消化率 = \frac{食物氮 - （粪氮 - 粪代谢氮）}{食物氮} \times 100\%$$

粪代谢氮是受试者在完全不吃含蛋白质的食物时粪便中的含氮量，它来自脱落的肠黏膜细胞和死亡的肠道微生物，并非来自未被消化吸收的蛋白质，因此，不能计算在未被消化吸收的氮量中。一般，成人24h内粪代谢氮为0.9~1.2g。

影响食品中蛋白质消化率的因素有很多。一般，动物性蛋白质的消化率比植物性蛋白质高，这是因为植物性蛋白质由于被纤维素所包围，使其与消化酶接触程度较差，因此消化率较低。但植物性食品经过加工烹调，其纤维素可被破坏、软化或去除，则植物性蛋白质消化率也可适当提高。例如大豆，整粒食用时，其蛋白质消化率仅为60%，如将大豆加工成豆浆或豆腐，蛋白质的消化率可提高到90%。有些植物性食品中存在抗胰蛋白酶因素，可使蛋白质消化率降低，例如大豆中即含有，但经烹调加热，即可被破坏。

3. 蛋白质的利用率

蛋白质的利用率是指食物蛋白质（氨基酸）被消化、吸收后在体内利用的程度。衡量食物蛋白质利用率的指标和方法很多，各指标分别从不同角度反映蛋白质被利用的程度。

（1）生物价（biological value，BV） 蛋白质的生物价是指食物蛋白质消化吸收后在体内贮留的程度。其计算公式如下：

$$生物价 = \frac{贮留氮}{吸收氮} \times 100\%$$

$$吸收氮 = 食物氮 - （粪氮 - 粪代谢氮）$$

$$贮留氮 = 吸收氮 - （尿氮 - 尿内源性氮）$$

尿内源性氮是机体在无氮膳食条件下尿中所含有的氮，来自体内组织蛋白质的分解。

生物价越高，表明食物蛋白质中氨基酸被机体利用的程度也越高。

（2）蛋白质净利用率（net protein utilzation，NPU）　蛋白质净利用率表示摄入的蛋白质被机体利用的程度，即机体利用的蛋白质占食物中蛋白质的百分比，它既反映了摄入的蛋白质被机体贮留的程度，同时也体现出各种蛋白质的不同消化率。

$$蛋白质净利用率 = \frac{贮留氮}{摄入氮} \times 100\%$$

以上公式可简化为 NPU＝生物价×消化率

（3）蛋白质功效比值（protein efficiency ratio，PER）　蛋白质功效比值是用处于生长阶段中的实验动物每摄入 1g 蛋白质，动物体重增加的克数，表示蛋白质使动物生长的效率。

$$蛋白质功效比值 = \frac{动物增加体重(g)}{摄入的食物蛋白质(g)}$$

通常是用刚断乳的雄性大白鼠，以含待测蛋白质 10％ 的合成饲料饲喂 28d，计算在实验期内其体重增加和摄入蛋白质的量的比值来反映蛋白质的营养价值。由于所测蛋白质主要被用来提供生长之所需，所以该指标被广泛用来作为对婴幼儿食品中蛋白质的评价指标。

（4）氨基酸评分（amino acid score，AAS）　各种不同食物蛋白质中所含氨基酸的种类和数量都不同。由于人体需要的氨基酸的种类及其相互比值是一定的，所以一种营养价值较高的蛋白质不仅所含的氨基酸种类齐全，含量丰富，而且必需氨基酸的数量相互比例也要适宜，与人体相符。如果某一种或几种氨基酸缺少或数量不足，就使食物蛋白质合成机体蛋白质的过程受到限制，也就限制了这种蛋白质的营养价值。

为了便于评定一种蛋白质的营养价值，通常将鸡蛋蛋白质中所含的氨基酸相互比例作为参考标准。因为它是已知营养最好的蛋白质，它的生物价最接近100，即在体内将近 100％ 可以利用。根据鸡蛋所含氨基酸的构成比例提出一个暂定参考氨基酸的构成比例，这一构成比例即为参考蛋白质中各种氨基酸的相互比例。评定一种蛋白质的营养价值时，可将其必需氨基酸的含量逐一与参考氨基酸构成比例相比较，并按下式计算其氨基酸构成比例评分。

$$蛋白质的氨基酸评分 = \frac{每克待评蛋白质中某种必需氨基酸的量(mg)}{每克参考蛋白质中相应必需氨基酸的量(mg)} \times 100$$

即氨基酸评分分值为食物中的必需氨基酸和参考蛋白质中相应的必需氨基酸的比值。通过上式计算出被测蛋白质中每种必需氨基酸的评分值后，取分值最低的氨基酸的评分值即第一限制氨基酸的评分值作为该蛋白质的氨基酸评分。

氨基酸评分的方法比较简单，但没考虑到食物蛋白质的消化率，因此，美国 FDA（Food and Drug Administration）提出用经消化率修饰的氨基酸评分（protein digestibility corrected amino acid score，PDCAAS）来表示蛋白质的利用率。计算公式为：

$$PDCAAS = AAS \times 消化率$$

几种食物蛋白质质量指标值见表 3-7。

表 3-7　几种食物蛋白质质量指标值

食物蛋白质	蛋白质含量/(g/100g)	消化率/%	生物价/%	蛋白质净利用率/%	蛋白质功效比	氨基酸评分	限制性氨基酸
鸡蛋	13	99	94	94	3.92	100	无
牛乳	4	97	85	82	3.09	61	蛋氨酸、胱氨酸
鱼类	19	98	83	81	3.55	75	色氨酸
牛肉	18	99	74	74	2.30	69	缬氨酸
小鸡	21	95	74	70	—	67	缬氨酸
猪肉	12	—	74	—	—	68	蛋氨酸、胱氨酸
明胶	86	—	—	3	−1.25	0	色氨酸
大豆	34	90	73	66	2.32	46	蛋氨酸、胱氨酸
花生	26	87	55	48	1.65	43	蛋氨酸、胱氨酸
啤酒酵母	39	84	67	56	2.24	45	蛋氨酸、胱氨酸
全粒小麦	12	91	66	60	1.50	48	赖氨酸
全粒玉米	9	90	60	54	1.12	40	赖氨酸
精稻米	7	98	64	63	2.18	53	赖氨酸
马铃薯	2	89	73	65	—	48	蛋氨酸、胱氨酸

注：引自［美］A. H. 恩斯明格等，食物与营养百科全书，营养素，1986。

五、蛋白质缺乏与过量

1. 蛋白质缺乏

蛋白质缺乏在成人和儿童中都有发生，但处于生长发育阶段的儿童更为敏感。据世界卫生组织估计，目前世界上大约有 500 万儿童属蛋白质-热能营养不良（protein-energy malnutrition，PEM），其中有因疾病和营养不当引起，但大多数则是因贫穷和饥饿引起的。主要分布在非洲，中、南美洲，中东、东亚和南亚地区。PEM 有两类。

（1）Kwashiorker（加纳语） 即水肿型。热能基本满足、蛋白质严重不足的儿童营养疾病，腹、腿水肿，生长迟缓，虚弱，表情淡漠，头发变色、变脆等。

（2）Marasmus 原意为消瘦，热能与蛋白质严重不足的儿童营养疾病，患儿消瘦无力，易感染其他疾病而死亡。

也有人认为这两种营养不良症是蛋白质-热能营养不良的两种不同阶段。

对成人来讲，蛋白质摄入不足同样会引起体力下降、浮肿、抗病力下降、伤口久不愈合等现象。

2. 蛋白质过量

蛋白质，尤其是动物性蛋白质摄入过多，对人体同样有害。首先，过多的动物蛋白质的摄入，就必然摄入较多的动物脂肪和胆固醇。其次，蛋白质过多本身也会产生有害影响。正常情况下，人体不贮存蛋白质，所以必须将过多的蛋白质脱氨分解，氮则由尿液排出体外，这一过程需要大量水分，从而加重了肾脏的负荷，若肾功能本来不好，则危害更大。过多的动物蛋白质摄入，也造成含硫氨基酸摄入过多，这样会加速骨骼中钙质的流失，易产生骨质疏松。

六、蛋白质的参考摄入量及食物来源

1. 蛋白质的参考摄入量

世界各国对蛋白质的供给量没有一个统一的标准。一般对人体需要量的衡量依照年龄的不同有不同的方法，依照中国的饮食习惯和膳食构成以及各年龄段人群的蛋白质代谢特点，中国营养学会 2000 年提出的膳食蛋白质参考摄入量（DRIs）中的中国居民膳食蛋白质推荐摄入量见表 3-8。按此推荐摄入蛋白质是较为安全和可靠的。从能量角度，一般地说，蛋白质供给体内的热量占总热量的 11％～14％为好。

表 3-8　中国居民膳食蛋白质推荐摄入量（RNI）

年龄/岁	RNI/(g/d)		年龄/岁	RNI/(g/d)	
0～	1.5～3			男	女
	男	女	10～	70	65
1～	35	35	11～	75	75
2～	40	40	14～	85	80
3～	45	45	18～		
4～	50	50	轻体力劳动	75	65
5～	55	55	中体力劳动	80	70
6～	55	55	重体力劳动	90	80
7～	60	60	孕妇/g	早期＋5　中期＋15	后期＋20
8～	65	65	乳母/g		＋20
			60～	75	65

2. 蛋白质的食物来源

蛋白质广泛存在于动物和植物体内，蛋白质数量丰富且质量良好的食物主要为动物性食物，包括畜肉、禽肉、鱼、奶类、蛋类等以及植物性食物中的豆类。畜、禽、肉类和鱼肉蛋白质含量一般为 16％～20％，鲜奶为 2.7％～3.8％，蛋类为 11％～14％，干豆类为 20％～24％，其中大豆高达 40％。谷类含蛋白质一般为 7%～10%。虽然谷类蛋白质生理价值不如动物性蛋白质和豆类蛋白，但因中国人民每日摄入的谷类数量相对较大，因此谷物食品仍是膳食中重要的蛋白质来源。

动物性蛋白质质量好、利用率高，但同时富含饱和脂肪酸和胆固醇，而植物性蛋白质利用率相对较低。因此，为提高日常膳食中蛋白质的营养价值，应当注意食物多样化，使动物蛋白、豆类蛋白、谷类蛋白合理分布于各餐中，以此充分发挥蛋白质互补作用，提高蛋白质利用率。

第五节　水和矿物质

一、水

（一）水在人体内的分布

水是一种最重要的营养素，也是生物体各种物质组成中含量最大的一种。水占体质量的百分比随年龄的增大而减少，如胚胎约含水 98%，婴儿约 75%，成人为 65%，老年人体内水分含量仅为体重的 50%。

水是机体内每一个细胞和组织的基本组成成分，但不同的组织含水量也各不相同，如血液含水 83%、肌肉含水 76%、皮肤含水 72%、骨骼含水 22%、牙齿含水 10%、唾液含水 99.5%、脂肪组织含水 20% 左右。

（二）水的生理功能

1. 机体的重要组成成分

水是维持生命、保持细胞外形、构成各种体液所必需的物质，每种体液和组织都含有一定量的水。

2. 参与机体代谢

水具有很强的溶解性，能使许多物质溶解于其中形成水溶液来发挥其生理功能。水的流动性很强，可以作为体内很多物质的载体，对营养物质的吸收和代谢废物的排泄起到了极其重要的作用。同时水本身也参与体内的很多化学反应。可以说，水是各种化学物质在体内正常代谢的保证。

3. 水具有调节体温的作用

水的比热容高、蒸发热大，从而可保证人体在冷、热环境下体温的降低或升高不会过多。另外，水的导热性强，可保证体内各组织和器官的温度趋于一致。

4. 水具有润滑功能

水的黏度小，可使体内摩擦部位润滑，减少损伤。如泪液可防止眼球干燥，唾液及消化液有利于咽部的润滑和食物的消化，人体的关节部位、内脏之间需要水来润滑保护。水还可以保持肌肤柔软有弹性以及维持腺体的正常分泌。

（三）水的平衡

1. 水的摄入及来源

机体从以下三个来源获得水分。

（1）饮水和其他饮料　包括饮用水、茶、咖啡和其他饮料，通过这些途径所摄入的水分占人体水分总来源的30％～40％。

（2）食物水　包括固体食物（米饭、馒头、水果等）和液体食物（牛奶、汤等）。许多食物中都含有大量的水分，其中有一部分以结晶水的形式存在，有一部分则以结合水的形式存在，但都可以被人体吸收利用。从食物中所摄入的水分约占人体水分总来源的一半以上。

（3）代谢水　代谢水是由营养素在体内氧化燃烧以后生成的，即食物进入体内后，某些营养成分在代谢过程中会生成一部分水分，不同成分在氧化过程中生成的水量各不相同（见表3-9），此途径为人体提供的水分约占人体水分总来源的10％。

表 3-9　不同食物成分在体内氧化生成水

食 物 成 分	氧化生成水/(g/g)	食 物 成 分	氧化生成水/(g/g)
碳水化合物	0.60	乙醇	1.17
脂肪	1.07	乳酸	0.60
蛋白质	0.42		

2. 水的排出

正常情况下，人体水分的摄入量应等于排出量，二者维持着动态平衡。人体内的水主要通过以下途径排出体外。

（1）尿液　正常人摄入一般膳食所排出的尿量为1000～1500mL/d，约占体内排出总水分的一半左右。

（2）汗液　通过汗液蒸发所排出的水分约为500mL/d。

（3）肺呼吸　呼吸时也会丧失一部分水分，约300mL/d。

（4）粪便　粪便中也含有少量的水分，正常人每日通过粪便排出的水分约为200mL左右。

二、矿物质

（一）概述

人体组织中含有自然界各种元素，其元素的种类和含量与其生存的地理环境

47

表层元素的组成及膳食摄入量有关。研究发现，人体内约有 20 余种元素为构成人体组织、机体代谢、维持生理功能所必需。在这些元素中，除了碳、氢、氧和氮主要以有机化合物（如碳水化合物、脂肪、蛋白质、维生素等）的形式存在以外，其余的元素均称为矿物质（mineral），亦称无机盐或灰分。矿物质根据其在人体内的含量又分为常量元素和微量元素两类。常量元素有钙、磷、钠、钾、氯、镁、硫等，其在人体内的含量一般大于体质量的 0.01%；微量元素在体内的含量一般小于体质量的 0.01%，每日需要量很少，甚至以微克计，但对人体来说必不可少。1995 年 FAO/WHO 将在微量元素中的铜、钴、铬、铁、氟、碘、锰、钼、硒和锌 10 种元素列为维持正常人体生命活动不可缺少的必需微量元素，将硅、镍、硼和钒列为可能必需微量元素，而将铅、镉、汞、砷、铝、锡和锂列为具有潜在毒性，但低剂量可能具有功能作用的微量元素。

矿物质在体内的主要作用是构成机体组织和维持正常生理功能，而每种元素又具有各自特殊的作用。如钙、磷、镁是骨骼和牙齿的主要成分，并使骨骼具有一定的强度和硬度；钾、钠、钙、镁以一定的比例存在于体液中，对于维持肌肉、神经兴奋性和细胞膜的通透性发挥着重要的作用；有些矿物质还是机体某些具有特殊生理功能的重要物质的组成成分，如血红蛋白和细胞色素酶系中的铁、甲状腺激素中的碘、谷胱甘肽过氧化物酶中的硒以及维生素 B_{12} 中的钴等。

机体在新陈代谢过程中，随时都有一定量的矿物质从不同的途径排出体外，因而必须通过膳食及时给以补充。矿物质在食物中广泛存在，所以一般不易引起缺乏，但根据不同的生理状况和不同地理环境或其他特殊条件会引起对某些元素的缺乏，应给以特殊的补充。

（二）重要的矿物质元素

1. 钙

钙是人体含量最多的无机元素，正常成人体内含钙总量约为 1200g，占体重的 2.0%。其中约 99% 集中在骨骼和牙齿中，主要以羟磷灰石 $[Ca_{10}(PO_4)_6(OH)_2]$ 结晶的形式存在；其余 1% 的钙，一部分与柠檬酸螯合或与蛋白质结合，另一部分则以离子状态分布于软组织、细胞外液和血液中，统称为混溶钙池。混溶钙池中的钙与骨骼当中的钙保持着动态平衡，即骨中的钙不断地从破骨细胞中释放出进入混溶钙池，保证血浆钙的浓度维持恒定；而混溶钙池中的钙又不断沉积于成骨细胞。这种钙的更新速率随年龄的增长而减慢。幼儿骨骼每 1~2 年更新一次，年轻成人更新一次则需 10~12 年。男性 18 岁以后，女性则更早一些，骨的长度开始稳定，但骨密度仍继续增加，40 岁以后骨中无机物逐渐减少，其过程速度因人而异，女性一般大于男性，故女性较易出现骨质疏松现象。

（1）钙的生理功能　钙是构成骨骼和牙齿的主要成分，体内 99% 的钙分布在骨骼和牙齿中，对骨骼和牙齿起着支持和保护作用。

混溶钙池的钙是维持多种正常生理状态所必需的。钙作为各种生物膜的结构成分，并影响膜的通透性和完整性。钙离子还参与血液凝固过程，在钙离子存在下可使可溶性纤维蛋白原转变为纤维蛋白，使血液凝固。钙与肌肉的收缩和舒张有关，可以调节神经肌肉的兴奋性。当体液中钙离子浓度降低时，神经和肌肉的兴奋性增强，肌肉出现自发性收缩，严重时出现抽搐；当体液中钙离子浓度增加时，则抑制神经和肌肉的兴奋性，严重时引起心脏和呼吸衰竭。此外，钙还对酶反应的激活、激素分泌、细胞正常生理功能的维持以及体液的酸碱平衡等都具有重要的调节作用。

（2）影响钙吸收的因素 钙盐易溶解在酸性环境中，因此食物中的钙摄入体内以后主要在小肠上段被吸收，但吸收率的高低常常依赖于身体对钙的需要量及膳食钙的摄入量。处于生长阶段的儿童、青少年、孕妇或乳母对钙的需求量大，他们对钙的吸收率也比较大，相应的贮留也就越多；相反，人体需要量少时吸收也少。一般来讲，食物含钙量高时，吸收率相应下降，反之，则吸收率升高。除此之外，钙的吸收率还会受某些膳食因素等其他因素的影响。

① 抑制因素。凡在肠道中能与钙形成不可溶性复合物质者，均可干扰钙的吸收。例如植物性食物（如谷类、蔬菜等）中植酸和草酸含量较高，容易和钙形成难溶性的植酸钙和草酸钙而抑制钙的吸收。因此，含植酸和草酸高的食物烹调时应先用水焯一下，去除大部分水溶性的植酸和草酸，从而有利于钙的吸收。膳食纤维中的醛糖酸残基可与钙结合成不溶性钙盐；脂肪消化不良时，钙可与未被消化吸收的游离脂肪酸，特别是饱和脂肪酸形成难溶性的钙皂乳化物，这些都会影响钙的吸收。在钙的吸收过程中，维生素 D 的活性代谢产物 $1,25\text{-}(OH)_2\text{-}D_3$ 通过促进钙结合蛋白质的合成来促进钙的吸收。当体内维生素 D 不足时，钙结合蛋白质的合成量减少，钙的运载能力降低，主动吸收能力也随之下降。食物中钙磷比例不平衡，钙或磷任何一种矿物质含量过多或过少，都会相互影响其吸收率，因此食物中所含的钙磷比例应适当。美国规定 1 岁以下钙与磷的适当比例为 1.5：1，1 岁以上为 1：1，一般认为成人钙磷比值在 （1：1）～（1：2）均属适宜范围。此外，饮酒过量、活动很少或长期卧床以及服用一些碱性药物（如黄连素、四环素等）都会使钙的吸收率下降。

② 促进因素。维生素 D 充足时，钙结合蛋白质合成量增多，可以明显影响钙的吸收。凡能降低肠道 pH 或增加钙溶解度的物质，均可促进钙的吸收。如乳糖可被肠道微生物利用而发酵形成乳酸，从而降低肠内的 pH，并可与钙结合成可溶性的乳酸钙来促进钙的吸收。蛋白质的一些代谢产物如赖氨酸、色氨酸、组氨酸、精氨酸等可与钙形成可溶性的钙盐，有利于钙的吸收。此外，有报告指出，一些抗生素如青霉素、氯霉素、新霉素等也能增加钙的吸收。

（3）钙的缺乏与过量　就中国现有膳食结构的营养调查表明，居民钙摄入量普遍偏低，仅达 RAD 的 50％左右。因此，钙缺乏是较常见的营养性疾病，并且钙缺乏常常与维生素 D 的营养水平有关，也与磷有关。钙缺乏时对生长期儿童可表现出生长发育迟缓、骨和牙的质量差，严重时引起骨骼变形形成佝偻病。中老年人则易患骨质疏松症。当钙不足至血钙小于 1.75mmol/L 时，还会引起神经肌肉的兴奋性增强而出现抽搐等症状。

此外，有关成人钙与一些疾病关系的调查提示，血钙与血压有相关关系，补钙试验可使血压降低。摄入充裕的钙可减少肠黏膜增生从而降低结肠癌的危险性。低钙可影响男性不育和精子质量。补钙可利于改善糖尿病性骨量下降和有关症状。但这些目前还不足以作为估算需要量的依据。

摄入充裕的钙不仅可防治有关营养缺乏病，还可能有利于减少一些慢性病的发生，但钙过量的不利影响也需要注意和重视。资料表明，营养改善、钙摄入，与肾结石患病率增加有直接关系。在采用 Sippy 膳食（主要是大量给予碳酸氢钠、磷酸钙和奶）治疗消化性溃疡之后出现奶碱综合征，症状为高钙血，同时伴随或不伴随代谢性碱中毒和肾功能不全。虽然发病率不高，但仍应该给予重视。由于钙和其他一些矿物质之间存在着不良的相互作用，高钙膳食能够影响一些必需元素（如铁、锌、镁等）的生物利用率。

（4）钙的参考摄入量及食物来源　2000 年中国营养学会推荐成人每日膳食钙的适宜摄入量（AI）为 1000mg/d，钙的无明显损害水平（NOAEL）为 1500mg/d，可耐受最高摄入量（UL）为 2000mg/d。另外，考虑钙的供给量时，还应当注意到影响钙吸收的因素以及钙的吸收率问题。

各类食物中奶和奶制品含钙丰富且吸收率高，是钙的良好来源，发酵的酸奶更有利于钙的吸收。此外，水产品中的小虾皮和海带、豆类及豆制品、芝麻和绿色蔬菜等含钙也较丰富，而谷类及畜肉含钙较低。

2. 磷

磷和钙一样，是组成人体骨骼和牙齿的重要成分。正常人体内磷的含量约为 600~900g，占成人体重的 1％左右。其中，约 85％以无定形的磷酸钙和羟磷灰石结晶的形式存在于骨骼和牙齿中，其余部分与蛋白质、脂肪、糖及其他有机物相结合，分布在细胞膜、骨骼肌、皮肤、神经组织及体液中。

（1）磷的生理功能　磷和钙同是构成骨骼和牙齿的重要原料。磷是软组织结构的重要组成成分，人体内许多结构蛋白含有磷，细胞膜上的磷脂及细胞内的 DNA 和 RNA 也含有磷。磷在血液中以酸式磷酸盐和碱式磷酸盐的形式存在，通过从尿中排出适当酸碱度物质和适当量的磷酸盐来调节体内的酸碱平衡。磷参与构成 ATP 和磷酸肌酸等供能、储能物质，在能量的产生、逆转过程中起着重要作用。磷还是体内很多酶的辅酶或辅基的组成成分和激活剂，如焦磷酸硫胺素、磷酸吡哆醛、辅酶Ⅰ和辅酶Ⅱ等。

(2) 磷的缺乏与过量　食物中磷的来源广泛，一般不易引起人体缺乏，只有在一些特殊情况下才会出现缺乏。如早产儿若仅喂以母乳，因人乳含磷量较低，不足以满足早产儿骨磷沉积的需要，可发生磷缺乏，出现佝偻病样骨骼异常。磷缺乏还可见于使用静脉营养过度而未补充磷的病人。在严重磷缺乏和磷耗竭时，可发生低磷血症。其影响包括厌食、贫血、肌无力、骨痛、佝偻病和骨软化、全身虚弱、对传染病的易感性增加、感觉异常、共济失调、精神错乱甚至死亡。

摄入磷过多时，可发生细胞外液磷浓度过高，而表现为高磷血症，可能造成一些相应的危害。如可引起骨骼中骨细胞与破骨细胞的吸收，导致肾性骨萎缩性损害。血磷升高可使磷与血清钙结合而在组织中沉积，引起非骨组织的钙化。磷摄入过量可干扰钙的吸收引起低血钙症，导致神经兴奋性增强而引起手足抽搐和惊厥。此外，动物实验发现高磷摄入可引起骨骼多孔性病变，但缺乏对人有直接关系的证据。

(3) 磷的参考摄入量及食物来源　磷广泛存在于动植物性食物中，但植物性食物中磷与植酸盐结合，不易被吸收；肉、禽类含磷量较高，但含钙低；蛋黄中磷的含量高，但钙磷的比例不适当。鱼类中含磷高，而且钙、磷所含的比例较适当，因此是膳食磷的良好来源。

2000 年发布的《中国居民膳食营养素参考摄入量 (DRIs)》中规定，18 岁以上成人（含孕妇、乳母）膳食磷的 AI 值为 700mg/d，NOAEL（无明显损害水平）为 1500mg/d，UL 为 3500mg/d。

3. 铁

铁是研究最多和了解最深的人体必需微量元素之一，而同时铁缺乏又是全球特别是发展中国家最主要的营养问题之一。成人体内含铁 $3\sim5$g，约占体质量的 0.004%。体内铁分功能铁和储备铁，功能铁约占 70%，它们大部分存在于血红蛋白和肌红蛋白中，少部分存在于含铁的酶类和运输铁中。储备铁约占总铁含量的 30%，主要以铁蛋白（ferritin）和含铁血黄素（hemosiderin）的形式存在于肝、脾和骨髓中。

(1) 铁的功能　铁为血红蛋白、肌红蛋白、细胞色素以及某些呼吸酶的组成成分，参与体内氧的运送和组织呼吸过程。如血红蛋白可与氧可逆性地结合，当血液流经氧分压较高的肺泡时，血红蛋白能与氧结合成氧合血红蛋白，而当血液流经氧分压较低的组织时，氧合血红蛋白又能解离出氧，从而完成氧的输送过程。肌红蛋白的基本功能是在肌肉组织中起转运和储存氧的作用，当肌肉收缩时释放氧以促进肌肉运动；细胞色素为含血红素的化合物，其在线粒体内具有电子传递作用，对细胞呼吸和能量代谢具有重要意义。

(2) 影响铁吸收的因素　铁的吸收主要在小肠上部，在胃中及整个小肠也有部分吸收。首先食物中的铁在胃酸作用下，由三价铁还原成亚铁离子，然后与肠道中存在的维生素 C 及一些氨基酸形成配合物，在肠道以溶解状态存在，以利于铁的吸收。膳食中铁的吸收率平均为 10%，绝大多数铁不能被机体吸收，随粪便排出。

铁在食物中的存在形式对其吸收率影响很大。铁在食物中以两种形式存在：非血红素铁和血红素铁。①非血红素铁，主要是以三价铁的形式与蛋白质、氨基酸和有机酸结合成配合物，存在于植物性食物中。这种形式的铁必须在胃酸作用下先与有机物部分分开，并还原成二价铁（亚铁离子）以后，才能被体内吸收。如果膳食中有较多的植酸或草酸，将与铁形成不溶性的铁盐而影响其吸收。谷类食物中铁的吸收率低，就是这个原因。②血红素铁，是与血红蛋白及肌红蛋白中的卟啉结合的铁。这种铁是以卟啉铁的形式直接被肠黏膜上皮细胞吸收，然后在黏膜细胞内分离出铁，并结合成铁蛋白。因此血红素铁的吸收不受各种因素的干扰。

影响非血红素铁在体内吸收的主要因素有以下几种。

① 人体生理状况及体内铁的储备多少显著地影响铁的吸收。如由于生长、月经和妊娠引起人体对铁的需要增加时，铁的吸收比平时增多；体内储存铁丰富，则吸收减少，体内铁储存较少时吸收增加。

② 维生素 C 能与铁形成可溶性配合物，即使在较高的 pH 下铁也能呈溶解状态，有利于铁的吸收，同时维生素 C 还可将三价铁还原为二价铁，促进其吸收。胱氨酸、赖氨酸、葡萄糖和柠檬酸等也有类似的促进作用。

③ 当食物中有植酸盐和草酸盐存在时，它们可与 Fe^{3+} 形成不溶性铁盐，抑制铁的吸收利用。

④ 当胃中胃酸缺乏或服用抗酸药物时，不利于 Fe^{3+} 的释放，也阻碍了铁的吸收。

⑤ 此外，有研究表明，钙盐形式或乳制品中的钙及大豆蛋白可降低铁的吸收，但机制尚不清楚。

通常动物性食物中所含的血红素铁较多，因此其吸收利用率也较高，但蛋黄中铁的吸收率只有 3%，这是由于蛋黄中存在卵黄高磷蛋白，可与铁形成不溶性物质所致。植物性食物中所含的铁多为非血红素铁，一般吸收率较低，常受其他膳食因素的影响。

因此，通常人体内缺铁的原因不在于食物中铁的含量，而在于人体对不同食物中铁的吸收利用不同。在中国广大农村，铁大部分从植物性食物中获得，吸收率低，缺铁性贫血还普遍存在。

(3) 铁的缺乏与过量　铁缺乏是世界范围最常见的营养缺乏病，也是中国严重的公共卫生问题，主要对婴幼儿、育龄妇女及老年人影响较大。

铁缺乏是一个从轻到重的渐进过程，一般可分为三个阶段。第一阶段仅有铁储存减少，表现为血清铁蛋白测定结果降低，但尚不会引起有害的生理学后果。第二阶段的特征是因缺乏足够的铁而影响血红蛋白和其他必需铁化合物的生成，但尚无贫血。第三阶段是明显的缺铁性贫血期，其症状主要有皮肤黏膜苍白、易疲劳、头晕、畏寒、气促、心动过速和记忆力减退等。此外，许多流行病学研究表明妊娠早期贫血与早产、低出生体重儿及胎儿死亡有关。

铁中毒分急性和慢性两种。急性中毒发生在儿童中，一些儿童将包装精美并有糖衣或糖浆的铁补充剂误当糖果食用后发生中毒，主要症状为消化道出血，甚至导致死亡。慢性中毒则由于长期过量服用铁补充剂或慢性酒精中毒使铁吸收增加等引起，其症状为皮肤铁血黄素沉积、糖尿、肝硬化等。

（4）铁的参考摄入量及食物来源 铁在体内可被反复利用，排出量很少。成年男性每日铁损失约为 1mg，女性为 0.8mg，特殊情况下可达 2mg。考虑到食物中铁的吸收率较低，常以吸收率 10％作估计，则每日成人铁的供应量应大于 10mg。2000 年中国营养学会推荐中国居民膳食铁的适宜摄入量（AI）成年男性为 15mg/d，女性为 20mg/d，可耐受最高摄入量（UL）成人为 50mg/d。

膳食中铁的良好来源为动物性食品，如肝脏、瘦肉、鸡蛋、动物全血、禽类、鱼类等，但奶里的含铁量较少，牛奶的含铁量更低，长期用牛奶喂养的婴儿，应及时补充含铁量较丰富的食物。植物性食物中海带、芝麻的铁含量较高，各种豆类含铁量也较丰富，一些蔬菜（如油菜、芹菜等）也含有丰富的铁。另外，使用铁锅炒菜，也是铁的一个很好来源。含铁较高的食物见表 3-10。

表 3-10 含铁较高的食物 单位：mg/100g

食 物	含 量	食 物	含 量	食 物	含 量
鸭血	30.5	蛏子	33.6	藕粉	41.8
鸡血	25.0	蛤蜊	22.0	黑芝麻	22.7
沙鸡	24.8	刺蛄	14.5	鸡蛋黄粉	10.6
鸭肝	23.1	发菜	99.3	地衣（水浸）	21.1
猪肝	22.6	红蘑	235.1	冬菜	11.4
蚌肉	50.0	冬菇	10.5	苜蓿	9.7

4. 锌

成人体内的含锌量大约为 2～3g，分布在人体所有的组织器官当中，以肝、肾、肌肉、视网膜、前列腺内的含量为最高。血清中锌的正常浓度为 100～140μg/100mL，其中 75％～85％存在于红细胞内，3％存在于白细胞内，其余 12％～22％在血浆中。头发锌的正常浓度为 125～250μg/g。锌对生长发育、智力发育、免疫功能、物质代谢和生殖功能等均具有重要的作用。

（1）锌的生理功能 锌是酶的组成成分或激活剂。体内约有 200 多种含锌酶,其中主要的含锌酶有超氧化物歧化酶、苹果酸脱氢酶、碱性磷酸酶、乳酸脱氢酶等,这些酶在参与组织呼吸、能量代谢及抗氧化过程中发挥重要作用。锌也是维持 RNA 多聚酶、DNA 多聚酶及逆转录酶等活性所必需的微量元素,从而参与蛋白质合成及细胞生长、分裂和分化等过程。动物缺锌导致生长和蛋白质合成与代谢发生障碍。儿童缺锌会因生长发育受严重影响而出现侏儒症。

锌还有许多非酶功能。如锌参与某些有关内分泌激素的代谢,对促进性器官的发育和性功能的正常有重要的调节作用。锌与唾液蛋白结合成味觉素,对味觉和食欲起促进作用。锌对皮肤和视力具有保护作用,缺锌可引起皮肤粗糙和上皮角化。锌还可以维护机体免疫功能等。

(2) 锌的缺乏与过量 锌不同程度地存在于各种动、植物性食品中,一般情况下可以满足机体的需求。但不同食物中锌的生物利用率差别很大。通常植物性食物中由于存在较多的植酸、草酸和膳食纤维,它们可与锌结合成不易溶解的化合物从而影响锌的吸收。动物性食物中如肉类和海产品中锌的吸收率要远远高于植物性食物。因此,当膳食中缺乏动物性食品或人体需要量增加时容易引起锌的缺乏而出现相应的症状。儿童主要表现为食欲减退或异食癖、生长发育停滞、男孩性腺小,严重时导致侏儒症。孕妇缺锌可导致胎儿畸形。成人长期缺锌可导致性功能减退、精子数减少、皮肤粗糙、免疫功能降低等。锌缺乏的临床表现见表 3-11。

表 3-11 锌缺乏的临床表现

体 征	临 床 表 现
味沉障碍	偏食、厌食或异食
生长发育不良	矮小、瘦弱、秃发
胃肠道疾患	腹泻
皮肤疾患	皮肤干燥、炎症、疱疹、皮疹、伤口愈合不良、反复性口腔溃疡
眼科疾患	白内障和夜盲
免疫力减退	反复感染、感冒次数多
性发育或功能障碍	男性不育
认知行为改变	认知能力不良、精神委靡、精神发育迟缓、行为障碍
妊娠反应加重	嗜酸、呕吐加重
胎儿宫内发育迟缓	生产小婴儿、低体重儿
分娩合并症增多	产程延长、伤口感染、流产、早产
胎儿畸形率增高	脑部、中枢神经系统畸形

一般来说,人体不易发生锌中毒,但医疗中口服或静脉注射大剂量的锌或误服也会导致锌急性中毒。其主要特征是锌对胃肠道的直接作用导致急性腹痛、腹

泻、恶心、呕吐等临床症状。长期补充非常大量的锌（100mg/d）时可产生其他的慢性影响，包括贫血、免疫功能下降等。

（3）锌的参考摄入量与食物来源　中国营养学会 2000 年推荐锌的 RNI 为成年男性 15mg/d，女性 11.5mg/d。锌的 NOAEL 为 30mg/d，成年男性 UL 为 45mg/d，女性为 37mg/d。

锌的来源较广泛，普遍存在于各种食物中。但食物含锌量因地区、品种不同而有较大差异，锌的利用率也不同。通常动物性食物含锌丰富而且吸收率高，如贝壳类海产品，其中牡蛎和鲱鱼的锌含量高达 1000mg/kg。肉类、肝脏、蛋类含锌在 20～40mg/kg。豆类、谷类胚芽、燕麦、花生、调味品、全麦制品等也富含锌。蔬菜及水果类锌含量较低。

5. 硒

硒在人体内的含量约为 14～21mg，广泛分布在体内除脂肪外的所有细胞和组织中。其中以肝、肾、胰、心、脾、牙釉质和指甲中较高，肌肉、骨骼和血液中浓度次之。人体血液中的硒浓度不一，它受生活地区、土壤、水和食物中硒含量的影响。中国克山病流行地区中，病区全血硒浓度为 0.005～0.01mg/L，无病区为 0.02～0.05mg/L。

硒主要在小肠吸收，人体对食物中硒的吸收率为 60%～80%，吸收后的硒经代谢后大部分经肾脏由尿排出。

（1）硒的生理功能　现代科学发现，谷胱甘肽过氧化物酶在机体中具有抗氧化功能，能够清除体内脂质过氧化物，阻断活性氧和自由基的损伤作用，从而保护细胞膜及组织免受过氧化物损伤，以维持细胞的正常功能。由于硒参加谷胱甘肽过氧化物酶的组成，因此在人和动物体内起到抗氧化的作用。

据报道，硒和维生素 E 一起对动物心肌纤维、小动脉及微循环的结构与功能均有重要作用。机体缺硒可引起以心肌损害为特征的克山病，而高硒地区人群中的心血管病发病率较低。

硒与金属有较强的亲和力，能与体内重金属，如汞、镉、铅等结合成金属-硒-蛋白质复合物而起解毒作用，并促进金属排出体外。

另外，一些动物实验和流行病调查发现硒还具有促进生长、保护视器官的健全功能、提高机体免疫功能及抗肿瘤等作用。

（2）硒的缺乏与过量　硒缺乏是发生克山病的重要原因。克山病分布在中国 14 个省、自治区的贫困地区，大多发生在山区和丘陵。主要易感人群为 2～6 岁的儿童和育龄妇女。克山病是一种以多发性灶状心肌坏死为主要特征的地方性心脏病，临床特征为心肌凝固性坏死，伴有明显心脏扩大，心功能不全和心率失常，重者发生心源性休克或心力衰竭，死亡率高达 85%。病因虽未完全明了，但在多年的防治工作中，中国学者发现克山病的发病与硒的营养缺乏有关，并且已用亚硒酸钠进行干预取得了较好的预防效果。

另外，缺硒也被认为是发生大骨节病的重要原因。大骨节病是一种地方性、多发性、变形性骨关节病。它主要发生于青少年，严重地影响骨发育和日后劳动生活能力。该病用亚硒酸钠与维生素 E 治疗取得了显著疗效。

过量的硒可引起中毒，在土壤中含硒量很高的高硒地区，其所产的粮食中硒的含量也较高，从而可引起人体中毒。据报道，中国湖北恩施地区就曾发生过慢性硒中毒。其中毒症状为头发变干变脆、易脱落，指甲变脆、有白斑及纵纹、易脱落，皮肤损伤及神经系统异常，如肢端麻木、偏瘫、全身麻痹等，严重者可致死亡。

(3) 硒的参考摄入量与食物来源 根据研究结果确定预防克山病的"硒最低日需要量"，男性为 $19\mu g/d$，女性为 $14\mu g/d$。生理需要量为 $\geqslant 40\mu g/d$。2000 年中国营养学会建议中国居民膳硒的推荐摄入量（RNI）成人为 $50\mu g/d$，可耐受最高摄入量（UL）为 $400\mu g/d$。

食物中硒的含量受其产地的土壤和水源中硒元素水平的影响，因而有很大的地区差异。通常海产品和动物内脏是硒的良好食物来源，如鱿鱼、鱼子酱、海参、其他贝类、鱼类和肾脏等。畜禽肉类、全粒谷物及大蒜也含有较多的硒。蔬菜中含量较少。

6. 碘

正常成人体内含碘（iodine）20～50mg，其中约 15mg 存在甲状腺组织内，其余分布在骨骼肌、肺、卵巢、肾、淋巴结、肝、睾丸和脑组织中。

(1) 碘的生理功能 碘在体内主要参与甲状腺素的合成，因此其生理功能主要通过甲状腺素的生理功能来体现，主要有以下几个方面。

① 促进生物氧化，加速氧的磷酸化过程，调节体内的热能代谢和三大产能营养素的合成与分解，促进机体的生长发育。

② 促进神经系统发育和组织发育分化，对胚胎发育期和出生后早期生长发育，特别是智力发育尤为重要。

③ 激活体内许多重要的酶，包括细胞色素酶系、琥珀酸氧化酶系等一百多种酶。

④ 调节组织中的水盐代谢，缺乏甲状腺素可引起组织水盐贮留并发黏液性水肿。

⑤ 促进维生素的吸收和利用，包括促进尼克酸的吸收利用及 β-胡萝卜素向维生素 A 的转化。

(2) 碘的缺乏与过量 地方性甲状腺肿（俗称大脖子病）与地方性克汀病是典型的碘缺乏症，它们是世界性的疾病，地方性甲状腺肿几乎所有国家都有发生，流行地区主要在远离海洋的内陆山区或不易被海风吹到的地区，其土壤和空气含碘量较少，导致该地区的水及食物含碘量很低。有人估计全世界约有两亿地甲肿患者，地甲肿的特征是甲状腺肿大而使颈部肿胀，这是由于膳食中碘供给不足，甲状腺细胞代偿性地增大而引起的。孕妇严重缺碘可影响胎儿神经、肌肉的发育及引起胚胎期和围生期胎儿死亡率上升；婴幼儿缺碘可引起以生长发育迟缓、智力低下、运动失调等为特征的呆小症（克汀病）。

地方性甲状腺肿也可因碘过量引起。碘过量通常发生于摄入含碘量高的食物，以及在治疗甲状腺肿大等疾病中使用过量的碘剂等情况。一般只要限制高碘的摄入，症状即可消失。

（3）碘的参考摄入量与食物来源　中国营养学会 2000 年提出的每人每日碘的 RNI，成年人为 $150\mu g/d$，孕妇和乳母为 $200\mu g/d$。碘的成年人 UL 为 $1000\mu g/d$。

含碘丰富的食物主要为海产品，如海带、紫菜等是良好的膳食碘的来源。植物性食物中含碘量最低。另外，也可采用碘强化措施，如食盐加碘、食用油加碘及自来水中加碘等。中国为改善人群碘缺乏的状况在全国范围内采取食盐加碘的防治措施，经多年实施已取得良好的防治效果。

7. 钾

钾是人体的重要阳离子，正常成年人体中钾含量约为 $50mmol/kg$，体内的钾主要存在于细胞液中，占 98%，其他存在于细胞外。

（1）钾的生理功能

① 维持体内水平衡、渗透压平衡、酸碱平衡。

② 加强肌肉正常兴奋性。

③ 参与蛋白质、糖代谢。

④ 维持心肌的正常功能。

（2）钾的缺乏与过量　缺乏后周身无力、心律不齐、心动过速、肌腱反应迟钝、肠梗阻、呼吸困难。

过量引起血钾过高、四肢皮肤苍白、心动过缓、心律改变、神经错乱。

（3）钾的参考摄入量与来源　对于钾的需要量方面的研究不多，目前只有少数几个国家制定钾的供给量，中国营养学会依据中国居民营养调查结果提出中国居民膳食钾的适宜摄入量，见表 3-12。

表 3-12　中国居民膳食钾的适宜摄入量（AI）　　　　单位：mg/d

年龄/岁	AI	年龄/岁	AI
0～	500	11～	1500
0.5～	700	14～	2000
1～	1000	18～	2000
4～	1500	孕妇、乳母	2500
7～	1500		

食物中钾的来源：肉、谷物、豆类、蔬菜、水果、蜂蜜、茶、麦麸等。

8. 镁

镁是人体细胞液中的主要阳离子，正常成年人体内含镁 25g，60％以磷酸镁形式存在骨骼中，其余分布在软组织、细胞间中。

(1) 镁的生理功能

① 构成牙、骨骼、细胞浆。

② 参与糖、脂类、蛋白质代谢，能量代谢。

③ 维持酸碱平衡。

④ 酶的激活剂。

(2) 镁的缺乏与过量 缺乏：长期腹泻可引起缺乏，表现为心肌坏死、能量代谢障碍、抑郁、肌无力、眩晕；儿童表情淡漠、肌肉无力。

过量：腹泻、嗜睡、肌无力、肌腱反应弱等。

(3) 镁的参考摄入量与来源 成人 AI 350mg/d，UL 700mg/d。来源：绿叶蔬菜、水果、坚果、谷物。

9. 铜

人体必需的微量元素，它存在于体内各种组织和体液中，肝、脑、肾、心、头发含铜浓度最高，脾、肺、肌肉和骨次之。正常人体内含铜 50～120mg，50％～70％存在于骨骼与肌肉中，20％在肝脏中，5％～10％在血液中。随食物摄入的铜，大约有 30％被吸收。

(1) 铜的生理功能

① 维护正常的生血机能：参与铁的代谢和红细胞生成。

② 维护骨骼、血管和皮肤的正常：主要是通过促进结缔组织的形成来实现的。

③ 维护中枢神经系统的健康：如含铜的细胞色素氧化酶参与磷脂的合成从而促进髓鞘的形成。含铜的多巴胺 β-羟化酶催化多巴胺转变成神经递质正肾上腺素。

④ 保护毛发正常的色素和结构：含铜的酪氨酸酶可催化酪氨酸转变成黑色素。

⑤ 保护机体细胞免受氧化物质的毒害：是自由基清除剂成分。

另外，铜对胆固醇代谢、葡萄糖代谢、心脏功能、免疫功能等也有影响。

(2) 铜的缺乏与过量 缺铜可导致贫血，有报道，铜缺乏会导致脑组织萎缩、神经元减少、精神发育停滞、运动障碍。铜缺乏时毛发脱色、角质化并出现卷发症（Menke's 病）。

过量导致铜中毒，急性主要以口腔金属味、上腹疼痛、恶心呕吐、腹泻为特征；慢性中毒则表现为肝硬化。

（3）铜的参考摄入量及食物来源 美国食物和营养委员会（FNB）提出铜的摄入量范围是 2～3mg/（人·d），成人每日约需摄入 2～5mg。中国对铜摄入量提出 AI 为 2mg/d。

一般食物都含有铜。谷类、豆类、硬果、肝、肾、贝类等都是含铜丰富的食物。

牛奶中含铜量很低，母乳中含铜量高于牛奶，但随着哺乳期延长，铜含量逐渐降低，因此在以牛奶对婴儿进行全人工喂养期间，或在母乳喂养后期，应当注意从其他食物中给予铜的补充。

10. 氟及氟化物

氟与疾病的研究时间近百年，成年人体内氟含量极少，约 1.4mg。体内的氟主要分布在骨骼和牙齿中。

（1）氟的生理功能 氟在机体内的主要生理功能是预防龋齿和老年骨质疏松症，近年来通过动物实验证明，氟能加速伤口愈合，促进铁的吸收作用。

（2）氟的缺乏与过量 缺乏：缺乏可引起贫血、生长滞缓，老年人骨质疏松发病可能性增大。过量：出现斑釉牙。

（3）氟的参考摄入量及食物来源 我国规定，饮水氟化物的含量不得超过 1mg，适宜含量为 0.5～1.0mg/L。如从膳食中每人每日摄取 0.8～1.6mg 的氟，饮水摄入 2.5mg（每日饮水 2500mL），则每日氟的总摄入量为 3.3～4.1mg，既满足了需要量，又不会产生氟中毒。

一般食物中含氟量较少，从饮水中摄入一定量的氟，在正常情况下，即可满足人体的需要。

第六节　维　生　素

一、概述

维生素是维持人体正常生理功能所必需的一类微量低分子有机化合物。它们虽种类繁多，性质各异，但具有以下共同特点。

① 维生素以本体或前体化合物存在于天然食物中。

② 它们在体内不提供热能，一般也不是机体的组成成分。

③ 它们参与维持机体正常生理功能，需要量极少，通常以 mg、µg 计，但是必不可少。

④ 它们一般不能在体内合成，或合成的量少，不能满足机体需要，必须由食物不断供给。

食物中某些维生素长期缺乏或不足即可引起代谢紊乱和出现病理状态，形成维生素缺乏症。早期轻度缺乏，尚无明显临床症状时称维生素不足。

（一）维生素的命名

维生素有三种命名系统。一是在科学工作者没有完全确定各种维生素的化学结构之前，通常把维生素的命名按照它们被发现的顺序，依英文字母顺序排列，如维生素 A、维生素 B、维生素 C、维生素 D、维生素 E 等；二是按其特有的功能命名，如抗干眼病维生素、抗癞皮病维生素、抗坏血酸等；三是随着各种维生素化学结构的确定，人们经常使用其化学结构名称，如视黄醇、硫胺素、核黄素等。虽然维生素的命名还没有取得一致，但三种命名系统互相通用，并且更趋向于使用化学名称。

（二）维生素的分类

各种维生素类化学结构差别很大，科学家们发现维生素的生理作用与它们的溶解度有很大关系，所以通常按照维生素的溶解性能不同将其分为脂溶性维生素和水溶性维生素。

1. 脂溶性维生素

指不溶于水而溶于脂肪及有机溶剂的维生素，包括维生素 A、维生素 D、维生素 E 及维生素 K。脂溶性维生素可在体内大量贮存，主要贮存于肝脏部位，因此摄入过量会引起中毒。

2. 水溶性维生素

指可溶于水的维生素，主要有 B 族维生素及维生素 C。

B 族维生素包括 8 种水溶性维生素，即维生素 B_1、维生素 B_2、维生素 B_6（吡哆素）、维生素 PP（烟酸、尼克酸）、叶酸、泛酸、生物素、胆碱和维生素 B_{12}（钴铵素）。

水溶性维生素及其代谢产物较易自尿中排出，体内没有非功能性的单纯的贮存形式。当机体饱和后，摄入的维生素必然从尿中排出，因此水溶性维生素一般无毒性，但极大量摄入时也可出现毒性；如摄入过少，可较快出现缺乏症状。

3. 类维生素物质

机体内存在的一些物质，尽管不认为是真正的维生素类，但它们所具有的生物活性却非常类似维生素，通常称它们为"类维生素物质"。其中包括：生物类黄酮、肉毒碱、辅酶 Q、肌醇、苦杏仁苷、硫辛酸、对氨基苯甲酸（PABA）、潘氨酸、牛磺酸等。其中，牛磺酸和肉毒碱在近年来特别受到重视。

（三）维生素缺乏

食物中某种维生素长期缺乏或不足即可引起代谢紊乱和出现病理状态，形成维生素缺乏症（avitaminosis）。人类正是在同这些维生素缺乏症的斗争中来研究和认识维生素的。许多因素可致人体维生素不足或缺乏，常见原因有以下三种。

（1）膳食中供给不足　膳食维生素含量取决于食物中原有的含量以及收获、加工、烹调与贮藏时丢失或破坏的程度。在加工、烹调中添加保护性物质常可减少维生素损失或破坏。

（2）人体吸收利用降低　当消化吸收系统功能障碍，如长期腹泻、消化道或胆道梗阻、胆汁分泌受限、胃酸分泌减少；或膳食成分改变致使吸收降低，如膳食中脂肪含量低，可影响脂溶性维生素的吸收。

（3）维生素需要量相对增加　由于维生素的需要量增加或丢失量增加，使体内维生素需要量相对增高。例如，妊娠、授乳期妇女，生长发育期儿童，特殊生活及工作环境的人群，疾病恢复期病人，他们对维生素的需要量都相对增高。长期用营养素补充剂的人对维生素的需要量有所增加，一旦摄入量减少，也很容易出现维生素缺乏的症状。

维生素缺乏在体内是一个渐进过程，初始贮备量降低，继则有关生化代谢异常，生理功能改变，然后才是组织病理变化，出现临床症状和体征。因此，轻度缺乏常不出现临床症状，但一般的常有如劳动效率下降、对疾病抵抗力降低等表现，称为亚临床缺乏或不足。当缺乏达到一定严重程度时，则出现所缺乏的相应维生素的独特症状和体征（即临床缺乏）。不过，由于膳食原因、维生素间相互依赖性等，临床所见常为多种维生素混合缺乏的症状与体征。

在我国，维生素缺乏症已不多见，但亚临床缺乏在某些地区、某些人群中仍有发现。由于亚临床缺乏不易发现，但对健康又有影响，故需特别注意。

当维生素摄入过多时，水溶性者常以原形从尿中排出体外，但超过非生理量时有不良作用。如维生素的不正常代谢，或干扰其他营养素代谢。当脂溶性维生素大量摄入时，可致体内积存过多引起中毒。为此，必须注意避免某些含维生素丰富的食物的过量摄入，也需更多注意强化食物以及维生素制剂的大量服用，要遵循合理原则，不宜盲目增大，过量使用。

二、脂溶性维生素

（一）维生素 A 和胡萝卜素

狭义的维生素 A 又叫视黄醇，是人类最早发现的维生素，广义的还应有维生素 A 原。

维生素 A 属动物代谢的产物，主要有两种形式：维生素 A_1 为视黄醇，主要以棕榈酸酯的形式存在于海鱼的肝脏、乳脂和蛋黄中；维生素 A_2 为 3-脱氢视黄醇，主要存在于淡水鱼的肝脏当中。维生素 A_2 的生物活性约为维生素 A_1

的 40%。

植物体中所含有的黄、红色素中很多属于类胡萝卜素,在人体内类胡萝卜素可以被转化为维生素 A,并具有维生素 A 的生物活性,所以通常称它们为维生素 A 原。目前已发现植物体内存在数百种类胡萝卜素,大概有 50 种能转化为维生素 A。其中比较重要的有 β-胡萝卜素、α-胡萝卜素、γ-胡萝卜素和玉米黄素。并且以 β-胡萝卜素的活性最高,一分子 β-胡萝卜素理论上可以产生两个等效的维生素 A。

维生素 A 为淡黄色结晶,不溶于水,对热、酸、碱比较稳定。在一般的烹调和罐头制品中不易被破坏,但易被空气中的氧所氧化破坏,尤其在高温条件下更易氧化。紫外线可以促进这种氧化反应的进行。脂肪酸败时,所含维生素 A 和胡萝卜素将被严重破坏。当食物中有维生素 C、维生素 E、磷脂等抗氧化剂存在时,可以保护脂肪及脂溶性维生素免遭破坏。

在动物体内,维生素 A 可被氧化成视黄醛,并进一步氧化成视黄酸,视黄醛和视黄酸同样具有视黄醇的生物活性。

植物体内存在的类胡萝卜素呈红、黄颜色。通常食物中的色泽越深,类胡萝卜素的含量就越高。绿色蔬菜、鲜艳的水果中含有丰富的类胡萝卜素。类胡萝卜素的溶解度和稳定性等物理性质与维生素 A 相似。

1. 生理功能

(1) 维持正常视觉 眼的光感受器是视网膜上的杆状细胞和椎状细胞。在这两种细胞中都存在着对光敏感的色素,这类色素(即视紫红质)的形成需要维生素 A 的参加。

视紫红质是一种由视蛋白与视黄醛结合而成的复合蛋白质。视紫红质对光敏感,当其被光照射后会引起一系列变化,使视黄醛构型改变,不再与视蛋白结合,进一步引起神经冲动,传入脑中即转变为影像,这一过程称为光适应。此时如果从强光中进入暗处,则因对光敏感的视紫红质消失,对光不敏感,就看不见物体。只有当足够的视紫红质再生后才能在一定照度下看见物体,这一过程称为暗适应。如维生素 A 缺乏,视紫红质再生速度慢,对弱光敏感性降低,在暗光中适应时间较长,通常称为"夜盲症"。若维生素 A 充足,视紫红质的再生速度快,则暗适应时间短。

(2) 保持上皮细胞组织的正常生长与分化 维生素 A 能参与糖基转移酶系统的功能,对糖基起到运载作用,以保持黏膜上皮细胞中糖蛋白的正常合成。缺乏会出现上皮组织萎缩、皮肤干燥、粗糙、失去光泽、脱屑、毛囊角化、汗腺和皮脂腺萎缩。

(3) 维持骨骼和牙齿的正常发育 视黄醇可以促进骨细胞的分化,维生素 A 缺乏时可使破骨细胞数目减少,成骨细胞功能失控,并导致骨膜骨质过度增生,骨腔变小，压迫周围的组织而产生神经压迫症状。

（4）**增强生殖力**　维生素 A 的缺乏可能会造成雌激素黄体酮的合成减少，生物活性下降，进而影响到肾上腺、生殖腺及胎盘中类固醇激素的产生，使生殖能力明显下降。

（5）**促进生长发育**　维生素 A 在细胞分化中具有重要作用，因此维生素 A 对胎儿、幼儿的生长发育具有重要意义。维生素 A 缺乏时可使蛋白质的生物合成及体细胞分化受阻而影响正常的生长发育；另一方面由于缺乏维生素 A 会使味蕾角质化而引起食欲减退，有碍儿童的生长发育，因此维生素 A 是儿童生长和胎儿正常发育必不可少的重要营养物质。

（6）**免疫功能**　维生素 A 通过调节细胞免疫和体液免疫来提高免疫功能，它可能与增强巨噬细胞和自然杀伤细胞的活力以及改变淋巴细胞的生长或分化有关。此外，维生素 A 促进上皮细胞的完整性和分化，也有利于抵抗外来致病因子的作用。

（7）**清除自由基与抑癌**　胡萝卜素有很好的抗氧化作用，能通过提供电子抑制活性氧的生成，达到清除自由基的目的，使得它在延缓衰老方面发挥作用。据科学家证明，胡萝卜素和维生素 A 可以促进人体皮肤及黏膜组织细胞的正常分裂，控制其恶变的可能，从而可抑制肿瘤。

体内三种具有生物活性的维生素 A 当中，视黄醇和视黄醛可以相互转化，并具有上述全部作用。视黄醛可进一步氧化成视黄酸，这是一个不可逆的反应。视黄酸能促进动物生长，但在视觉过程中无活性，也不支持动物正常繁殖。

2. 缺乏与过量

（1）**缺乏**　维生素 A 缺乏已成为许多发展中国家的一个主要公共卫生问题。维生素 A 缺乏及其导致的干眼病患病率相当高，在非洲和亚洲许多发展中国家的部分地区，甚至呈地方性流行。

婴幼儿和儿童维生素 A 缺乏的发生率远高于成人，这是因为孕妇血中的维生素 A 不易通过胎盘屏障进入胎儿，故初生儿体内维生素 A 储存量低。

一些疾病容易引起体内维生素 A 的缺乏。如麻疹、肺结核、肺炎、猩红热等消耗性疾病，由于高热，使肝中维生素 A 分解加快，而食欲不振使维生素 A 摄入减少，肠道吸收降低。另外，胆囊炎、慢性腹泻等消化道疾病和饮酒，也会影响维生素 A 的吸收和代谢，这些情况也容易伴发维生素 A 缺乏。

维生素 A 的缺乏症状主要为：①暗适应能力下降及夜盲症。体内维生素 A 缺乏时暗适应时间延长，严重者在暗光下看不清四周物体，成为夜盲症；②皮肤干燥症及干眼病。表现为上皮干燥、粗糙、角质化，这些症状不仅出现在皮肤而且也出现在呼吸道、消化道等的黏膜。眼部因泪液分泌减少眼球结膜干燥、变厚，失去透明度，严重时导致失明，这种疾病称为干眼病。维生素 A 极度缺乏的婴儿和儿童可能发生此病，所以维生素 A 又称抗干眼病维生素。

（2）过量　由于维生素 A 可以在机体内储存，因此摄入大剂量维生素 A 可引发急性、慢性、致畸毒性。急性毒性是由于一次或多次连续摄入成人推荐量 100 倍，儿童 RDA 的 20 倍，早期症状有恶心、呕吐、头痛、眩晕、视觉模糊、肌肉失调、囟门突起。当剂量极大时，可出现嗜睡、厌食、少动、瘙痒、反复呕吐等。慢性毒性比急性毒性常见，是由于长期服用 RDA 的 10 倍以上，症状为头痛、脱发、唇裂、肌肉僵硬、皮肤瘙痒、长骨末端周围部分疼痛、肝脏肿大等。孕妇早期摄入大剂量则可能导致胚胎吸收、流产、出生缺陷和子代永久性学习能力丧失等致畸毒性。若孕妇在妊娠早期每日大剂量摄入维生素 A，娩出畸形儿的相对危险度为 25.6。

摄入普通食物一般不会引起维生素 A 过多，绝大多数是过多摄入其浓缩制剂引起，也有食用狗肝、熊肝或鲨鱼肝等海洋鱼类及某些野生动物肝脏引起中毒的报道。

3. 食物来源与参考摄入量

维生素 A 的食物来源有两类，一是各种动物性食品，如动物肝脏、奶类、鱼肝油、鱼卵、蛋黄等，能为人体提供较丰富的维生素 A。另一类为各种植物性食物，能提供丰富的维生素 A 原即类胡萝卜素，类胡萝卜素主要存在于深绿色或红黄色的蔬菜和水果中，如菠菜、苜蓿、番茄、豆苗、扁豆、茄子、白菜、胡萝卜和红心甜薯以及杏、李、葡萄、香蕉、红枣等都含有很多的类胡萝卜素。

膳食或食物中提供的维生素 A 包括已经形成的维生素 A 及维生素 A 原。其表示方法已由过去采用的国际单位 IU 改为由"μg 视黄醇当量"（retinol equivalent, RE）表示。1IU 维生素 A 相当于 0.3μg 视黄醇。

类胡萝卜素的吸收率仅为摄入量的 1/3，而吸收后在体内转化成维生素 A 的转换率为 1/2，因此就生理活性而言，摄入 6μg β-胡萝卜素才相当于 1μg 维生素 A，因此，它们的换算关系如下。

$$1μg \text{ 视黄醇} = 1μg \text{ 视黄醇当量} = 6μg \text{ β-胡萝卜素}$$

$$1μg \text{ β-胡萝卜素} = 0.167μg \text{ 视黄醇当量}$$

$$1μg \text{ 其他维生素 A 原} = 0.084μg \text{ 视黄醇当量}$$

因此，膳食或食物中总视黄醇当量（μgRE）＝视黄醇（μg）＋β-胡萝卜素（μg）×0.167＋其他维生素 A 原（μg）×0.084

中国成人维生素 A 的 RNI，男性为每天 800μg 视黄醇当量，女性为每天 700μg 视黄醇当量，可耐受最高摄入量（UL）成人每天为 3000μg 视黄醇当量。

由于中国人民膳食中维生素 A 的主要来源为类胡萝卜素，考虑到类胡萝卜素的利用率不很稳定，因此应建议供给量中至少有 1/3 来自视黄醇，即对成人来

讲应有 $266\mu g$，而其余的 2/3 可为 β-胡萝卜素。

（二）维生素 D

维生素 D 对人体来说是一种非常重要的维生素。维生素 D 是类固醇的衍生物，具有维生素 D 活性的化合物约有 10 种，都是具有钙化醇生物活性的物质，其中以维生素 D_2（麦角钙化醇）和维生素 D_3（胆钙化醇）最重要。

维生素 D 也存在前体物质，可由光照转变成维生素 D，酵母菌或麦角中的麦角固醇在日光或紫外线照射下可转变成维生素 D_2；人体皮下存在有 7-脱氢胆固醇，在日光或紫外线照射下可转变成维生素 D_3，由此可见，多晒太阳是防止维生素 D 缺乏的方法之一。

纯制维生素 D 是一种白色晶体，能溶于脂肪。它的化学性质比较稳定，在中性及碱性溶液中能耐高温和耐氧化，在 $130℃$ 加热 $90min$，生理活性仍能保存，但在酸性条件下逐渐分解。所以通常的烹调加工不会引起维生素 D 的损失，但脂肪酸败可以引起维生素 D 的破坏。

膳食摄入或由皮肤合成的维生素 D 没有生理活性，必需被运输到其靶器官后才能被激活，转化成其活性形式。维生素 D 的活性形式：$1,25\text{-}(OH)_2—D_3$。

1. 生理功能

① 维生素 D 能够促进钙和磷在小肠内的吸收，维持血清钙磷浓度的稳定，为调节钙磷的正常代谢所必需。

② 促进牙齿和骨骼的正常生长，利用钙磷的沉着促进骨组织钙化，使钙磷成为骨质的基本结构。活性维生素 D 具有类固醇激素的作用。

③ 维生素 D 能促进孕期或哺乳期将母体钙输送到子体，以维持胎儿及婴儿的正常生长。维生素 D 供应充足者在断乳后母体可重新获得钙，维生素 D 缺乏者这种能力较差。

④ 促进皮肤的新陈代谢，增强对湿疹、疥疮的抵抗力。服用维生素 D 可抑制皮肤红斑形成，治疗牛皮癣、斑秃、皮肤结核等。

2. 缺乏与过量

（1）缺乏 膳食缺乏维生素 D、消化吸收障碍或人体缺乏日光照射使钙磷吸收受阻而导致体内维生素 D 的缺乏。其症状主要有以下几种。

① 佝偻病。主要出现于儿童，由于缺乏维生素 D，膳食中钙磷吸收量减少，钙磷下降致使钙磷不能在骨骼间质中沉积，使骨样组织不易转化为骨质，骨质钙化不良，而发生骨质变软变形，导致 X、O 形腿、鸡胸、囟门闭合迟缓、出牙迟及不齐、易龋齿、腹部肌肉发育差易膨出。

② 骨质软化症。成人缺乏维生素 D，使成熟的骨骼脱钙而发生骨质软化症，此症多见于妊娠、多产的妇女及体弱多病的老人。最常见的症状为四肢酸痛，尤

以夜间为甚，严重时脊柱变形而且身材变矮、孕妇骨盆变形而致难产。

③ 骨质疏松症。50 岁以上老年人由于肝肾功能降低，胃肠吸收欠佳、户外活动减少，故体内维生素 D 水平常常低于年轻人，表现为骨密度下降，易骨折。据国内外统计，美国 50 岁以上老年人中有 1/10 患骨质疏松症，而且女性高于男性。中国 60～75 岁老年妇女的骨质疏松检出率为 50%。

④ 手足痉挛症。缺乏维生素 D、钙吸收不足、甲状旁腺功能失调或其他原因造成血清钙水平降低时可引起手足痉挛症，表现为肌肉痉挛、小腿抽筋、惊厥等。

(2) 过量 不适当地过量服用维生素 D 也可导致人体中毒，其症状为高血钙症、高尿钙症、厌食、腹泻、恶心、呕吐、口渴、多尿、皮肤瘙痒、肌肉乏力、关节疼痛等。由于钙可在软组织内（如心脏、血管、肾小管）沉积，往往造成心脏、肾脏及大动脉钙化，引起心血管系统异常而导致肾衰竭。妊娠期和婴儿初期过多摄取维生素 D，可引起出生体质量偏低，严重者可有智力发育不良及骨硬化。但其中毒剂量尚为确定。

普通膳食的维生素 D 来源一般不会造成过量。预防过量的维生素 D 中毒最有效的方法是避免滥用。

3. 供给量及食物来源

维生素 D 的需要量应与钙磷供给量联系起来考虑。由于维生素 D 既来源于食物，又可由皮肤合成，因而较难估计膳食维生素 D 的摄入量。我国建议，在磷钙充足条件下，儿童、少年、孕妇、乳母、老人维生素 D 的 RNI 为 $10\mu g/d$，16 岁以上成人为 $5\mu g/d$。维生素 D 的 UL 为 $20\mu g/d$。

维生素 D 的量可用 IU 或 μg 表示，它们的换算关系为：

$$1IU\ 维生素\ D_3 = 0.025\mu g\ 维生素\ D_3$$
$$1\mu g\ 维生素\ D_3 = 40IU\ 维生素\ D_3$$

维生素 D 主要是人体皮肤中的维生素前体在紫外线照射下转化而成的，因此，经常晒太阳是获得充足的维生素 D 的最好来源。成年人只要经常接触阳光，一般不会发生维生素 D 的缺乏。

维生素 D 主要存在于动物食品当中，其中以海水鱼的肝脏含量最为丰富，其次，奶油、蛋黄中也存在维生素 D。鱼肝油制剂是维生素 D 最丰富的来源。瘦肉、母乳和牛奶中仅含有少量，因此，以奶类为主食的幼儿可适当补充鱼肝油，但不可滥用。

（三）维生素 E

维生素 E 又称生育酚，是一系列具有 α-生育酚生物活性的化合物，其中以 α-生育酚的生物活性最高。α-生育酚为黄色油状液体，溶于脂肪和脂肪溶剂，对热及酸稳定，但对碱不稳定，对氧十分敏感，脂肪酸败会加速维生素 E 的破坏。由于维生素 E 对氧敏感，特别是在碱性条件下加热食物，可以使生育酚完全遭到破坏。在大量脂肪中烹调食物，脂肪中所含的维生素 E 有 70%～90% 被破坏。在烹调中即使使用很少量的酸败油脂（酸败的程度甚至不能被品尝出来），也足以破坏油脂中或食物中大部分的维生素 E。

1. 生理功能

（1）抗氧化　维生素 E 对氧敏感，故是极有效的天然抗氧化剂，它能阻止不饱和脂肪酸的氧化，减少过氧化脂质的形成，从而保护细胞膜和细胞器的完整性，维护其正常功能；维生素 E 还能保护某些含巯基（—SH）的酶不被氧化，从而保护了许多酶系统的活性。

（2）抑制肿瘤发生　维生素 E 在抑制肿瘤的发生方面，和维生素 C 是一对孪生者，它能阻断亚硝酸盐的形成，从而阻断了亚硝酸与体内的胺或酰胺的反应，防止形成亚硝胺。还有证据表明，维生素 E 和硒能共同保护细胞膜、细胞核和染色体，不受致癌物的伤害。

（3）抗衰老美容作用　人体细胞膜含有不饱和脂肪酸，在含氧较多的组织中也容易发生氧化反应，特别是在光照等作用下生成过氧化脂质，即使在含氧较少的组织中也会缓慢进行，同时有致人衰老作用，如色素沉着"老年斑"的出现。维生素 E 有抗氧化作用，从而可以减少脂褐质的形成；同时维生素 E 还可以改善皮肤弹性，使性腺萎缩减轻，提高免疫能力。因此，维生素 E 在预防衰老中的作用日益受到重视。

（4）治疗贫血作用　维生素 E 可以保护红细胞细胞膜上的不饱和脂肪酸不被氧化破坏，避免红细胞破裂而产生的溶血性贫血。

（5）与动物的生殖功能有关　动物实验证明，动物体内维生素 E 缺乏时可引起动物生殖系统的损害，出现睾丸萎缩及其上皮变性，并且这种变性不可恢复。但对人类尚未发现有因维生素 E 缺乏而引起不育症。不过临床上常用维生素 E 治疗先兆性流产和习惯性流产。

（6）调节血小板的黏附力和聚集作用　维生素 E 可减少血小板血栓素的释放，抑制血小板的凝集，从而减少心肌梗死及中风的危险性。

2. 缺乏与过量

（1）缺乏　维生素 E 广泛存在于食物中，因而较少发生由于维生素 E 摄入量不足而产生缺乏症。但如果脂肪吸收出现障碍或其他膳食因素造成维生素 E 长期不足时则会出现维生素 E 缺乏症——溶血性贫血，表现为红细胞脆性增加及寿命缩短。另外，流行病学的研究结果指出，维生素 E 和其他抗氧化剂的摄入量较少和血浆维生素 E 较低，可能使患某些癌、动脉粥样硬化、白内障及其他老年退行性病变的危险性增加。

（2）过量 在脂溶性维生素中，维生素 E 的毒性相对较小。但摄入大剂量维生素 E 有可能出现中毒症状，如短期肠胃不适、肌无力、皮炎等。婴幼儿大量摄入维生素 E 可使坏死性小肠炎发生率明显增加。目前不少人自行补充维生素 E，但每天摄入量以不超过 400mg 为宜。

3. 食物来源及参考摄入量

维生素 E 广泛地分布于动植物组织中，麦胚油、向日葵油、棉籽油等植物油中含量最高，其他如各种坚果类、豆类和谷类也含有丰富的维生素 E；肉类、鱼类、奶类等动物性食品及水果蔬菜类也含有此种维生素，但含量较少。

中国居民维生素 E 的适宜摄入量为成人每天 14mg α-生育酚当量。有人建议对推荐的维生素 E 摄入量需要考虑膳食多不饱和脂肪酸的摄入量，成人每摄入 1g 多不饱和脂肪酸，应摄入 0.4mg 维生素 E。

三、水溶性维生素

水溶性维生素包括 B 族维生素及维生素 C 两大类。B 族维生素主要有维生素 B_1、维生素 B_2、维生素 B_6、维生素 PP、泛酸、生物素、叶酸、胆固醇和维生素 B_{12} 等。

（一） 维生素 C

维生素 C 即抗坏血酸，是最早发现能造成人体缺乏病的维生素之一。维生素 C 对人体及动物体是十分重要的，如果严重缺乏，会引起全身性出血的坏血病。自然界存在的具有生理活性的是 L-抗坏血酸。抗坏血酸的特殊结构决定了它本身性质的不稳定性。它对氧很敏感，温度、pH、氧化酶、金属离子特别是 Cu、紫外线等都会使它受到严重破坏。因此，食物在加碱处理、加水蒸煮、蔬菜长期在空气中放置等情况下维生素 C 损失较多，而在酸性、冷藏及避免暴露于空气中时损失较少。

1. 生理功能

（1）促进胶原生物合成 胶原是体内的结缔组织、骨及毛细血管的重要构成成分，而在创伤愈合时，结缔组织的形成是其前提。而胶原蛋白的三级结构是由羟脯氨酸和赖氨酸的羟基化形成，此羟基化过程需要抗坏血酸参与激活。当体内抗坏血酸不足时，这种羟基化过程不能正常进行，胶原蛋白不能正常合成，导致细胞连结障碍，造成伤口愈合缓慢，血管脆性增强，牙齿易松动等现象。

（2）促进生物氧化还原过程 维生素 C 能可逆地氧化与还原，能可逆地接受和释放出氢离子，是呼吸链中重要的递氢体。在体内抗坏血酸的氧化还原反应与—SH／—S—S—的转化过程密切相关，即抗坏血酸可使氧化型谷胱甘肽（—S—S—）还原成还原型谷胱甘肽（—SH），而自身氧化成脱氢抗坏血酸，从而发挥保护细胞膜的作用；反之，还原型谷胱甘肽又可使脱氢抗坏血酸还原成抗坏血酸，自身成为氧化型谷胱甘肽，二者之间保持着平衡。

(3) 改善铁、钙和叶酸的利用　抗坏血酸具有还原性，能使血浆中的铁传递蛋白中的三价铁还原为二价铁，从而被释放出来，二价铁再与肝脏铁蛋白结合，提高了铁的利用率，有助于治疗缺铁性贫血。抗坏血酸可促进钙的吸收，这是因为它能在胃中形成一种酸性介质，而防止了不溶性钙配合物的生成及发生沉淀。叶酸的缺乏会引起巨红细胞性贫血，而叶酸在体内必须转变成有生物活性的四氢叶酸才能发挥作用，抗坏血酸可将叶酸还原成四氢叶酸。

(4) 预防心血管疾病　抗坏血酸可以参与类固醇的羟基化反应，促进胆固醇转变成胆酸，降低血清中胆固醇的含量，从而在预防心血管疾病上发挥作用。同时它对形成胶原有促进作用，对维持血管壁的健康也有重要意义。

(5) 阻断亚硝胺形成　食物中的硝酸盐或亚硝酸盐，在一定的条件下可以形成致癌物质亚硝胺。抗坏血酸具有一种阻断亚硝酸盐与仲胺结合的作用，此试验已得到证实。

(6) 作为一种自由基清除剂　抗坏血酸是一种重要的自由基清除剂，它通过逐级供给电子而变成三脱氢抗坏血酸和脱氢抗坏血酸，以达到清除 $O_2 \cdot$、$OH \cdot$ 等自由基，起到抗衰老作用，能分解皮肤中色素，防止发生黄褐斑等。

(7) 解毒作用　维生素 C 对铅化物、砷化物、苯及细菌毒素等具有解毒作用，故临床上维生素 C 是常用的解毒剂之一。

2. 缺乏与过量

(1) 缺乏　抗坏血酸缺乏，丧失了它最重要的一种功能，即羟脯氨酸和赖氨酸的羟基化过程不能顺利进行，胶原蛋白合成受阻，引起坏血病的发生。早期表现为疲劳、倦怠，由于毛细血管脆性增强而容易出现牙龈肿胀、出血、伤口愈合缓慢等，严重时可出现内脏出血而危及生命。

(2) 过量　维生素 C 在体内分解代谢最终的重要产物是草酸，长期服用过量维生素 C 可出现草酸尿以至形成泌尿道结石。有报道，每日摄入维生素 C 2～8g 时可出现恶心、腹部痉挛、腹泻、铁吸收过度、红细胞破坏等，并可能造成对大剂量维生素 C 的依赖性。

3. 参考摄入量及食物来源

中国营养学会 2000 年推荐成人的 RNI 为 100mg/d，UL 为≤1000mg/d。

食物中的维生素 C 主要存在于新鲜的蔬菜、水果中，人体不能合成。水果中新枣、酸枣、橘子、山楂、柠檬、猕猴桃、沙棘和刺梨等含有丰富的维生素 C；蔬菜中以绿叶蔬菜、青椒、番茄、大白菜等含量较高。根茎类蔬菜虽然维生素 C 的含量不高，但由于消费量大，所以也是很好的来源。谷类及豆类食物中几乎不含维生素 C，但是豆类经过发芽以后也产生一定量的维生素 C。

（二）维生素 B_1

维生素 B_1 又称硫胺素，是人类发现最早的维生素之一。因发现其与预防和治疗脚气病（Beriberi）有关，所以又称作抗神经炎素。

硫胺素为白色结晶，溶于水，微溶于乙醇，气味似酵母。硫胺素的商品形式是它的盐酸盐和硝酸盐，两种形式在干燥条件和酸性介质中极其稳定，不易被氧化，比较耐热，但在中性特别是碱性环境中易被氧化而失去活性。

硫胺素对亚硫酸盐特别敏感，亚硫酸盐很容易将其分子裂解，使之失去活性。故在保存含硫胺素较多的食物如谷类、豆类时，不宜用亚硫酸盐作为防腐剂或以 SO_2 熏蒸谷仓。

在某些天然食物中，含有抗硫胺素因子，如软体动物和鱼类的肝脏中含有硫胺素酶，这种酶会造成硫胺素的分解破坏，但一经加热即被破坏。此外，含有多羟基酚（如单宁、咖啡酸、绿原酸）的食物也会通过氧化还原反应使硫胺素失活，如红色甘蓝、黑加仑以及茶和咖啡等。长期食用此类食物有可能造成硫胺素缺乏。

1. 生理功能

（1）辅酶功能　维生素 B_1 以 TPP（焦磷酸硫胺素）的形式作为羧化酶和转酮基酶的辅酶参与能量代谢。丙酮酸和 α-酮戊二酸氧化脱羧都必须有 TPP 参与。体内如缺乏硫胺素，TPP 合成量不足，会导致丙酮酸、α-酮戊二酸等在体内积蓄，使糖的有氧氧化受阻，从而影响能量代谢。由于能量供给不足，蛋白质、脂类在体内的合成也将受影响。此外，TPP 还是转酮基酶的辅酶，该酶是葡萄糖经过磷酸戊糖途径代谢的重要酶之一，因而，TPP 也直接影响体内核糖的合成。

（2）在神经生理上的作用　硫胺素在神经组织中可能具有一种特殊的非酶作用，当硫胺素缺乏时会影响某些神经递质的合成与代谢，干预正常的神经传导，以致影响内脏及周围神经功能。同时维生素 B_1 不足时，糖代谢发生障碍，使能量不能充分供给神经系统，而糖代谢的中间产物（丙酮酸、乳酸）在神经组织中堆积，出现健忘、不安、易怒或忧郁等症状。

（3）其他功能　维生素 B_1 对于维持心脏正常功能、促进水盐代谢、刺激胃肠道的蠕动和消化液的分泌、维持正常食欲等也具有明显的作用。

2. 缺乏与过量

维生素 B_1 缺乏常由于摄入不足、需要量增高和吸收利用障碍而引起，肝损害、酗酒也可造成硫胺素缺乏。早期缺乏可出现疲劳、烦躁、记忆减退、睡眠障碍、心前区疼痛、厌食、腹部不适和便秘。严重时形成脚气病而主要损害神经血管系统。

（1）成人脚气病　临床表现特性是多发性神经炎、消瘦或水肿、心脏功能紊乱等。虽然脚气病主要是维生素 B_1 缺乏，但是常常伴有其他维生素的不足，而成为 B 族维生素缺乏病。根据临床症状可分为四种类型。

① 干性脚气病（dry beriberi）。以多发性神经炎症状为主，出现上行性周围神经炎，表现为指趾麻木、肌肉酸痛、压痛，尤以腓肠肌为甚。

② 湿性脚气病（wet beriberi）。以水肿和心脏症状为主的脚气病，出现心悸、气促、心动过速和水肿，心电图可见低电压、右心室肥大。

③ 急性暴发性脚气病（acute beriberi）。以心力衰竭为主，伴有膈神经和喉返神经瘫痪症状，进展较快。

④ 脑型脚气病（Wernicke's-Korsakoff 综合征）。长期酗酒者可出现（Wernicke's-Korsakoff 综合征）。早期阶段有精神错乱、失声症和虚谈症，亦称 Korsakoff 综合征。Wernicke 脑病的特征为眼球震颤，全眼肌麻痹，昏迷以及不治疗情况下出现死亡等。

(2) 婴儿脚气病 多发生于出生 2～5 月的婴儿，由于乳母膳食缺乏硫胺素，致使靠此母乳喂养的婴儿缺乏硫胺素，而出现婴儿脚气病，以心血管症状为主，而且发展迅速，如不在数小时内及时治疗，常常造成死亡。主要症状为哭声微弱、发绀（皮肤呈青紫色）、心跳过速有时伴有呕吐。晚期表现心力衰竭症状，易被误诊为肺炎合并心力衰竭。

硫胺素为水溶性维生素，过量中毒很少见。每天服用超过 5～10g 时，偶尔会出现发抖、疱疹、浮肿、神经质、心跳增快及过敏等副作用。

3. 参考摄入量及食物来源

维生素 B_1 的需要量与糖代谢和热能代谢有关，维生素 B_1 的供给量应按照总热能需要量推算。一般认为成人每摄入 4184kJ 能量需要维生素 B_1 的供给量应为 0.5mg。中国营养学会 2000 年推荐硫胺素的 RNI 为：成年男性 1.4mg/d，女性 1.3mg/d。硫胺素的 UL 为 50mg/d。

维生素 B_1 主要存在于谷类、豆类、酵母、干果及硬果中，动物的心、肝、肾、脑、瘦猪肉及蛋类含量也很丰富。蔬菜中含的维生素 B_1 比水果中稍多，但不是主要来源。在根茎类中，甘薯和马铃薯维生素 B_1 含量虽然不太高，如作为主食，也是供给维生素 B_1 的一个良好来源。

（三）维生素 B_2

维生素 B_2 即核黄素。纯品为橘黄色针状结晶，溶于水中呈黄绿色，在中性或酸性溶液中对热稳定，但在碱性溶液中则很容易被破坏。游离核黄素对光敏感，如牛奶中的核黄素大部分为游离型，因此牛奶置于日光下照射 2h，核黄素可被破坏一半。一般食物中的维生素 B_2 与磷酸和蛋白质呈结合型的复合化合物，这种结合型的维生素对光比较稳定。

1. 生理功能

核黄素在体内通常以 FMN（黄素单核苷酸）和 FAD（黄素腺嘌呤二核苷酸）两种形式与特定蛋白结合形成黄素蛋白，黄素蛋白是机体中许多酶系统的重要辅基的组成成分，通过呼吸链参与体内氧化还原反应与能量代谢，促进正常的生长发育，维护皮肤和黏膜的完整性。同时也参与色氨酸转变为烟酸、维生素 B_6 转变为磷酸吡哆醛的过程。

2. 缺乏与过量

核黄素缺乏是我国常见的营养素缺乏病。核黄素缺乏的临床症状不像其他一些维生素缺乏的特征那样特异，孤立的核黄素缺乏很少发生。由于核黄素以辅酶的形式参与叶酸、吡哆醛、尼克酸的代谢，因此严重缺乏时常常混杂有其他 B 族维生素缺乏的某些表现。核黄素缺乏不仅由于膳食摄入不足，也可能由于疾病、药物和内分泌失常而干扰了维生素的利用。酒精通过干扰核黄素的消化和吸收而引起核黄素缺乏。因此，摄入不足和酗酒是核黄素缺乏的最主要原因。

核黄素轻度缺乏没有明显的体征改变，仅有生化代谢的变化。当严重缺乏时可以出现多种临床症状，常见的有：口角炎、唇炎、舌炎、阴囊炎、脂溢性皮炎以及脸缘炎、角膜血管增生等症状。核黄素缺乏也可干扰铁在体内的吸收、储存和利用，缺乏的后期可引起血红蛋白形成量减少而导致缺铁性贫血，并可导致儿童生长迟缓。此外，妊娠期缺乏核黄素还可导致胎儿骨骼畸形。

由于核黄素溶解度相对较低，肠道吸收有限，故一般来说，核黄素不会引起过量中毒。

3. 参考摄入量及食物来源

由于维生素 B_2 是很多氧化还原酶的成分，而且与体内能量的代谢有关，因而人体对于维生素 B_2 的需要量也同维生素 B_1 一样，与能量的摄入量成正比。中国成人膳食核黄素的 RNI 为男性 1.4mg/d，女性 1.2mg/d。

维生素 B_2 在各类食品中广泛存在，但通常动物性食品中的含量高于植物性食物，如各种动物的肝脏、肾脏、心脏、蛋黄、鳝鱼以及奶类等都含有丰富的维生素 B_2。许多绿叶蔬菜和豆类含量也多，谷类和一般蔬菜含量较少。因此，为了充分满足机体要求，除了尽可能利用动物肝脏、蛋、奶等动物性食品外，应该多吃新鲜绿叶蔬菜、各种豆类和粗米粗面，并采取各种措施，尽量减少维生素 B_2 在食物烹调和储藏过程中的损失。

（四）烟酸

烟酸又称尼克酸、维生素 PP、抗癞皮病因子。烟酸在体内以烟酰胺的形式存在。这种维生素缺乏病曾在世界广泛流行，在 20 世纪以前的欧洲和美洲，死于此病的人数以百万计。人体所需要的烟酸可由色氨酸在人体内转变一部分。烟酸是所有维生素中最稳定的一种，不易被空气中的氧、热、光、高压所破坏，对酸、碱也很稳定。

1. 生理功能

(1) 辅酶功能　烟酸在体内以烟酰胺的形式构成呼吸链中的辅酶Ⅰ和辅酶Ⅱ，而辅酶Ⅰ和辅酶Ⅱ是组织中重要的递氢体，在物质代谢和生物氧化过程中起着重要作用。辅酶Ⅰ参与蛋白质核糖基化过程，与DNA复制、修复和细胞分化有关。辅酶Ⅱ在维生素B_6、泛酸和生物素存在下参与脂肪酸、胆固醇以及类固醇激素等的生物合成，可以降低体内胆固醇水平，改善心血管系统的功能。

(2) 维护皮肤、消化系统及神经系统的正常功能　缺乏时发生皮炎、肠炎及神经炎为典型症状的癞皮病。

(3) 烟酸是葡萄糖耐量因子的组成成分　葡萄糖耐量因子是从酵母中分离出的一种有机铬复合物，具有加强胰岛素效能的作用，但其作用机制尚不明确。

2. 缺乏症

人体缺乏烟酸，会出现癞皮病。癞皮病最早报道于18世纪的西班牙，主要发生在以玉米或高粱为主食的人群中，主要损害皮肤、口、舌、胃肠道黏膜以及神经系统，其中以皮肤的症状最为明显。其典型症状是皮炎、腹泻和痴呆(Dermatitis, Diarrhea, Depression)简称"三D症状"。当轻度缺乏烟酸时，表现为软弱无力、倦怠、体重下降、厌食、记忆力减退等。重度缺乏表现如下。

(1) 皮肤症状　典型的皮肤症状为对称性晒斑样损伤，多发于脸、手背、颈、肘、膝等肢体暴露部位。继而皮肤折叠部位也发生皮炎，皮肤变为暗红色或棕色，色素沉着，有脱屑现象，继发感染可发生糜烂。

(2) 消化系统症状　食欲不振、消化不良、呕吐、腹痛、腹泻或便秘。口、舌部症状表现为口腔黏膜溃疡和杨梅舌，并伴有烧灼感和疼痛。

(3) 神经系统症状　当严重缺乏烟酸时，即发生神经系统症状，且不易恢复。常见有情绪变化无常、精神紧张、抑郁或易怒、失眠、头痛、疲劳及丧失记忆，甚至进一步发展成为痴呆。

目前，尚没有食用烟酸过量引起中毒的报道。烟酸毒性报道主要见于临床采用大剂量烟酸治疗高血脂症病人所出现的副反应。其副作用主要表现为皮肤潮红、眼部不适，偶尔出现高血糖。

3. 参考摄入量及食物来源

人体所需要的烟酸一部分可以由色氨酸转变而来，因此烟酸的总供给量由外源性食物加内源性部分（色氨酸转变）所组成。其参考摄入量以烟酸当量(nicotinic equivalence, NE)为单位，即NE(mg)＝烟酸(mg)＋1/60色氨酸(mg)。

由于烟酸是体内代谢的重要辅酶，因此烟酸的供给量应考虑能量的消耗情况。又由于烟酸可由色氨酸转化而成，因此，烟酸的供给量又与蛋白质的摄入量有关。能量消耗增加，烟酸的摄入量也应当适当增加；蛋白质摄入量增加，烟酸的供给量可适当降低。

中国营养学会 2000 年推荐的烟酸 RNI 成年男性 14mgNE/d，女性 13mgNE/d，UL 为 35mgNE/d。

烟酸广泛存在于动植物食物中，含量较高的有酵母、动物的肝脏、全谷、种子及豆类。在一些植物（如玉米、高粱）中烟酸的含量并不低，但其中的烟酸呈结合态，不能被人体吸收和利用。因此，以玉米为主食的地区癞皮病的发生率往往较高。如在玉米中加入 0.6%～1% 的碳酸氢钠，可使其游离出来，提高生物价值。

（五）维生素 B_6（吡哆素）

维生素 B_6 是一组含氮的化合物，包括吡哆醇、吡哆醛、吡哆胺三种形式。它们都具有维生素 B_6 的生物活性，而且可以相互转变。吡哆醇主要存在于植物性食物中，吡哆醛、吡哆胺主要存在于动物性食物中。对热及空气较稳定，对酸稳定，容易被碱及紫外线破坏。

1. 生理功能

维生素 B_6 为体内很多酶的辅酶成分，参加一系列重要的生物转化，如氨基酸的转移、氨基酸的脱羧、氨基酸的脱氨、必需脂肪酸的代谢（辅助亚油酸转变为花生四烯酸）、以磷酸化酶的辅酶形式参与糖原代谢。维生素 B_6 可影响 DNA 的合成，继而会影响机体的免疫功能。此外，它还参与了运铁血红蛋白的合成以及神经系统中的许多免疫反应。

2. 缺乏症

严重的维生素 B_6 缺乏已经罕见，但轻度缺乏较多见，通常与其他 B 族维生素缺乏同时存在。维生素 B_6 缺乏可致眼、鼻与口腔周围皮肤脂溢性皮炎，个别还有神经精神症状，如易激动、忧郁和人格改变等。维生素 B_6 缺乏还可引起人体免疫功能受损，出现高半胱氨酸血症和黄尿酸尿症。维生素 B_6 缺乏对幼儿的影响较成人大，儿童缺乏时可出现烦躁、肌肉抽搐和惊厥、呕吐、腹痛以及体质下降等症状。

经食物摄入大量维生素 B_6 没有副作用，但通过补充品长期使用维生素 B_6 500mg/d 以上可能会引起中毒反应，产生神经毒性及光敏感反应。

3. 参考摄入量及食物来源

中国营养学会 2000 年提出中国居民膳食维生素 B_6 的 AI 值，成人为 102mg/d。

维生素 B_6 广泛存在于各种食物中。通常维生素 B_6 含量丰富的食物有白色肉类（鸡肉和鱼肉）、动物肝脏、豆类和坚果类等。水果和蔬菜中维生素 B_6 含量也较多，其中香蕉的含量非常丰富。肠道细菌可以合成一部分维生素 B_6。

（六）叶酸

叶酸因从菠菜叶中分离出来而命名，可以还原为四氢叶酸，只有四氢叶酸才具有生理意义。叶酸为淡黄色结晶，微溶于水，不溶于乙醇、乙醚及其他有机溶剂。叶酸的钠盐易溶于水，但在水溶液中易被光解破坏。在酸性环境下不稳定，当 pH＜4.0 时容易被破坏，但在中性或碱性溶液中对热稳定，加热至 100℃ 1h 也不被破坏。食物中的叶酸经烹调加工后损失率可高达 50％～90％。

1. 生理功能

叶酸是机体内一碳单位（—CH—）转移酶中的辅酶成分，参与一碳单位转移，对蛋白质、核酸的合成，各种氨基酸的代谢有重要作用。

叶酸作为辅酶有以下作用。

① 参与核酸合成中嘌呤和嘧啶的形成，在细胞分裂和繁殖中发挥作用。

② 促进各种氨基酸间的相互转变。如丝氨酸转变成甘氨酸，苯丙氨酸转变成酪氨酸，组氨酸转变成谷氨酸，同型半胱氨酸转变成蛋氨酸等，从而在蛋白质合成中起重要作用。

③ 叶酸还可通过蛋氨酸代谢影响磷脂、肌酸和神经介质的合成。

2. 缺乏症

正常情况下，人体所需要的叶酸除由膳食提供之外，肠道细菌能合成一部分，一般不易发生缺乏，但当吸收不良、需要量增多或长期服用抗生素等情况下也会造成叶酸缺乏，其临床症状如下。

① 巨幼红细胞贫血。当叶酸缺乏时，将引起红细胞中核酸合成受阻，使红细胞的发育和成熟受到影响，红细胞比正常的大而少，造成巨幼红细胞性贫血。此类贫血以婴儿和妊娠期妇女比较多见。

② 孕妇孕早期缺乏叶酸是引起胎儿神经管畸形的主要原因。神经管闭合是在胚胎发育的第 3～4 周，叶酸缺乏引起神经管未能闭合而导致以脊柱裂和无脑畸形为主的神经管畸形。叶酸缺乏还可引起孕妇先兆子痫、胎盘早剥的发生率增高，患巨幼红细胞贫血的孕妇易出现胎儿宫内发育迟缓、早产及新生儿低出生体重。

③ 高半胱氨酸血症。叶酸、维生素 B_{12} 和维生素 B_6 是血浆高半胱氨酸水平的决定因素，其中以叶酸的关系最大。高浓度同型半胱氨酸不仅会损害血管内皮细胞，而且可激活血小板的黏附和聚集，因而被认为是动脉粥样硬化及心血管疾病的重要致病因素。

④ 其他。叶酸缺乏在一般人群还表现为衰弱、精神萎靡、健忘、失眠、阵发性欣快症、胃肠道功能紊乱和舌炎等。儿童叶酸缺乏可见有生长发育不良。此

外，动物实验还证实，在叶酸缺乏的动物中，由致癌物诱导的结肠癌发生较快并较重。

叶酸虽为水溶性维生素，但大剂量服用也可产生副作用，可干扰抗惊厥药物的作用诱发病人惊厥；影响锌的吸收而导致锌缺乏，使胎儿发育迟缓、低出生体重儿增加，并可干扰维生素 B_{12} 缺乏的诊断，可能使叶酸合并维生素 B_{12} 缺乏的巨幼红细胞贫血患者产生严重的不可逆转的神经损害。

3. 参考摄入量及食物来源

中国营养学会推荐中国成人叶酸的 RNI 值为 $400\mu gDFE$（叶酸当量）/d，UL 为 $1000\mu gDFE/d$。

叶酸广泛存在于动植物食物中，其良好来源为动物肝脏、豆类、绿叶蔬菜、水果、坚果及酵母等。

（七）维生素 B_{12}

维生素 B_{12} 分子中含金属元素钴，故又称钴胺素，是化学结构最复杂的一种维生素，是惟一含有金属的维生素。维生素 B_{12} 为淡红色结晶，在强酸、强碱环境中易被破坏，对热较稳定，但在紫外线照射下易破坏。

1. 生理功能

维生素 B_{12} 参与体内一碳单位代谢，与叶酸在代谢中互相作用。含维生素 B_{12} 的酶促进生成四氢叶酸，以利于叶酸参与核酸合成中嘌呤和嘧啶的形成。所以维生素 B_{12} 可以通过增加叶酸的利用率来影响核酸蛋白质的合成，从而促进红细胞的发育和成熟，促进皮肤的新陈代谢。缺乏时，不能发挥四氢叶酸的功能而失去生物活性。

2. 缺乏症

由于维生素 B_{12} 与叶酸代谢关系密切，所以当维生素 B_{12} 缺乏时也会引起恶性巨红细胞性贫血，即由脱氧核糖核酸的合成受阻所引起。缺乏还会引起神经及脊柱的病变所引起的神经组织的损害，年幼患者还会出现精神抑郁、智力减退等症状。

3. 参考摄入量及食物来源

对于维生素 B_{12} 的推荐摄入量，中国缺乏相关的研究数据，参考美国有关资料，中国营养学会 2000 年提出中国居民膳食维生素 B_{12} 的 AI 成人为 $2.4\mu g/d$。

自然界中的维生素 B_{12} 主要是通过草食动物的瘤胃和结肠中的细菌合成的，因此，其膳食来源主要为动物性食品，其中动物内脏、肉类、蛋类是维生素 B_{12} 的丰富来源。豆制品经发酵会产生一部分维生素 B_{12}。人体肠道细菌也可合成一部分。

（八）泛酸

泛酸又称遍多酸。由于它广泛存在于自然界，所以称泛酸。泛酸为淡黄色油状物，易溶于水中，不溶于有机溶剂。在酸性和碱性环境中加热易被破坏。泛酸常以钙盐的形式存在，为易溶于水的粉状结晶，对氧化剂和还原剂都比较稳定。

1. 生理功能

泛酸的主要作用就是以乙酰辅酶 A（CoA）的形式参加代谢过程，是二碳单位的载体，在蛋白质、碳水化合物代谢过程中，对乙酰基转移具有十分重要的作用。其次，参与脂肪酸的合成与降解、乙酰胆碱的合成及抗体的合成。

另外，当一个人在精神上受到意外冲击时，身心会发生一系列变化：心跳加快、血压升高、呼吸急促、肌肉紧张、血糖升高等应激反应。应激反应伴随大量能量消耗，而泛酸在应激反应发生时可以减少能量消耗，所以泛酸也称抗应激维生素。

2. 缺乏症

由于食物中广泛存在泛酸，所以很少有缺乏症。当严重缺乏时，表现为头痛、乏力、恶心、呕吐、肠功能紊乱、肌肉痉挛、手足感觉异常及人体免疫能力降低等症状。

3. 参考摄入量及食物来源

泛酸广泛存在于各种食物中，尤其在酵母、瘦肉、内脏器官、面粉、芝麻、花生、豆类、蘑菇等食物当中含量丰富。肠内细菌可以合成部分泛酸供人体利用。因此，人体极少出现泛酸缺乏。

（九）生物素

生物素在自然界中主要以两种形式存在，α-生物素和β-生物素，具有相同的生物活性，易溶于热水。生物素在较强的酸、碱及氧化剂作用下易被破坏而丧失生理活性，但在室温下比较稳定。在紫外线照射下易被破坏。

1. 生理功能

生物素是生物体内乙酰 COA 的辅基，参与碳水化合物、脂肪和蛋白质代谢过程中的脱羧和脱氨作用，对人体能量代谢、细胞生长、DNA 的生物合成以及各种免疫细胞的正常功能等都具有重要作用。

2. 缺乏症

生物素在自然界存在广泛，一般不会引起人体缺乏。但生的鸡蛋蛋白质中存在一种抗生物素蛋白，这种物质可以与生物素紧密的结合在一起，而使生物素失去生理活性，因此长期食用生鸡蛋的人会由于生物素缺乏而引起干燥的鳞状皮炎、食欲减退、恶心、肌肉疼痛、精神抑郁等。磺胺类抗菌消炎药可以抑制肠道细菌合成生物素，当食物中生物素摄取不足时，即会造成生物素缺乏病。

3. 参考摄入量及食物来源

中国成人的生物素 AI 为 $30\mu g/d$。

人体肠道细菌可以自行合成一部分生物素，同时在各种膳食中都可以摄取一部分。含生物素最丰富的为酵母、动物肝脏及内脏器官、蛋类及绿叶蔬菜。在植物性食物中如谷类、水果、蔬菜中主要以游离型存在；在动物性食物中主要以结合型存在。

四、其他类维生素物质

1. 肌醇（Inositol）

1850 年被人了解，1928 年首次发现肌醇是酵母生长因子，1940 年用于预防小白鼠脱毛，同时被认为是 B 族维生素。

(1) 结构　环己六醇，有 9 种形式。仅有肌型肌醇有活性，外观像糖，微甜（1/2 蔗糖）。

(2) 功能　对脂肪有亲和性；促进机体产生卵磷脂；减少脂肪肝发病率；降胆固醇；预防动脉硬化，保护心脏；是肝脏、骨髓生长必需物质。美国马里兰大学的阿布卡兰姆·薛苏登博士与美国国家癌症研究院的研究人员研究发现六磷酸肌醇具有：抑制癌细胞生长，缩小肿瘤体积；抗氧化，抑制并消除自由基，保护细胞免受自由基伤害；防止产生肾脏结石；降低血脂浓度；保护心肌细胞，避免发生心脏病猝死；防止动脉硬化等功效。

动物实验：缺乏肌醇，大白鼠眼睛周围出现裸区，呈现奇怪的"眼镜状"外观，但新的研究发现早期饲料中也同时缺乏其他维生素。

目前尚未定出肌醇的每日需要量，有人推荐 $1\sim2g$。肌醇存在动植物细胞内，分别以肌醇磷脂和植酸形式存在。

(3) 制备　国内外以米糠饼粕为原料提取，但产率有别，国外为 1.5％（理论含量的 96％），国内为 0.65％～0.8％。

2. 苦杏仁苷（Laetvile）

苦杏仁苷 20 世纪初从杏核中提出，1920 年美国首次采用苦杏仁苷治疗肿瘤，Ernest Krebs 博士是第一个将其使用于医药的人，并认为是维生素，命名为 B_{17}。美国曾将其通过 FDA 认可，20 世纪 60 年代又删除，至今不允许使用。比利时、德国、意大利、墨西哥、菲律宾等 20 个国家允许使用与制造苦杏仁苷。对人体的功能存在争议。

(1) 化学结构　氮川苷-两个葡萄糖、一分子苯甲醛、一分子氰酸根，分子式为 $C_{20}H_{27}NO_{11}$。

(2) 功能　实验表明，苦杏仁苷的化学性质不活跃，对健康组织影响很少，仅侵犯和破坏癌细胞。苦杏仁苷的活性成分是一种天然产生的氰化物，是人体代谢的产物，只能在癌细胞中发挥作用。在健康的肝脏、肾脏、脾脏和白细胞中，存在的 β-葡萄苷酶作用于苦杏仁苷后产生氰化物和苯甲醛，二者协同毒性增强，机体存在硫氰酸酶是一种保护酶可将氰化物转变无毒的硫氰酸盐（降压、协助机体合成 B_{12}）。肿瘤细胞无硫氰酸酶，苯甲醛可氧化为安息香酸——抗风湿、防腐、止痛，在发病部位充斥天然止痛剂。氰化物和苯甲醛协同破坏癌细胞。

支持苦杏仁苷的学者通过调查与实验认为：古希腊与罗马人 2000 多年前就使用苦杏仁入药，中国人也用苦杏仁治疗癌症。非洲和菲律宾土著人以木薯为主食，很少患肿瘤。

3. 二十八烷醇

二十八烷醇是由美国伊利诺斯大学运动健康研究所从小麦胚芽油中提取的，具有强抗肿瘤作用。20 世纪 80 年代末美国有三家生产销售二十八烷醇。日本有十几家公司以二十八烷醇为原料生产功能性食品，目前产值已超 10 亿日元。

(1) 分子结构与存在

二十八烷醇分子式：$CH_3(CH_2)_{27}OH$

二十八烷醇结构：

二十八烷醇以蜡酯形式存在，如植物叶茎、果实表皮上的植物蜡、蜂蜡、米糠蜡、甘蔗蜡、虫白蜡。

(2) 生理功能

① 增进耐力、精力、体力；

② 提高反应灵敏性；

③ 提高应激能力；

④ 促进性激素作用，减轻肌肉疼痛；

⑤ 改善心肌功能；

⑥ 降低胆固醇、血脂、降低收缩期血压；

⑦ 提高机体代谢。

功能实验：美国海军潜水队挑选受试者，结果是食用二十八烷醇的人明显脂肪减少，心血管改善；长跑、垂直跳跃、背肌力、全身力和举重项目优势明显。

4. 黄酮类

黄酮类化合物广泛存在于自然界，色泽艳丽，一般与糖形成苷，也有游离的。

（1）种类 黄酮类、黄酮醇、二氢黄酮、异黄酮、二氢异黄酮、黄烷醇、花青素。

（2）功能 调节毛细血管的脆性与渗透性，保护心血管系统；自由基有效清除剂、金属螯合剂、维生素 C 增效剂、抗癌作用、抑制细菌作用；异黄酮有雌激素作用、抗炎抗肝脏毒素作用。

5. 褪黑素

褪黑素（Melatonin）化学名 N-乙酰-5-甲氧基色胺，是由人体松果体分泌的一种激素。褪黑素是调节生物钟的活性物质，人类松果体内褪黑素的含量呈昼夜周期性变化，主要由环境光线的明暗调节。松果体被称为人类的第三只眼睛。色氨酸是合成色胺、5-羟色胺和褪黑素的前体。

功能：助睡眠、防衰老、保持青春活力；提高免疫力；抗病毒；抗肿瘤、降低血压防血栓。

褪黑素有诸多生理功效，虽然短期实验未发现严重的副作用，但作为激素应用时应有限制，特别是儿童、孕妇、哺乳期妇女、准备怀孕的妇女、精神病患者、正在服用类固醇药物的人、有严重过敏或自身免疫疾病的人、患有免疫系统肿瘤的人和有抑郁症的人不能食用褪黑素。

6. L-肉碱（L-Carnitine）

旧时称维生素 BT，1905 年俄国化学家在肉汁中发现。化学结构类似胆碱。

（1）功能 促进脂肪酸运输与氧化；提高机体的耐受力，减轻疲劳感；加速精子成熟并提高活力。

（2）来源 人体可合成；动物食品含量高，植物极低或无。

（3）制备 早期从牛肉浸膏中提取。目前仅有瑞士、意大利、日本能生产，方法有化学合成与酶法转化、微生物发酵法。

（4）应用 营养强化剂，用于婴儿配方乳粉、运动员食品、减肥食品。

7. 皂苷（Saponins）

皂苷是存在于植物、海洋生物中的一类特殊苷类。

功能：溶血、降低胆固醇、抗菌。不同来源的皂苷功能有所不同。

人参皂苷是人参成分中最有效的药用成分，人参皂苷种类有近 30 种，每一种人参皂苷都有其特定的药理功能。

大豆皂苷具有消除自由基、抗氧化和降低过氧化脂质、降低血中胆固醇和甘油三酯含量、抑制肿瘤细胞生长、抑制血小板减少、抗血栓等作用，研究表明大豆皂苷对被病毒感染的细胞有很强的保护作用。

8. 潘氨酸

潘氨酸早期也称维生素 B_{15}，主要存在于植物的种子中。

功能：激发甲基转移；促进氧吸收；抑制脂肪肝形成；增强机体的适应性。

思 考 题

1. 简述影响人体能量需要的因素。
2. 简述碳水化合物和膳食纤维的生理功能。
3. 简述脂类及必需脂肪酸的生理功能。
4. 简述蛋白质的生理功能。
5. 影响钙和铁吸收的因素有哪些？
6. 比较各种维生素的生理功能及缺乏症。

第四章 不同人群的营养

第一节 孕 妇 营 养

妊娠期母体各系统皆发生变化，血容量与循环血量增加，心率加速，使心脏负担增大；呼吸加快，上呼吸道黏膜增厚，常有水肿，易于感染；胃酸减少，胃肠蠕动减慢，易有胀气、便秘、食欲不佳；肾脏需排泄母子双方的代谢产物而负担加重；子宫与乳房增大，增大的子宫易压迫输尿管而导致泌尿系统感染；甲状腺功能旺盛，新陈代谢率增加，故多种营养素需要量增加，孕妇又要储存脂肪及多种营养素以备临产时、产后哺乳期的消耗。而孕妇营养素缺乏可对母体及胎儿双方造成不良影响。

一、孕期营养生理特点

1. 消化功能的改变

许多孕妇在妊娠早期常由于子宫内膜变化，胎盘产生的激素的作用，胃肠平滑肌张力降低，活力减弱，导致食物在胃内停留时间延长，常有恶心呕吐、食欲降低等早孕反应而影响进餐，12 周以后逐渐消失。孕期胃酸分泌下降，胃肠蠕动减缓，常有胃肠胀气、便秘等现象。同时会加强对某些营养素的吸收，妊娠后半期孕妇对铁、钙、维生素 B_{12} 吸收较孕前增加。

2. 肾脏负担加重

由于孕妇需排出自身及胎儿的排泄物，而使肾脏负担增加，肾血流量及肾小球滤过率增加。尿中的蛋白质代谢产物尿素、尿酸、肌酸、肌酐等排泄增多。基于肾小球滤过率的增加，而肾小管的吸收能力又不能相应增高，结果可导致部分妊娠期妇女尿中的葡萄糖、氨基酸、水溶性维生素的排出量增加，例如尿中叶酸排出量增加一倍。此外，尿中碘排出量有所增加，但尿中钙的排出量减少。

3. 血容量增加

由于胎儿血液循环的需要，孕妇血容量随妊娠月份增加而逐渐增加，从 10 周开始到 32~34 周达到高峰，血容量比妊娠前约增加 35%~40%，并一直维持至分娩。以后逐渐下降，产后 4~6 周恢复至孕前状态。

4. 热能代谢改变

此期甲状腺功能旺盛，母体基础代谢率增加，孕妇体重在足月时平均增加约 10～12kg，前半期 3～4kg，后半期 6～8kg。

5. 水贮留增加

正常妊娠母体内逐渐贮留较多钠，除供胎儿需要外，其余分布在母体细胞外液（组织液）中，随钠离子贮留体内水分贮留增加。整个妊娠过程中母体含水量约增加 6.5～7kg。

二、孕期的营养需要

1. 热能

妊娠全过程中，胎儿增长约 3.2kg，储备脂肪约 4kg，羊水胎盘约 2kg，子宫、乳房增约 2.8kg，总和起来，孕妇体重要增加约 12kg 左右。自孕中、后期计算，每日要增长 60g，每增加 1g 体重需热能 20.9kJ，因此每日需多增加 1.25MJ 的热能。由于孕妇对营养素吸收率增高，而且劳动量减少，故我国根据各地孕妇营养调查结果与国人体质情况，规定自妊娠 4 个月至临产，每日热能供给量比非孕妇女增加 0.8MJ。应用时要观察孕妇在孕中、后期增重情况，若每周增重 0.45kg 左右，表示热能供给恰当，不可低于 0.4kg 或超过 0.5kg。孕前肥胖的妇女，孕期不要用减肥膳食，并需密切注意体重增长情况，以防止妊娠高血压症或巨大胎儿的发生。

2. 蛋白质

孕期母体有关器官（子宫、胎盘及乳房等）及胎儿的发育需要增加蛋白质的供给量。中国营养学会建议和推荐的妊娠期蛋白质增加量是：妊娠早期（妊娠 12 周末以前）为 5g/d，妊娠中期（妊娠第 13～27 周末）为 15g/d，妊娠晚期（妊娠第 28 周以后）为 20g/d。除了数量保证外，还要保证优质的动物及豆类蛋白质的摄入至少占 1/3 以上。

3. 脂类

虽然孕期储存脂肪较多，但孕妇血脂已较非孕时增加，故不宜增加过多脂肪，能达到脂肪供热百分比为总热能的 25% 即可。注意少摄入富含饱和脂肪酸的畜肉、禽肉，多采用植物油。为了胎儿的脑发育应多摄入富含磷脂的豆类、卵黄，对胆固醇不必过于限制。

4. 碳水化合物

摄入碳水化合物可以很快供给热能，尤其胎儿以葡萄糖为惟一的能量来源，因此消耗母体的葡萄糖较多。如果摄入不足，母体需分解体内脂肪，而脂肪氧化不完全时可产生酮体，酮体过多时孕妇可发生酮症酸中毒，又影响胎儿智能发育。碳水化合物热比需占总热能的 60%。因此，以摄入淀粉类多糖为宜，不必直接摄入葡萄糖或过多蔗糖，以免血糖波动。

5. 维生素

维生素作为某些辅酶的主要成分，在体内调节代谢过程中，具有极其重要的作用。大多数维生素，特别是水溶性维生素在体内不能合成和储存，只能靠食物供给。有些维生素，如维生素 K，在肠内虽然可少量合成，但不能满足机体的需要。因此孕妇每天必须有足够的维生素供给，才能满足机体代谢的需要。孕期需要较多的维生素 A 以维持胎儿正常生长发育及母体各组织的增长。缺乏维生素 D 可导致孕妇骨质软化、骨盆畸形。如孕妇有低钙症状，血中钙磷乘积低于 40 时，胎儿有可能产生先天性佝偻病。孕妇血浆中维生素 E 含量增高，一般为正常非孕妇女血中维生素 E 含量的 2 倍，血维生素 E 水平与维生素 A 含量正相关。故应提倡孕妇多食用粗粮、杂粮、蔬菜、水果、花生仁、核桃、黄豆等食物以满足维生素 C、B_1、B_2、B_6 的需要。

6. 矿物质和微量元素

矿物质和微量元素是人体不可缺少的成分。对孕妇来说，特别重要的是钙和铁。母体缺钙，胎儿也会得软骨病，即患先天性佝偻病。磷在体内参与糖、脂肪、蛋白质的代谢过程，也是构成骨骼、肌肉、神经、脑和脊髓组织的重要元素。铁是造血原料之一。含钙铁较多的食物有海带、油菜、芹菜、黄豆及其制品等。动物的肝脏、肾脏、鱼类和豆类含有较多的磷，且这些都是含矿物质较多的食物。此外，孕妇还需要一些微量元素，如碘、氟、锌等。食物中含碘不足，会引起甲状腺机能失调，应多进食海带、鱼虾来补充。食物中含氟量不足，对骨骼和牙釉质构成有影响。食物中缺锌，影响人体的生长发育及免疫功能，植物中的锌不易吸收，应多补充动物性食品。

三、孕妇的合理膳食

怀孕期间为适应胎儿生长发育要求，孕妇需要更多的蛋白质、多种维生素、矿物质及微量元素。孕妇在不同的营养状况之下，添加或补充营养物质会有不同的结果。对营养总水平正常的孕妇补充一些营养物质不如对营养水平较低的孕妇那样有效。在孕妇摄入的热能和营养素已能充分满足自身和胎儿的需求后，再过分地补充营养物质则是有害的。因此，孕妇的合理营养或平衡膳食对母体及胎儿都有明显的好处。

1. 妊娠早期膳食

妊娠前 12 周的这一阶段，通常称为孕早期。这时，胎儿在子宫内不会长得太大，怀孕满 3 个月时胎儿的体重也不会超过 20g。然而，这段时期却是胎儿主要器官发育形成的时期，尤其是胎儿神经及主要内脏器官。所以，孕妇要特别注意膳食中的营养均衡，保证各种维生素、微量元素和其他无机盐的供给。

这个时期，大多数孕妇会遇到早孕反应，表现出程度不同的恶心、呕吐、厌食、偏食等，影响了孕妇的食欲，有些孕妇甚至一闻到菜味就会恶心、呕吐。所以，孕妇应当尽可能选择自己喜欢的食物，膳食应以清淡、易消化、口感好为主要原则，以刺激、增进食欲。对于油腻、抑制食欲的食物，不必勉强吃下去。此期间宜少吃多餐，尽可能不要减少总的摄入量。食物中需保证优质蛋白质的供给，无机盐与维生素的数量要足够。建议每日服用适量叶酸和维生素 B_{12} 等，以预防神经管畸形的发生。

2. 妊娠中期膳食

此时期是胎儿迅速发育的时期。胎儿除了迅速增长体重外，组织器官也在不断地分化、完善；另一方面，孕妇的体重此时也迅速增加（孕妇在妊娠期间体重将增加 12～14kg，其中 60% 甚至更多都是在孕中期增加的）。因此，这个时期的营养饮食很重要。

在此阶段，孕妇的早孕反应已经过去，多数孕妇胃口大开，这时就应不失时机地调整饮食，补充营养。在保证饮食质量的同时，还要适当提高各种营养素的摄入量，但也不能不加限制地过多进食，从而造成巨大儿（胎儿的体重超过 4kg），影响分娩。

3. 妊娠晚期膳食

到了妊娠晚期，胎儿生长得更快，胎儿体内需要贮存的营养素增多，孕妇需要的营养也达到最高峰，再加上孕妇需要为分娩储备能源，所以孕妇在膳食方面要做相应调整。孕妇应根据本身的情况调配饮食，尽量做到让膳食多样化，扩大营养素的来源，保证营养和热量的供给。在产前检查时，孕妇可以请教医生，了解胎儿发育是否良好，偏大或偏小，同时结合自己身体的胖瘦、是否有妊娠糖尿病、工作量大小以及家庭经济状况等综合考虑，制定出一个适当的食谱。母体也开始在体内储备蛋白质、脂肪、钙、铁等多种营养素，以备分娩及泌乳的需要。特别是妊娠后 3 个月，要提供优质蛋白质和富含钙、铁的食物。

四、孕期营养不良对母体及胎儿的影响

1. 妊娠期营养不良对母体的影响

由于在妊娠期体内内分泌激素的变化，全身各系统都会发生一定的生理变化，均会导致各种营养素的缺乏，容易引起孕妇营养不良，常常可发生以下几种营养缺乏病。

（1）营养性贫血 包括缺铁性贫血和缺乏叶酸、维生素 B_{12} 引起的巨幼红细胞贫血。主要原因是膳食铁摄入不足；来源于植物性食物的膳食铁吸收利用率低，吸收率仅 10% 左右；母体和胎儿对铁的需要量增加；某些其他因素引起的失血等。

（2）骨质软化症 维生素 D 的缺乏可影响钙的吸收，导致血钙浓度下降。

为了满足胎儿生长发育所需要的钙，必须动用母体骨骼中的钙，结果使母体骨钙不足，引起脊柱、骨盆骨质软化，骨盆变形，重者甚至造成难产。

（3）营养不良性水肿 妊娠期蛋白质严重摄入不足所致。蛋白质缺乏较轻者仅出现下肢水肿，严重者可出现全身浮肿。此外，维生素 B_{12} 缺乏者亦可引起浮肿。

2. 妊娠期营养不良对胎儿的影响

妊娠期妇女营养素摄入不足时，对胎儿的不良影响以下述几种为主。

（1）先天畸形 妊娠早期妇女因某些营养素摄入不足或摄入过量，常可导致各种各样的先天畸形儿出生。例如：叶酸缺乏可导致神经管畸形发生，以无脑儿和脊柱裂表现为主；母体缺锌，则会影响胎儿脑的发育，并有多发性骨骼畸形；维生素 A 缺乏或过多可导致无眼、小头等先天畸形的发生等。

（2）低出生体重（low birth weight，LBW） LBW 指新生儿出生体重小于2500g。LBW 围产儿死亡率为正常儿的 4～6 倍，不仅影响婴幼儿期的生长发育，还可影响儿童期和青春期的体能与智能发育。影响 LBW 的因素较多且复杂，有些尚不明确，常见的营养因素是妊娠期妇女偏食、妊娠剧吐、能量和蛋白质及维生素摄入不足、妊娠贫血等。如孕妇缺少蛋白质，会使胎儿细胞分裂及生长速度减慢，导致胎儿体重过轻，生长发育迟缓，结果死亡率大大增加。

（3）脑发育受损 妊娠早期胎儿细胞分裂十分迅速，至妊娠 3 个月时胎儿长约 10cm，重 50g，各个器官的雏形基本形成。如果孕妇营养不良发生在怀孕初 3个月，不但胎儿长得较慢而且脑细胞数也会减少，今后孩子的智力发育便会受到影响。随后胎儿脑细胞数的快速增殖期是从妊娠第 30 周至出生后 1 年左右，以后脑细胞数量不再增加而细胞体积增大。因此，妊娠期的营养状况，尤其是妊娠后期母体蛋白质和能量的摄入量是否充足，直接关系到胎儿的脑发育，还可影响日后的智力发育。母体缺锌、碘，也会造成胎儿脑发育不全、无脑儿等情况发生。

孕妇每日需钙量 1200mg，而目前中国居民膳食中（包括牛奶、鸡蛋）提供最多只有 800mg。据中国医学科学院等专业机构调查，营养不良状况在中国孕妇中普遍存在，缺锌者及蛋白质摄入不足分别占 52％和 52.1％。缺铁性贫血在妊娠妇女中全国各地区平均发生率达 54.6％。叶酸及维生素的摄入量也常有不足。因此，中国孕妇的营养状态急需改善。

第二节 乳 母 营 养

母乳是婴儿生长发育最理想的食品，产后有条件哺乳的母亲，都应力争母乳喂养，以保证婴儿健康成长。母乳不仅含有婴儿生长发育所必需的全部营养成分，而且其成分及比例还会随着婴儿月龄的增长而有所变化，即与婴儿的成长同步变化，以适应婴儿不同时期的需要。母乳中所含丰富的免疫物质又能保持婴儿免受各种疾病的侵袭，增强婴儿抗病能力。再加上哺乳时母婴间皮肤的频繁接触、感情的交流、母亲的爱抚与照顾都有益于孩子的心理和社会适应性的健康发育。

乳母膳食直接影响乳汁的质和量。乳母膳食中某些营养素供给不足，首先动用母体的营养储备稳定乳汁成分。乳母营养继续不足将导致母体营养缺乏，乳汁质量和分泌量也随之下降。因此，在哺乳期间应重视乳母的合理营养，保证母婴健康。

一、泌乳生理

乳汁由乳腺的腺泡细胞所分泌。但乳汁的分泌需要垂体前叶分泌细胞产生的催乳素的作用，而乳汁的排出则有赖于垂体后叶神经分泌细胞产生的催产素的作用。当然，在乳汁分泌的调节过程中，还有雌激素、孕激素、生长激素、甲状腺素、肾上腺皮质激素、胰岛素等许多激素的共同参与。此外，乳母的营养物质摄入情况及乳母的情绪状况等都会对此产生一定程度的影响。

胎儿分娩后，雌激素、黄体素分泌骤然减少，垂体前叶分泌的催乳素大量增加，以保证乳汁的合成与分泌。同时，垂体后叶神经分泌细胞分泌大量催产素，它作用于乳腺导管的肌上皮细胞和乳房周围的肌细胞，当肌上皮受到刺激时可诱发其收缩，从而将原存于腺泡中的乳汁输送到乳腺导管出口处，并出现"射乳"。催产素的不足将使已合成的乳汁在腺泡内潴留，进而压迫乳腺腺泡上皮，抑制乳汁的合成与分泌。分娩后2~3天开始分泌乳汁，即初乳。初乳质稠呈浅黄色，富含大量的钠、氮和免疫蛋白，尤其是分泌型免疫球蛋白A和乳铁蛋白等，但乳糖和脂肪含量较成熟乳少，故易消化，是新生儿早期理想的天然食物。产后第二周分泌的乳汁为过渡乳，过渡乳中的乳糖和脂肪含量增多，而蛋白质含量有所下降。以后逐渐变为成乳，呈乳白色，不透明液体，可见细微脂肪球，亦可见乳腺上皮细胞及白细胞等，富含蛋白质、乳糖、脂肪等多种营养素。

由于婴儿的吸吮，刺激了乳头内的感觉神经末梢，并沿脊髓上行达下丘脑，使垂体分泌催乳素及催产素。婴儿的反复刺激可使上述激素分泌持续发生。因此，规律的哺乳可维持数月至数年。一旦婴儿的吸吮停止，泌乳随即减少或停止。大量的外源性雌性激素的摄入亦可能终止泌乳，如临床使用大剂量的雌激素作为回乳药可终止哺乳。哺乳期母亲的焦虑、烦恼、恐惧、不安等情绪变化，也会通过神经反射而影响乳汁的分泌与排出。乳母的营养状况不良，也会使乳汁分泌减少，如有些母亲因为害怕体形过胖而拒绝食用富含营养物质的食物，拒绝进食汤汁，甚至节食减肥，那必然会使乳汁分泌量减少甚至停止分泌乳汁。

二、乳母营养需要

1. 热能

哺乳期妇女基础代谢增加 10%～20%，平均每日约增加 1045～1254kJ 的热能。通常每产生 100mL 乳汁，消耗 375kJ 热量，按每日分泌 850mL 乳汁计算，则需多消耗 3200kJ 热能。

2. 蛋白质

母乳蛋白质平均含量为 1.2%，按每日分泌 850mL 乳汁计算约需 10g 高生物价优质蛋白质，膳食蛋白质转变为乳汁蛋白质时转变率为 70%，植物性蛋白质食品则更低。我国建议乳母蛋白质推荐营养素摄入量（RNI）较成年女子每日多 20g。

3. 脂肪

膳食中脂肪摄入量低于每千克体重 1g 时，泌乳量下降，乳中脂肪量也降低。膳食脂肪的种类与乳汁脂肪的成分关系密切，例如摄入动物性脂肪多时，乳汁中饱和脂肪酸含量相对增高。中国营养学会推荐乳母每日膳食脂肪供给量应以其能量占总能量摄入的 20%～25%为宜。

4. 矿物质和微量元素

乳母主要应增加钙及铁的摄入。正常乳母每日因分泌乳汁而耗损 300mg 的钙。如果乳母钙供应不足就会运用体内储备，引起母体缺钙。因此，乳母要增加钙的摄入量，每日较孕前增加 700mg。应多吃含钙丰富的食物，还可适当补充钙剂。乳母铁的摄入量对乳汁中铁的含量影响不大，乳母增加铁的摄入主要预防自身缺铁。对婴幼儿来说，应适当补充含铁丰富的辅食，以弥补母乳中铁的不足。

5. 维生素

为满足母体自身和婴儿生长发育的需要，乳母膳食中各种维生素都应适量增加。

（1）脂溶性维生素 脂溶性维生素中只有维生素 A 能少量通过乳腺，故增加母体膳食维生素 A 的摄入，乳汁中维生素 A 的含量亦会有一定程度的增高。因维生素 D 几乎不能通过乳腺，故母乳中维生素 D 含量很低。目前认为乳母无需额外补充维生素 D，只要能保证婴儿多晒太阳或适量补充鱼肝油或其他维生素 D 制剂即可。

（2）水溶性维生素 水溶性维生素大多可自由通过乳腺，但乳腺可调控其进入乳汁的含量，达一定水平时不再增高。

6. 水分

水分摄入不足将直接影响乳汁分泌量，除每日多饮水外，还应摄入一定量的骨头汤、肉汤、菜汤和粥等。

三、乳母的合理膳食

因乳母对各种营养素的需要量都增加，且乳母膳食的质和量直接影响乳汁的分泌量和营养素含量。因此，乳母的营养摄取和平衡膳食十分重要。营养丰富、饮水充足的乳母可比营养不良的乳母每日多分泌 100～200mL 乳汁。营养不良的乳母尤其以热能摄入不足（＜5000kJ/d）时影响较大。脂肪和维生素含量随乳母饮食变化而波动较大。

1. 产褥期膳食

产褥期指从胎盘娩出至产妇全身各器官除乳腺外恢复或接近正常未孕状态的一段时间，一般为 6 周。如无特殊情况产后 1 小时就可让产妇进食易消化的流质食物或半流质食物，如牛奶、稀饭、肉汤面、蛋糕等，次日起可进食普通食物，但食物应是富含优质蛋白质等的合理平衡膳食。如果哺乳则要比平常每日增加蛋白质 25～30g，同时要多进汤汁类食物及含膳食纤维较多的食物以防便秘。每日除三餐外，可适当加餐 2～3 次。餐间可多次饮水，还要适量补充维生素和铁剂。

2. 产褥期后膳食

除了应多食用动物性食品（鱼、鸡、鸭、牛、羊、猪肉等）外，还可食用豆类食品、海带、虾米皮、木耳及动物肝脏等含维生素和铁等较多的食物。乳母每天应喝牛奶以补充钙，还要多食水果、蔬菜及一定比例的粗粮。多喝鱼汤、鸡汤、猪蹄汤及骨头汤等。对牛奶过敏者和不喝牛奶者每天要适量补充维生素 D。

烹调方法应多用烧、煮、炖，少用油炸。食用时多喝汤（有的乳母喝的汤太油会引起小儿腹泻，可在汤冷却后去掉表面浮油后再喝），这样既可以增加营养，还可促进乳汁分泌。

第三节　婴幼儿营养

营养是维持生命与生长发育的物质基础，同时也是健康成长的关键。婴幼儿（0～3 岁）生长发育迅速，是人一生中身心健康发展的重要时期，需要大量的营养素，合理营养将为一生中体力和智力的发展打下良好基础，而且对于某些成年或老年疾病（如肥胖、心血管疾病、某些肿瘤等）的发生具有预防作用。但婴幼儿各种生理机能尚未发育成熟，消化吸收功能较差，故对食物的消化吸收及排泄均有一定限制。因此，婴幼儿膳食有一定特殊要求，食物供给不仅要保证营养需要，还要适合婴幼儿的生理特点，合理喂养。

一、婴儿营养

婴儿（0～1岁）的脑神经和体格生长发育最快，是人类生命生长发育的第一高峰期。一年内体重的增加为出生时的2～3倍；身长平均增长25cm，1周岁时将增加至出生时的1.5倍；头围反映脑及颅骨的发育状态，婴儿期内头围平均每月增加1cm，而且这一时期脑细胞数目持续增加，至6月龄时脑重增加至出生时的2倍（600～700g），至1周岁时，脑重达900～1000g，接近成人脑重的2/3。另外，胸围、上臂围在这一时期也得以迅猛增加，胸围出生时小于头围但迅速增长，至1周岁时与头围基本相等并开始超过头围（头胸围交叉），上臂围在婴儿期由11cm增长至16cm。因此，需要在营养上满足其快速生长发育的需求。否则就会发生营养缺乏性疾病，如贫血、佝偻病等。

母乳是婴儿惟一理想的均衡食物，不仅具有婴儿所需的全面营养素，而且独具免疫物质，可抵御病菌的侵袭，有利于婴儿的正常生长发育。母乳喂养也有利于母子双方的亲近和心理健康。另外，最新研究发现，母乳中丰富的α-乳清蛋白能让孩子消化吸收得更好，而且α-乳清蛋白含有丰富的色氨酸。色氨酸被认为可能是调节婴儿睡眠、情绪和食欲的重要营养素。提倡、保护和支持母乳喂养是每个家庭乃至全社会的责任。应使80%以上的婴儿获得母乳喂养至少4个月以上，最好维持一年。

未来的母亲在孕期就应做好哺乳的准备。首先，做好乳房的保健，注意营养，保证乳房正常发育。产后应尽早开奶，做到新生儿出生后半小时即母婴同室，以便保证婴儿"随饿随吃"。一般来说，母乳可满足婴儿出生后4～6个月的营养需求。但母乳中维生素D含量较少，为预防佝偻病的发生，应在出生一个月后补充安全量的维生素A+D制剂，同时多晒太阳。

对于因患先天性疾病或母亲因其他原因不能哺乳等情况，应为婴儿选择合适的、各种营养齐全的、经卫生部门许可配方的奶制品或其他同类制品，并根据产品使用说明喂养。

目前建议婴儿1周岁时断奶。从4个月至1岁断奶之间是一个长达6～8个月的断奶过渡期，此期间应在坚持优先哺喂母乳的条件下（人工喂养者也应在保证配方奶充足的条件下）按婴儿月龄有步骤地补充辅助食品，以满足其发育需求，保证婴儿顺利地进入幼儿期。过早或过迟补充辅助食品都会影响婴儿发育。补充断奶过渡食物，应该由少量开始到适量，一种到多种试用，每开始添加新品种食物，均应观察三天以上，若无腹泻或无皮疹，即可加量，待数天后再添加新品种食物。还应遵循先液体后固体，先谷类、水果、蔬菜，后鱼、蛋、肉的原则。具体添加顺序可以是：①4～5月龄，添加的食物包括米糊、粥、水果泥、菜泥、蛋黄、鱼泥、豆腐及动物血；②6～9月龄，添加饼干、面条、水果泥、菜泥、全蛋、肝泥和肉糜；③10～12月龄，添加稠粥、烂饭、面包、馒头、碎菜及肉末。另外，为与肾溶质负荷相适应，至少婴儿1周岁前食物应尽量避免含盐量或调味品多的家庭膳食，以保证婴儿的身体健康。

二、幼儿营养

对于生长发育旺盛时期的儿童营养健康问题，应该给予足够的重视。尤其是幼儿（1～3岁），他们的食物全凭大人安排，如果忽略了他们的生理特点，未能按其需要供给食物，就会发生营养不良。

热能是维持人体生理功能最重要的成分，如果膳食热能供给不足，其他营养也不能在身体内部很好利用，容易使孩子消瘦，显得老实、不爱动；反之，如果热量供给过多时，则会使幼儿发生肥胖。

三大营养蛋白质、脂肪和碳水化合物的摄入量应有一定比例，蛋白质产生的热量宜占一日总热量的12％～15％，脂肪为25％～30％，碳水化合物为55％～60％，如此比例才能保证蛋白质充分发挥其修补组织的作用。但往往有些家长认为动物性食品富含蛋白质，应多给幼儿吃，使孩子偏食各种肉类、鸡腿、虾、鱿鱼等，却不爱吃蔬菜，一顿饭不吃或很少吃米饭类粮食。这样，会造成幼儿摄入的碳水化合物不足，热量摄入量也偏低，过多的蛋白质食物也不能很好地利用。这样饮食的孩子身体多半会长成细长条，像豆芽，体重偏低，这是营养不良的一种类型。还有一些家长则是鼓励孩子多食，造成热量及营养过剩造成肥胖儿，体内脂肪积累，为成年后出现心血管病留下隐患。

矿物质中，如果人体长期缺乏钙，会导致佝偻病，出现生长发育迟缓、身材矮小、食欲减退、味觉异常等，特别是蛋白质热能营养不良幼儿常同时伴有锌的缺乏。严重缺碘则可使幼儿发育不全、智力低下，海产品富含碘，是食物碘的最好来源。维生素不是构成组织器官的物质，量甚微但很重要，如果长期缺乏维生素A的孩子，眼角膜干燥、变厚，成为干眼病，皮肤也变得粗糙。水是人类机体赖以维持最基本生命活动的物质，但随着生活水平的提高和各种饮料广告不绝于耳，喝饮料的孩子越来越多，这是一种影响幼儿健康成长的不良倾向，对于食欲旺盛而大量喝饮料的幼儿，会因热量摄入过多而引起肥胖，而一些食欲较差的孩子会因热量摄入过多和零食影响正餐，致使热量摄入不足导致瘦弱。因此，家长要多给孩子喝白开水，少喝饮料，进食适量蔬菜，提供膳食纤维。

要制定营养平衡的食谱，合理调整幼儿的进食量，应根据幼儿每日各种营养素的需要量，进行食前的营养预算和食后的营养核算，再结合季节特点，选择八大类食物，安排好由于幼儿的偏食习惯容易导致缺乏的四种营养素（维生素A、胡萝卜素、钙和核黄素）含量丰富的食物，制定出满足幼儿营养需要的食谱。热量分配应符合早餐30％、午餐40％、午点10％、晚餐20％的比例要求。在膳食结构中要有甜有咸、有荤有素、有粗有细，少吃甜食和油炸食品。单吃牛奶、鱼肉、鸡蛋营养品虽好，但容易便秘；单吃蔬菜瓜果，既易饥饿，又易导致营养不良，因此，膳食必须平衡合理，不能顾此失彼。谷类食物与动物性食品搭配时，以谷类为主，动物性食品为辅。足量的各类食物所含碳水化合物必须可提供幼儿一日热量的30％，而动物性食品所含蛋白质中必需氨基酸比较齐全，这样搭配才能满足幼儿脑、体活动时热能和生长发育对蛋白质的需要。粗细粮合理搭配，不仅有营养互补作用，更重要的是粗粮所含纤维素较粗糙，能刺激肠蠕动，减少慢性便秘，促进幼儿的成长和发育。

孩子不吃饭、偏食、拒食应查明原因，耐心启发诱导，不能以压制强迫的办法强迫孩子进食，只要以科学态度注意喂养技巧，掌握好进食的质和量，就能为孩子提供充足的营养，保障孩子健康成长。

三、婴幼儿常见营养缺乏病

婴幼儿生长发育迅速，智力发展快，代谢旺盛，对营养物质特别是蛋白质和水，以及能量的需要量比成人相对较大，但胃肠消化功能又不成熟，故极易造成营养缺乏和消化不良。儿童的饮食已接近成人，主食由软饭转为普通米饭、面食，菜肴同成人，但是此阶段儿童常出现偏食、挑食、爱吃零食等不良习惯，如不及时纠正易发生营养缺乏病。

1. 蛋白质缺乏症

这是一种慢性营养缺乏症，大多数因能量或蛋白质摄入不足引起，有时又称为蛋白质能量营养不良。最初表现为体重不增或减轻，皮下脂肪减少，逐渐消瘦，体格生长减慢，直至停顿。长期营养不良也会影响身体增长。全身各部位皮下脂肪的减少有一定顺序，最先是腹部，以后是躯干、臀部、四肢，最后是面部。

2. 婴幼儿肥胖症

与营养不良相反，这是一种长期能量摄入超过消耗，活动过少，导致体内脂肪积聚过多而造成的疾病。近年来我国婴幼儿的肥胖率呈上升趋势，经研究发现婴幼儿肥胖症与成人肥胖症、冠心病、高血压、糖尿病等均有一定关联，故应及早重视加以预防。婴幼儿肥胖大多数属单纯肥胖症。有的孩子食欲极佳，喜吃甜食，导致体重增加迅速。肥胖可造成肥胖儿机体某些器官、系统功能性损伤，活动能力及体质水平下降，尤其对其精神、心理造成严重损伤。这种精神损伤短期内常不易察觉，但实际上比生理损害严重得多，致使肥胖儿的个性、气质和能力的发展均受到不同程度压抑。并且会使孩子丧失自信心，变得孤僻，易发生激烈的心理冲突。

3. 锌缺乏症

锌是人体重要营养素，参与体内数十种酶的合成，调节能量、蛋白质、核酸和激素等合成代谢，促进细胞分裂、生长和再生。故锌对体格生长、智力发育和生殖功能影响很大。

锌缺乏症是人体长期缺乏微量元素锌所引起的营养缺乏病。首先是由于挑食偏食的坏习惯导致锌摄入不足；其次由于生长迅速的婴幼儿新陈代谢旺盛使锌消耗增加而出现锌缺乏；第三是吸收利用存在障碍，慢性消化道疾病等影响锌的吸收利用，如脂肪泻使锌与脂肪、碳酸盐结合成不溶解的复合物影响锌的吸收。锌缺乏开始时孩子出现厌食，味觉减退异常，甚至发生异食癖。常有复发性口腔溃疡，影响进食。继而生长迟滞，身材矮小，生殖器官发育落后，免疫力下降，伤口愈合较慢。

因此，随着孩子年龄增长要按时增加辅食，如蛋黄、瘦肉、鱼、动物内脏、豆类及坚果类等含锌较多的食物，每日应适当安排进食。现有多种强化锌的食品，要注意其锌含量，长期食用多种强化锌的食品，锌摄入量过多可致中毒。急性锌中毒伴有呕吐、腹泻等胃肠道症状。

4. 缺铁性贫血

缺铁性贫血是由于体内储存铁缺乏致使血红蛋白合成减少而引起的一种低色素小细胞贫血。铁摄入量不足是导致缺铁性贫血的主要原因。一般而言，孩子食物中的含铁量低于 1mg/1000kJ，即有可能导致缺铁。孩子生长快，铁相对需要量增加，随体重增加血容量也增加较快，如不及时给孩子补充也会缺铁。患有贫血的孩子皮肤黏膜较苍白，以唇、口腔黏膜最明显；易疲乏无力、不爱活动；有时可出现头晕、眼前发黑、耳鸣等症状；常有烦躁不安、精神不集中、记忆力减退等现象。研究发现，边缘铁缺乏即可影响孩子的智力发育，即使及时补充也难以挽回损失。目前，儿童神经精神的变化逐渐引起重视。现已发现在贫血尚不严重时，即出现烦躁不安，对周围环境不感兴趣。智力测验发现病儿注意力不集中，理解力降低，反应慢。

缺铁性贫血的预防首先要及时添加含铁丰富且铁吸收好的食物，如肝、瘦肉和鱼等，注意食物合理搭配。严重时给予铁剂补充。

5. 维生素缺乏症

(1) 维生素 A 缺乏症　由于体内维生素 A 和维生素 A 原摄入不足所引起的营养缺乏病，主要表现有以下两种。

① 对皮肤的损害。皮肤表现为基底细胞增生和过度角化，特别是毛囊角化为毛囊丘疹（多发生在四肢肌表面、肩部、颈部、背部的毛囊周围）；汗腺、皮肤干燥，毛发干枯易脱落。

② 对眼睛的损害。首先是暗适应能力下降，进而可形成夜盲症，即在暗光下视物不清。该症状是功能性的，摄入一定量的维生素 A 即可恢复。若结膜角化、泪腺分泌减少，则形成干眼病，结膜失去正常的光泽，变得油脂样混浊，有

时在角膜缘外测，结膜中间可见到银白色泡沫状白斑。角膜软化症是维生素 A 严重缺乏时的临床表现。初时可见角膜干燥、变粗、混浊，对触觉不敏感；再发展，角膜表面出现浸润性溃疡或糜烂；继之溃疡扩大，角膜穿孔，使虹膜脱出，晶状体消失引起失明。

最有效的预防方法是保证膳食中含有丰富的维生素 A 或胡萝卜素。维生素 A 最好的来源是动物性食品，如蛋类、动物肝脏、黄油等；胡萝卜素的最好来源是颜色较深的水果和蔬菜，如番茄、胡萝卜、辣椒、红薯、空心菜、苋菜、香蕉。

(2) 维生素 B_1 缺乏病 （脚气病） 维生素 B_1 缺乏病多发生在以大米为主食的地区，缺乏症以多发性神经炎、肌肉萎缩、组织水肿、心脏扩大、循环失调及胃肠道症状为主要特征。

婴儿脚气病常发生在 2～5 个月龄的婴儿，多由于乳母维生素 B_1 缺乏所致。病情急，发病突然。常见食欲不振、呕吐、兴奋、腹痛、便秘、水肿、心跳加快、呼吸急促和困难。严重可出现嗜睡、呆视、眼睑下垂、声音微弱以及深反射消失、惊厥、脉速、心力衰竭，甚至突然死亡。

脚气病的预防首先要注意食物调配，不应长期吃精白米、面。其次是改善烹调方法，如淘洗米时尽量少搅少洗，煮稀饭时不加碱，不弃米汤和菜汤等。

(3) 维生素 C 缺乏病 维生素 C 缺乏病又称坏血病，主要病变是出血和骨骼变化，其症状是缓慢地逐渐出现的。维生素 C 缺乏后数个月，患者自觉倦怠及全身乏力、食欲差、精神抑郁、容易出血。婴幼儿可有生长迟缓、烦躁和消化不良等症状，以后逐渐出现齿龈萎缩、浮肿、出血，表现为牙炎；由于血管壁的脆性增加，全身可有出血点；内脏、黏膜也可有出血现象，如鼻出血、血尿、便血等。皮下和骨膜下出血是坏血病的重要特征。此外，还可引起骨质疏松、坏死，易发生骨折。

预防主要是多摄入富含维生素 C 的新鲜蔬菜和水果。烹调加工时注意蔬菜先洗后切、急火快炒、开汤下菜等。

(4) 维生素 D 缺乏病 维生素 D 与机体内钙、磷代谢密切相关，因此当维生素 D 缺乏时，儿童易发生佝偻病。临床上可见到方颅、肋骨串珠、鸡胸；由于骨质软化，承受较大压力的骨骼部位发生弯曲变形，如脊柱弯曲、下肢弯曲；还可发生囟门闭合迟缓；由于肋骨软化后，受腹肌长期牵引收缩，造成肋弓缘上部内陷而形成沟状，称为"赫氏沟"。

维生素 D 缺乏症的预防：鼓励户外活动，充分得到日光照射，以增加皮肤中维生素 D 的生成；适当补充维生素 D 制剂，以补充一般食物中维生素 D 含量少和婴幼儿对维生素 D 需要量增加的需要；注意合理喂养，选用含维生素 D 和钙丰富的食物，提倡母乳喂养。

第四节　儿 童 营 养

3～12岁为儿童时期，这一时期儿童活动能力和范围增加，体格仍维持稳步的增长。除生殖系统外的其他器官、系统、包括脑的形态发育已逐渐接近成人水平，而且独立活动能力逐步加强。除了遵循幼儿膳食原则外，食物的分量要增加，逐渐让孩子进食一些粗粮类食物，并可以接受成人的大部分饮食。要引导孩子养成良好、卫生的饮食习惯。

一、儿童生理特点及营养需要

1. 身高、体重的稳步增长

儿童体格发育速度比婴幼儿期相对减慢，但生长速度仍然较快。每年身高增长约4～7.5cm，体重增长约2～2.5kg。神经细胞的分化已基本完成，但脑细胞体积的增大及神经纤维的髓鞘化仍继续进行。足够的能量和营养素的供给是其生长发育的物质基础。中国营养学会推荐每日营养素供给量，能量为5.43～10.04MJ，蛋白质45～75g，钙800～1000mg，铁12～18mg，锌9～18mg，维生素A 400～700μg RE，其他营养素推荐供给量参见中国营养学会制定的《中国居民膳食营养素参考摄入量》。

2. 咀嚼及消化能力仍有限

学龄前儿童（3～6岁）咀嚼及消化功能仍不能与成人相比，其膳食应特别烹制，既要保证营养，又要膳食色、香、味多样化，以增加儿童食欲。

3. 主要营养问题

此期儿童由于活动范围扩大，兴趣增多，易出现饮食无规律、偏食、吃零食过多等问题，影响营养素的摄入与吸收。微量元素，如铁、锌及维生素的缺乏是这一时期常见的营养问题。在农村，蛋白质、能量摄入不足仍然是比较突出的问题；而城市由于经济发展、物质丰富，儿童的蛋白质、能量营养不良发生率已逐渐下降。但因看电视时间过长、体力活动减少以及脂肪类食物摄入过多而导致超重和肥胖在这一时期也比较突出。

二、儿童的合理膳食

鉴于儿童的生理特点和营养需要，儿童应该合理地食用各类食物，取得平衡膳食。建议每日膳食中应有一定量的牛奶或相应的奶制品，适量的肉、禽、鱼、蛋、豆类及豆制品，以供给优质蛋白质。为解决无机盐和维生素的不足，应注意新鲜蔬菜和水果的摄入，并建议每周进食一次富含铁的猪肝或猪血，每周进食一次富含碘、锌的海产品。谷类已取代乳类成为主食，每日应保证150～200g谷类食物摄入。此外纯能量（食糖等）以及油脂含量高的食物不宜多吃，以避免出现肥胖和预防龋齿。烹调上由软饭逐渐转变成普通米饭、面条及糕点，尽量避免油炸、油腻、质硬或刺激性强的食品。

对于学龄儿童（6～12 岁）应该让孩子吃饱和吃好每天的三顿饭，尤其是保证吃好早餐。早餐的食量应相当于全日量的 1/3，不吃早餐或早餐吃不好会使小学生在上午 11 点前后因能量不够而导致学习行为的改变。如注意力不集中，数学运算、逻辑推理能力及运动耐力等下降。此期间，应引导孩子吃粗细搭配的多种食物，但富含优质蛋白质的鱼、禽、蛋、肉、奶类及豆类应该丰富一些，每日供给至少 300mL 牛奶、1～2 个鸡蛋及其他动物性食物（如鱼或瘦肉）100～150g，谷类及豆类食物的供给约为 300～500g，以提供足够的能量及较多的 B 族维生素。充足的能量及丰富营养素的供给除满足儿童生长发育的需要外，也可提高其学习训练的效率、发展智力并保证大脑活动的特殊消耗。此外，学龄儿童应在老师协助下继续进行良好生活习惯及卫生习惯的培养，少吃零食，饮用清淡饮料，控制食糖的摄入，同时应重视户外活动。

第五节 青春期营养

青春期是指少年儿童开始发育，最后达到成熟的一段时期，即由儿童向成人的过渡阶段。青春期突出的特点是性开始发育，因此又称为性成熟期。国外医学界将青春期的年龄定为 10～19 岁，中国医学界将其定为 13～18 岁。而且男女有差别，一般女孩较男孩早 1～2 年。除此之外，还受地区、营养、精神等因素影响，其中营养状况起主要作用。

青春期是少年儿童心理、生理、智力及行为变化最明显的时期，同时他们从事紧张的学习，活动量大，尤其处于生长高峰期，每日营养素和能量消耗比开始发育前要增加 2 倍多，故对营养的需求也增多。

一、青春期生长发育特点

青春期突出表现是在内分泌、人体形态、机能、性器官及性机能发育上明显变化。

1. 内分泌的变化

青春期的形态、机能变化主要受神经内分泌系统影响。在青春期以前，内分泌系统变化很小，男孩和女孩除外生殖器外，看不出有明显差别。可到了青春期就发生了巨大的变化。

在青春期开始时，下丘脑和垂体前叶迅速发育，其功能增强。通过一系列渠道，支配和调节有关内分泌腺体分泌出一些各自作用不同的激素，并在多种激素协同作用下，促进发育。如性腺激素促进性的成熟，甲状腺能促进组织的分化和成熟，对神经系统和性腺影响极大，是促进生长、发育、成熟的一个重要因素。

2. 人体形态发育变化

在青春期这一阶段，全身成长迅速，从人体形态上看尤为明显。由于骨骼和肌肉发育较快，身高和体重迅速增加。青春期男孩身高每年平均增长 7～9cm，女孩每年可增长 5～7cm。从青少年身高、体重、肩宽等发育指标的平均值来看，是随年龄上升而逐渐增高。而且每项指标男女之间都有二次交叉现象。第一次交叉是在 9～10 岁，就是说 9～10 岁以前男性发育要比女性快。交叉后女性的各项发育指标都超过男性。到了 14～16 岁，男女之间又出现第二次交叉，交叉后男性各项发育水平又超过了女性，以后男女差距越来越大。

3. 机能发育

青春期在形态发育的同时，各种生理机能也能发生明显的变化。以肺活量为代表，是随着年龄的增加而上升的。在其他生理、生化指标方面，心率和呼吸频率随着年龄增加而下降。青春期女孩的心率略高于男孩。男性的红细胞和血红蛋白数量明显增加，而女性增加不明显。青春期女孩应注意饮食营养，防止贫血发生。从运动功能来看，以肌力为代表，青春期男女都有明显的突增阶段。从各年龄段来看，男孩的均值都大于同龄女孩。年龄越大，差异越大。

4. 性器官和性机能的发育

青春期生长发育的一个显著特征是性器官和性机能的发育变化。在青春期以前，性器官发育是很缓慢的，到了青春期，发育非常迅速，生殖器官逐渐成熟，第二性征明显，基本上可以接近于成年人。青春期女性的性机能变化的显著标志是月经来潮，一般在 10～18 岁之间发生。青春期男性的第二性征表现为：阴部和腋下生毛，长出胡须，喉结突出，声音浑厚低沉，形成男子汉的体貌。

二、青春期营养需求

青春期的营养保健原则应多吃谷类，供给充足的能量；保证鱼、肉、蛋、奶、豆类和蔬菜的摄入；参加体育锻炼，避免盲目节食。

12 岁是青春期的开始，随之出现第二个生长高峰，身高每年可增加 5～7cm，个别的可达 10～12cm；体重年增长 4～5kg，个别可达 8～10kg。此时不但生长快，而且第二性征逐步出现，加之活动量大，学习负担重，对能量和营养素的需求都超过成年人。

谷类是我国膳食中主要的能量和蛋白质来源，青少年能量需要量大，每日约需 400～500g，可因活动量的大小有所不同。蛋白质是组成器官增长及调节生长发育和性成熟的各种激素的原料。蛋白质摄入不足会影响青少年的生长发育。青少年每日摄入的蛋白质应有一半以上为优质蛋白质，为此膳食中应含有充足的动物性和大豆类食物。

钙是建造骨骼的重要成分，青少年正值生长旺盛时期，骨骼发育迅速，需要摄入充足的钙。从 1992 年、2004 年的两次全国营养调查资料来看，钙缺乏仍然是较为严重的营养问题，我国中小学生钙的摄入量普遍不足，还不到推荐供给量的一半，为此青少年应每日摄入一定量奶类和豆类食品，以补充钙的不足。中小学生中缺铁性贫血也较普遍，有些青少年的膳食应增加维生素 C 的摄入以促进铁的吸收。青春发育期的女孩应时常吃些海产品以增加碘的摄入。

近年来，我国城市小学生肥胖发生率逐年增长，已达 5％～10％。其主要原因是摄入的能量超过消耗，多余的能量在体内转变为脂肪而导致肥胖。青少年尤其是女孩往往为了减肥而盲目节食，引起体内新陈代谢紊乱，抵抗力下降，严重者可出现低血钾、低血糖，易患传染病，甚至由于厌食而导致死亡。正确的减肥办法是合理控制饮食，少吃高能量的食物如肥肉、糖果和油炸食品等，同时应增加体力活动，使能量的摄入和消耗达到平衡，以保持适宜的休重。

三、青春期饮食注意事项

1. 饮食多样化

合理营养对青少年健康成长及学习有着很重要的意义。按营养学要求，青少年一日的膳食应该有主食、副食，有荤、有素，尽量做到多样化。合理的主食是除米饭之外，还应有面粉制品，如面条、馒头、包子、饺子、馄饨等。根据营养学家建议，在主食中可掺入玉米、小米、荞麦、高粱米、甘薯等杂粮。早餐除吃面粉类点心外，还要坚持饮牛奶或豆浆。

2. 营养要丰富

青少年每天需要丰富的食物以满足营养需求，如粮食 300～500g（男高中生要绝对保证每天有 500g 主食），肉、禽类 100～200g，豆制品 50～100g，蛋 50～100g，蔬菜 350～500g。其他还应多吃水果和坚果类食品和海带、紫菜等海产品，香菇、木耳等菌藻类食物，每周也应选择食用。另外，青少年需要钙较多，应多吃些虾皮、排骨、油煎小鱼（鱼骨可食）、骨头汤等，通过饮食来补充青少年骨骼生长所需要的钙。

3. 一日三餐安排合理

所谓合理营养，是应该符合生理功能和实际需要，如早餐要选择热能高的食物，以足够的热能保证上午的活动。有些发达国家很注重早餐，不仅有牛奶、橘汁，还有煎蛋、果酱、面包和肉类食品。午餐既要补充上午的能量消耗，又要为下午消耗储备能量，因此午餐食品要有丰富的蛋白质和脂肪。至于晚餐则不宜食过多的蛋白质和脂肪，以免引起消化不良和影响睡眠。晚餐以吃五谷类的食品和清淡的蔬菜较适宜。

4. 荤素搭配

合理的粮菜混食、荤素搭配，不仅可使人体所需要的营养成分齐全，相互得到补充（即营养的互补作用），而且食物的多样化可促进食欲，增进机体对营养素的吸收和利用。

四、大学生营养

目前我国大学生年龄大多在 18～25 岁左右，20 岁左右占大多数，他们正处在青春期向壮年期的过渡阶段，是一生中生长发育最为旺盛的时期，生理和心理的变化较为复杂，各器官机能逐渐趋向成熟期，脑力和体力的活动更频繁，思维能力活跃而敏捷，记忆力较强，总之是长身体和长知识的重要时期，他们的生长发育状况、学习效力的高低、生活能力及抗病力的强弱、劳动效力、运动能力的大小等，与营养卫生有着密切的关系，确保大学生们科学合理的营养及平衡膳食至关重要。

膳食中应以动物蛋白为主，植物蛋白为辅。具体需求如下。

① 铁的缺乏在女大学生中较为多见，因为每月的月经及血液损失，使得身体对铁的需要量增多，容易引起缺铁性贫血。所以大学生尤其是女大学生应选食含铁丰富且容易吸收的木耳、红枣、海带、瘦肉等食物。

② 大学生使用眼睛的时间较长，要注意有益眼睛、保护视力的维生素 A 和核黄素的摄入，这两者常见于牛奶、鸡蛋、猪肝及黄绿色蔬菜等食物中。

③ 钙、碘是人体所需的重要元素。人体缺钙会出现痉挛等症状，缺碘易导致甲状腺肿大。因此补充钙、碘对将要步入成年期的大学生很重要，平时饮食中应注意选用鸡蛋、大豆、牛奶、虾皮、海带、紫菜、各种海鱼等富含钙、碘的食物。

④ 适量补充卵磷脂。它是构成人体神经细胞和脑细胞的主要原料，应注意选用鸡蛋、豆类、瘦肉、肝、牛奶等富含卵磷脂的食物。

第六节　中年人营养

人到中年，肩挑工作、家务两副重担，身心的负荷相当重，加上中年时期的组织器官的功能逐步减退，生理功能也日渐减退，其体力和精力都不如青少年。为了减缓中年人衰退的过程，推迟"老年期"的到来，除了要保持乐观的思想情绪和进行必要的体育锻炼之外，合理地搭配膳食也非常重要。中年人的饮食，既要含有丰富的蛋白质、维生素、钙、磷等，还应保证低热量、低脂肪。适当地控制碳水化合物的摄入量。

一、中年人生理代谢特点

1. 消化系统开始改变

中年人胃黏膜及平滑肌开始萎缩，胃酸分泌也随年龄增长而减少。中年人消化液的分泌及其中所含的各种酶都不同程度降低。肝脏重量随年龄增长降低，肝脏的解毒功能下降，影响药物的灭活和排出，易引起药物性肝损伤。多数中年人胆囊壁薄、胆囊体积大、胆汁较为稀薄，胆石症随年龄增长出现率增加。

另外，随年龄增加，齿龈及齿根逐渐萎缩，使牙齿容易松动、脱落；味蕾萎缩，中年人味觉发生改变，以咸味阈值升高为主；口腔黏膜上皮角化增加，唾液分泌减少，易发生口干，这些因素导致中年人易出现吞咽困难，并容易发生口腔黏膜溃疡；唾液及其中的酶分泌减少，导致对食物的消化不利。

2. 代谢功能减退

随着年龄的增加，内分泌系统的变化使激素分泌改变，逐渐影响机体代谢功能。机体各种器官及其生理功能也逐步减弱，基础代谢率降低、血红蛋白降低、糖耐量降低、骨密度下降、蛋白质合成能力降低、总体水分减少、肾功能减退、最大呼吸容量下降等。糖代谢、钙代谢、肌肉组织功能均下降，肾排泄功能减退，这些结果均对中年人的物质代谢带来不利影响。

3. 免疫功能下降

随着年龄增长，免疫器官逐渐萎缩，功能减退，出现免疫系统调节障碍，机体对异体的抗原反应性降低。同时，随着年龄增长体内大分子物质合成的误差使某些自身抗原组成发生误差，表现为自身免疫反应增强。

经常参加体育锻炼能提高中年人的免疫力，减少了感冒及因感冒继发的扁桃体炎、咽炎、气管炎、肺炎等疾病，也减少了因气管炎引起的肺气肿、肺心病等疾病的发生。

4. 器官功能改变

人到中年后，消化系统消化液、消化酶及胃酸分泌量逐渐减少；心脏功能、脑功能、肾功能及肝代谢能力均随年龄增高而有不同程度的下降。

二、中年人的营养需要

1. 蛋白质

对于中年人，一般来说，虽然对蛋白质的需要量比正处于生长发育期的青少年要少，但对处于生理机能逐渐减退的中年来说，提供丰富、优质的蛋白质是十分必要的。因为随着年龄的增长，人体对食物中的蛋白质的利用率逐渐下降，只相当于年轻时的 60%～70%，而对蛋白质的分解却比年轻时高。因此，中年人蛋白质的供应量仍应适当高一些。

2. 脂肪

中年人体内负责脂肪代谢的酶和胆酸逐渐减少，对脂肪消化、吸收和分解的能力日趋降低，同时活动量减少，能量消耗减少，剩余热能在体内转化为脂肪，脂肪在体内蓄积过多，就会引起肥胖，俗称"发福"，导致血脂升高，机体健康将受到损害。因而限制脂肪的摄入是必要的，特别要控制动物脂肪的摄入量。

3. 碳水化合物

中国人能量的主要来源是碳水化合物，如米、面、蔬菜等。不同性别及职业的中年人对能量的需要也不同，对于脑力劳动者来说，每日主食中要能满足身体的标准需要量即可。另外，可多吃蔬菜，因为增加食物中的纤维素，既可饱腹又可防治心血管病、肿瘤、便秘等。

4. 维生素

维生素 A、维生素 C、维生素 D、维生素 E 族是人体新陈代谢所必需的物质，中年人由于消化吸收功能减退，对各种维生素的利用率低，常出现出血、伤口不易愈合、眼花、溃疡、皮皱、衰老等各种缺乏维生素的症状，因而每日必须有充足的供应量，必要时应适当补充维生素制剂。

5. 矿物质和微量元素

锌、铜、铁、硒等矿物质和微量元素，虽然只占人体重量的万分之一，但它们是人体生理活动所必需的重要元素，参与体内酶及其他活性物的代谢。如果饮食合理，一般不会缺乏，但由于中年人消化、吸收能力较差，加之分解代谢大于合成代谢，容易发生某些微量元素的相对不足。如中年人对钙的吸收能力较差，若加上钙的排出量增加的话，便容易发生骨质疏松，出现腰背痛、腿疼、肌肉抽搐等症状，因此，就应多吃点骨头汤、牛奶、海鱼、虾及豆腐等富含钙的食物，预防骨质疏松。

6. 水

水参与体内的一切代谢活动，没有水就没有生命。中年人应注意多喝水，有利清除体内代谢产物，防止疾病发生。

三、中年人的饮食原则

1. 控制总热量，避免肥胖

中年人由于脂肪组织逐渐增加，肌肉和活动组织相对减少，所以每日摄入的热量应控制在 7500～8370kJ，这样体重才能控制在标准范围内。已有资料和临床观察证实，中年人体重超重越多，死亡的几率就越大。据统计，40～49 岁的人，体重超过标准体重的 30%，则在中年期男性死亡率达 42%，女性死亡率达 36%。且胖人易患胆石症、糖尿病、痛风、高血压、冠心病和某些癌症。

2. 保持适量蛋白质

蛋白质是人体生命活动的基础物质，是人体组织的重要成分。如在代谢中起催化作用的酶、抵抗疾病的抗体、促进生理活动的激素都是蛋白质的衍生物。蛋白质还有维持人体的体液平衡、酸碱平衡、运载物质、传递遗传信息的作用。中年人每天需摄入 70～80g 蛋白质。其中优质蛋白应不得少于 1/3。牛奶、禽蛋、瘦肉、鱼类、家禽、豆类和豆制品都富含优质蛋白质。大豆类及其制品含有较丰富的植物蛋白质，对中年人非常有益。由于人体的蛋白质每天都在消耗，所以每天摄入的蛋白质应保持平衡。这对延缓消化系统退行性改变大有好处。

3. 适当限制糖类

有些人有嗜糖的习惯，或者饭量大的习惯，到中年以后要加以限制。因为吃糖过多，不仅容易肥胖，而且由于中年后胰腺功能减退，就会增加胰腺的负担，容易引起糖尿病。在患消化性疾病时如进甜食，还可促进胃酸分泌，使症状加重。因而除日常供应的碳水化合物外，不宜额外多吃甜食。在限制过多的糖类、自感食量不足时，可增加吃含糖量少、含纤维素多的水果、蔬菜，这些物质还可促进肠道蠕动和清除胆固醇。

4. 饮食要低脂肪，低胆固醇

中年人每天摄取的脂肪量以限制在 50g 左右为宜。脂肪以植物油为好，因为植物油含有不饱和脂肪酸，能够促进胆固醇的代谢，防止动脉硬化。动物脂肪、内脏、鱼子、乌贼和贝类含胆固醇多，进食过多容易诱发胆石症和动脉硬化。

5. 多吃含钙质丰富的食物

进食牛奶、海带、豆制品及新鲜蔬菜和水果，对预防骨质疏松，预防贫血和降低胆固醇等都有作用。

6. 少食盐

每天食盐摄入量不宜超过 8g，以防止伤脾胃和引起高血压。

7. 节食

饮食要定期、定量，避免暴饮暴食、过量饮酒，以免引起消化功能紊乱。尤其要注意避免食用能损害消化器官的食物。中年人膳食的合理安排，对于消化器官的保健和人体健康，尤其是减少过早死亡和减少疾病的发生都有着十分重要的意义。因此，中年期的合理膳食对健康长寿有极大关系。

第七节　老年人营养

世界卫生组织和中国卫生部规定，60 岁以上为老年人。2007 年我国 60 岁以上老年人口已达 1.43 亿，超过了总人口的 11%。预期表明，2030 年我国的老年人口将达 2.48 亿，届时老年人口的比重将达到总人口的 31.2%，人口老龄化已成为不可忽视的社会问题。随着老年人年龄的增加，人体各种器官的生理功能都会有不同程度的减退，尤其是消化和代谢功能，直接影响人体的营养状况，如牙齿脱落、消化液分泌减少、胃肠道蠕动缓慢，使机体营养成分吸收利用下降。故老年人必须从膳食中获得足够的各种营养素，尤其是微量营养素，老年人的营养应该得到全社会的关注。

一、老年人生理代谢特点

1. 老年人消化系统明显改变

由于老年人牙齿脱落，对食物的咀嚼有明显影响；舌表面味蕾易发生萎缩，味觉细胞减少，咸味阈值升高；唾液分泌减少，直接影响了食物的水化；老年人其他消化液的分泌也减少，各种消化酶均随年龄增长而分泌逐渐减少；老年人食道蠕动和胃肠道排空速率都减低，使大便通过肠道时间延长，增加肠道对水分吸收，使大便变硬，因此经常发生便秘；胆汁分泌减少，对脂肪的消化能力下降。此外，老年人肝脏体积缩小、血流减少、合成白蛋白的能力下降等均会影响到消化和吸收功能，导致食欲减退、消化吸收功能降低。

2. 老年人代谢功能减退

老年期代谢组织的总量随着年龄的增长而减少。与中年人相比老年人基础代谢下降大约 $10\%\sim20\%$。而且合成代谢降低，分解代谢增高，合成与分解代谢失去平衡，引起细胞功能下降。由于老年期内分泌系统的变化使激素分泌改变，明显影响机体代谢功能。糖代谢、钙代谢、肌肉组织功能均下降，肾排泄功能减退，这些结果都对老年人的物质代谢带来不良影响。另外，随着年龄增高胰岛素分泌能力减弱，组织对胰岛素的敏感性下降，可导致葡萄糖耐量下降。

3. 老年人免疫功能明显下降

老年人胸腺萎缩、重量减轻，T淋巴细胞数目明显减少和各种功能减退，血中免疫球蛋白G下降，使老年人细胞免疫和体液免疫功能下降，故老年人易患各种疾病。

4. 器官功能改变

主要表现为消化系统消化液、消化酶及胃酸分泌量的减少；心脏功能的降低及脑功能、肾功能及肝代谢能力均随年龄增高而有不同程度的下降。

5. 体成分改变

随着年龄的增长，体内脂肪组织逐渐增加，脂肪在体内储存部位的分布也有所改变，有一种向心性分布的趋势，即由肢体逐渐转向躯干。体成分改变的具体表现如下。

① 细胞量下降，突出表现为肌肉组织的重量减少而出现肌肉萎缩。

② 体水分减少，主要为细胞内液减少。

③ 骨矿物质减少、骨质疏松，尤其是钙减少，因而出现骨密度降低，尤其

是女性在绝经期后由于雌激素分泌不足骨质减少更加明显。表现为骨痛、身高缩短、驼背及易发骨折等。

6. 体内氧化损伤加重

人体组织的氧化反应可产生自由基。自由基对细胞的损害主要表现为对细胞膜的损害，形成脂质过氧化产物，主要有丙二醛和脂褐素，脂褐素是一种具有荧光性的褐色色素，是机体老化的标志之一。该色素在皮肤细胞堆积，则形成老年斑，在脑及脊髓神经细胞中沉积，则会出现记忆力减退或引起神经功能障碍，如老年痴呆症等。

二、老年人的营养需要

老年人随年龄增长器官组织功能和内环境稳定性发生改变，代谢降低，腺体分泌机能减弱，消化吸收、心血管功能均降低，故其营养需要有一定的特殊性。每日所需要的营养素及热能，相对地要求量少而质精。当然，具体用量应根据每个人的具体情况而酌定。

1. 热能

老年人脂肪组织逐渐增加，肌肉和其他活动性高的组织相应减少，整个代谢过程减慢。因为老年人的基础代谢比成年人降低 10%～20%，再则老年人体力活动减少，相应的热能消耗也降低，故老年人饮食中的热能应相对减少，60～70 岁的老年人应该比成年人减少 10%～30%左右。60 岁以上老年人热能摄入可按每日每千克体重 135～150kJ 计算，即可满足机体需要。进食一定要适量，以八成饱为好。若老年人不控制进食量，摄入的热量过多，常引起老年人肥胖。老年人最常见的高脂血症、动脉硬化症、高血压、冠心病、糖尿病等都与肥胖有密切的关系。

2. 蛋白质

老年人体内的代谢过程以分解代谢为主，蛋白质的合成能力差，而且对蛋白质的吸收利用率降低，容易出现负氮平衡；另一方面由于老年人肝、肾功能降低，过多的摄入蛋白质可增加肝、肾脏及消化系统负担，有肝肾疾病时更应注意控制蛋白质的供给。因此，主张老年人每日蛋白质的供给量应以满足消耗的需要，维持氮平衡为原则，特别应供给必需氨基酸齐全的高生物价的优质蛋白质。国外主张老年人最适宜的蛋白质供给量为每日每千克体重 1.2～1.5g，中国营养学会《推荐的每日膳食中营养素供给量》为每日每千克体重 1.0g；如低于每日每千克体重 0.7g，就可能发生负氮平衡。我国的饮食结构以谷类为主食，大多数人摄入的蛋白质中，60%～70%为植物性蛋白。在植物性蛋白质中除黄豆外，其他植物蛋白的生物价均较低。奶类、蛋类及瘦肉中的蛋白质均为完全蛋白质，含有人体所需的 8 种必需氨基酸，故老年人每天应食用一定量的动物性蛋白质，并且应来自不同的食物，以达到蛋白质互补的作用，提高蛋白质的生理价值。如大豆蛋白质中掺食少量动物蛋白及其他谷类蛋白质，或是粮食粗细搭配食用，均能显著提高蛋白质生物学价值。对于老年人来说，优质蛋白的摄入量应该占总蛋白质量的50％以上。但动物蛋白质不宜摄入过多，否则会引起脂肪摄入增加而对机体产生不利影响。

3. 脂肪

老年人体内脂肪组织随年龄逐渐增加，并且由于老年人胆汁分泌减少和酯酶活性降低而对脂肪的消化功能下降，故老年人的脂肪摄入一定要有所节制，一般占膳食总能量的20％～30％为宜。而且应以富含多不饱和脂肪酸的植物油为主，谨慎食用氢化油（人造奶油），限制饱和脂肪酸含量多的动物脂肪的摄入，如猪油、牛油、羊油及奶油等。过多的脂肪对心血管和肝脏不利，而且对消化吸收功能造成负担。但过多地限制摄入会影响到脂溶性维生素，如维生素 A、维生素 D、维生素 E、维生素 K 的吸收而影响健康。

4. 碳水化合物

老年人对碳水化合物的吸收利用率降低，若摄入的比例过高，会使内生性甘油三酯合成增多，特别是蔗糖、葡萄糖等简单糖类更易引起高脂血症和高胆固醇血症，还可诱发心肌缺血。过多的摄入碳水化合物，使饱和脂肪酸增加，还可引起蛋白质及其他营养素的不足；但如摄入过少，则会使蛋白质分解增加以供给热能。每天碳水化物供给量以占总热能55％～65％为宜，其中简单糖类应少于10％。对老年人来说，果糖较为适宜，因为果糖容易吸收，且能比较迅速地转化为氨基酸，而转化为脂肪的可能性比葡萄糖要小得多。故老年人饮食中，可供给一定量含果糖的蜂蜜及某些糖果、糕点等。对老年性肥胖、糖尿病和冠心病人，应限制碳水化合物的摄入，增加膳食中复合碳水化合物和膳食纤维以增强肠蠕动，防止便秘。我国历来以谷类食物为主，除蛋白质和脂肪按比例供给热能外，其余均由碳水化合物供给。现代研究发现，只要其他营养素能满足需要，高谷类饮食对预防冠心病和动脉粥样硬化是有益的。糙米、玉米、麦片等都对降低血甘油三酯有作用。

5. 维生素

老年人由于进食量减少，消化功能减退，对维生素的利用率下降，易出现维生素缺乏，加之许多老年病又常发生继发性维生素缺乏。老年人每天都应有足够的维生素供给，才能满足机体代谢的需要。各种维生素的供给量也要保持平衡。维生素 C 不足时，叶酸也常常不足，但如果过多，又可能引起维生素 B_{12} 缺乏。维生素 E 缺乏可能会加重维生素 A 的缺乏，而过量时又会妨碍维生素 K 的作用。老年人摄入的总热能应减少，但维生素需要量并不因年龄增长而减少。中国营养学会已明确规定维生素的标准供给量。老年人饮食中容易缺乏维生素 A、维

生素 B_1、维生素 B_2、维生素 B_{12}、维生素 C、维生素 D 及叶酸等，所以老年人除供给维生素丰富的食物外，还应考虑适当补充维生素制剂。

近年来的研究表明叶酸和维生素 B_{12} 与老年性痴呆关系密切。叶酸和维生素 B_{12} 是 DNA 合成的重要辅酶，同时还可影响脑内维生素 B_{12}、蛋氨酸、L-酪氨酸和乙酰胆碱的代谢反应，因此缺乏叶酸和维生素 B_{12} 可出现脑内神经递质合成和蛋氨酸代谢障碍。

6. 矿物质和微量元素

人体内含有钙、钠、钾、镁、磷、硫、氯、氮 8 种常量元素，即通常所说的无机盐，此外还有 14 种 WHO 推荐的必需微量元素：铁、碘、铜、锌、锰、钴、钼、硒、铬、镍、氟、锡、钡、矾。这些都是体内具有重要生理功能的营养素，与中青年人相比老年人对钙、铁等的需要更为重要。

(1) 钙　老年人由于胃肠功能降低、胃酸分泌减少、活性维生素 D 合成下降等原因使对钙的吸收能力下降，吸收率一般在 20% 以下，而青少年对钙吸收率可达到 40% 左右。所以老年人容易发生钙摄入不足或缺乏而导致骨质疏松症。中国营养学会推荐老年人每日膳食钙的适宜摄入量为 1000mg。但钙的补充也不宜过多，以免引起高钙血症、肾结石及内脏钙化等。

(2) 铁　老年人对铁的吸收利用能力下降且造血功能减退，血红蛋白含量减少，易出现缺铁性贫血。因此铁的摄入量也需充足，中国营养学会推荐老年人膳食铁的适宜摄入量为每日 15mg。但铁摄入过多对老年人的健康也会带来一些不利的影响，另外机体高铁可导致锌、铜、锰、硒等元素含量降低，对机体健康产生危害。

此外，微量元素硒、锌、铜、铬每日膳食中亦需有一定的供给量以满足机体需要。

7. 食物纤维

食物纤维是非营养物质，属于多糖类，在人的消化道中不能被消化酶消化，包括纤维素、半纤维素、木质素、戊糖、树胶、果胶等，与食物成分表上所列的粗纤维不同。食物纤维可以吸收水分，促进肠蠕动，加快粪便排出，还可以抑制肠内厌氧细菌的活动，促进需氧菌的生长，减少有致癌作用的胆酸代谢物生成。食物纤维有预防便秘、痔疮、肠憩室症、结肠癌和阑尾炎等发病的作用。饮食中适量的食物纤维，对肥胖病、糖尿病、动脉粥样硬化、胆石症的防治有良好效果，这与纤维素能减少胆固醇的吸收使血清胆固醇降低有关。成年人每天需 6g 左右的食物纤维。以精白面、肉食、蛋类等食品为主的老年人，每天可加麦麸 2~4 汤匙，以增加食物纤维的供应。此外新鲜的蔬菜和水果，也可以供给丰富的食物纤维。但考虑到大量的纤维素会降低某些营养素，如蛋白质、锌、铜等的吸收，故食物纤维总的摄入量不宜过多。

三、老年人的饮食原则

1. 减少胆固醇的摄入量，维护心血管健康

老年人保持精力充沛和体能旺盛的重要饮食原则，是减少饮食中胆固醇的摄入量，以防止血管老化。胆固醇摄入过多，将加速老年人动脉硬化，增加心血管疾患的发病率。因此，在维持正常体重的前提条件下，应注意选择食物。具体措施是：严格限制进食含高胆固醇食物，如各种动物性脂肪（鸭油、鱼油除外）、动物脏腑类食品、蛋黄、鱼子、鱿鱼、蟹鱼、黄油、奶油和巧克力等甜食；避免过多地摄取盐分，一般每日要低于 6g；多选食不饱和脂肪酸含量较高的植物油（椰子油除外），这些油中还含有增进血管健康，抵抗老化的维生素 E。

2. 限制总能量摄入，合理分配能量来源

人体所需能量来源于碳水化合物、脂肪和蛋白质。1g 碳水化合物或蛋白质，均可产生 16.74kJ 热量，1g 脂肪则可产生 37.66kJ 热量。体重正常的老年人，四季所需热量约为：春季 7640kJ、夏季 7642kJ、秋季 7315kJ、冬季 7370kJ。根据中国人的传统膳食习惯，碳水化合物提供的能量占总能量的 60%～70%，脂肪占20%～25%，蛋白质占 10%～15% 为宜。如果膳食中碳水化合物含量太高、脂肪含量太少，则膳食体积便会增大，这样既不耐饿，还会增加 B 族维生素的消耗，影响到脂溶性维生素的正常吸收；如果脂肪含量过高，碳水化合物太少，则易患冠心病、结肠癌、乳腺癌等病；如果蛋白质过少，亦会影响身体健康，过多则会增加肝肾脏的代谢和负担。可见，合理分配每日膳食中的能量来源是极为重要的。

3. 限制脂肪的总摄入量，减少老年性病变

脂肪含能量高，在人体中可以储存，很少有人因缺少脂肪而引起病变。然而，摄食过多的脂肪极易诱发多种老年性疾病，如高胆固醇血症、高脂蛋白血症、器官组织癌变和消化不良型腹泻等。由于高脂膳食中植物纤维少，会使胃肠蠕动变弱，粪便在体内存留时间过长，从而加重了外源性和内源性毒素对人体的致病作用。膳食中的脂肪主要来源于烹调用油、肉类、奶油、黄油等，其总量不宜超过食物总量的 25%，以每日每千克体重摄取 1g 以下为宜。身体肥胖或超重者，摄取量还应严加限制。

4. 注意蛋白质的供应，预防营养缺乏症

蛋白质几乎参与了人体内一切正常的生理活动，是生命的物质基础。在老年人中，不少人存在着轻度的蛋白质缺乏症，如贫血、抗病能力降低、神经系统与内分泌系统调节功能减退、肌肉组织退化、酶活动降低等，这些病状常常被机体的老化现象所掩盖而没有得到足够的重视。老年人摄食的蛋白质总量一般不能低于中年人，以每日每千克体重 1～1.5g 为宜。其主要来源有肉类、水产品、蛋类、干豆类和鲜奶。老年人的胃肠道吸收功能较差，每日膳食中的蛋白质以优质

的完全蛋白质和半完全蛋白质为主，即动物性蛋白质和豆类蛋白质。这样，才能很好地满足机体对蛋白质的需求。

5. 注意选择食物，提高营养价值

在保证各主要营养素的充足供应之后，还应格外注意食物的消化吸收率，努力提高食物的营养价值。主要方法有以下几种。

(1) 注意选择容易消化的食物　例如，黄豆的蛋白质含量高，质量上乘，但老年人难于咀嚼，因此，最好选食黄豆制品，如豆浆、豆芽、豆腐、豆腐皮等，如每日饮 200mL 豆浆即可得 8g 蛋白质。鸡肉不仅蛋白质含量高，且结缔组织松软，脂肪分布均匀，故较易消化。鱼的肉质细嫩，肌纤维较短，含水分多，含饱和脂肪酸较少，蛋白质消化吸收率可高达 87%～98%。

(2) 注意粮、豆或米、面混食　老年人对面粉和大米的净利用率低于中年人，如能将各类食品搭配适宜，则可以充分发挥蛋白质的互补作用，从而大大提高食物的营养价值。例如，用各占 33% 的豆粉、面粉、玉米粉制成混合食品后，其营养价值比原来单独摄食时提高 8 倍；如用黄豆 20%、玉米和小米各 40%，混合磨碎后，其营养价值可提高 3 倍以上。此外，常用各种豆类熬粥、煮饭或做馅也可提高其营养价值。

(3) 注意选用粗粮和糙米食品，延缓衰老进程　适当选食粗粮和糙米，不仅可以充分发挥牙齿的咀嚼功能，增强牙周组织的抗病能力，保持牙齿的稳固，还可以推迟牙齿和牙周组织的衰老过程。此外，由于粗粮和糙米制品容易使人产生饱腹感，因而可以有效地帮助老年人避免各类营养素的过多摄入。此类食物中含有大量的纤维素，又可增加人体对食物消化吸收后的废弃物体积，使之较快地排出体外，从而降低了各类毒素侵害机体的可能性。同时糙米胚芽中含有的维生素 E 是天然的抗氧化剂，有利于维持人体细胞膜的正常功能，从而延缓机体老化的过程。

(4) 提倡营养全面，切忌偏食　如果各种食物搭配得当，不但可消除某些食物的不良作用，还有利于发挥营养素之间的互补作用。老年人对营养的需求是多方面、多功能的，没有哪一种或几种天然食物能完全包含人体所需的多种营养成分。很多人在长期生活中养成了对某些食品的特殊偏爱，进而产生偏食现象；有些人因为某种缘故而采取了不正确的节食方法或过分素食；还有些人则片面追求口福，放纵食欲，终日大鱼大肉，嗜食高级补品和糖果、点心。凡此种种，势必造成老年人营养失调和自身免疫机能下降，其后果是损害身体健康，甚至引起某些疾病。

第八节　运动员的营养

运动营养是研究运动员在不同训练情况下的营养需求、营养因素、机体机能，以及通过营养手段来提高运动员的运动能力、体力适应性，促进其体力恢复、预防运动性疾病的一门科学。

一、运动员的生理特点

运动员训练和比赛时，机体处于高度的应激状态。由于体内激素分泌增加以及大脑的紧张活动和肌肉的强烈收缩，使机体的能量消耗骤然增多，代谢旺盛。此时体内酸性代谢产物聚积加快，使机体发生特殊的内环境改变。心血管系统容量明显增大，以适应大量氧气和能量供应以及代谢产物排出的需要。剧烈运动时，由于肌肉组织局部血管舒张，使血流阻力下降、交感神经兴奋性增强，为了维持正常体温的需要，运动员心输出量可以达到最大输出量的85％。不同运动项目对机体生理功能的要求也不同，某些运动员（如马拉松）需要长时间维持大心输出量水平，如长达2h以上。在这种情况下，机体对能量和各种营养素的需求量也增加。而且不同运动项目还要求特殊的营养供给，以满足机体的不同需要。

二、不同运动类型的营养需要

合理营养有助于运动员机体内环境的稳定，全面调节器官的功能，并使代谢过程顺利进行。合理营养应能全面补充运动员营养的消耗、使体内营养得到调节，并有充分的营养储备，从而使运动员保持良好的运动能力，促进其体力恢复。运动员营养不足或过剩，可使机体机能下降，降低运动能力，甚至会产生某些运动性疾病。此外运动员的营养状况还对其免疫功能、训练适应性及疲劳的消除产生一定的影响。

1. 速度性运动的营养特点和营养需求

速度性运动的代谢特点是运动中高度缺氧，负有氧债，能源主要依靠高能磷酸系统与糖原无氧酵解供应，例如100m，ATP-CP和糖酵解供能占能量系统的98％，因此其营养应符合体内能源物质迅速发挥作用，使三磷酸腺苷（ATP）和磷酸肌酸（CP）的再合成加速，所以膳食中应供给含丰富易吸收的糖、维生素C、维生素B_2等营养。此外，短时间内形成的酸性代谢产物在体内堆积，神经活动高度紧张，还应供给含蛋白质与磷丰富的食物，为使体内碱储备充足，应多吃蔬菜、水果等碱性食物。

2. 耐力性运动的营养特点和营养需求

此类项目特点是单位时间内能量消耗小，但总能量消耗很大，能量代谢以有氧氧化为主，主要靠脂肪提供，肌糖原消耗增加，蛋白质分解加强，需供应较多的糖。为使运动员血红蛋白和呼吸酶维持在较高水平，需供给较多的蛋白质、铁、维生素B_2、维生素C。为了保证食物热量，又缩小食物体积，以减轻胃肠负担，食物中的脂肪量可适当提高，热量比可占总热量的30％～35％。此外，耐力运动员失汗较多，在运动中及运动后水和电解质的补充十分重要。

3. 力量性运动营养特点和营养需求

力量性运动要求肌肉有较大力量与爆发力，为了发展肌肉，对蛋白质与维生素 B_2 的需求较多，特别在训练初期蛋白质供应量提高到每日每千克体重 2g 以上，其热量百分比可达 18% 左右，其中优质蛋白质不低于 1/3。此外，为保证神经肌肉的正常功能，钠、钾、钙、镁的补充也很重要。

4. 技巧性运动营养特点和营养需求

击剑、射击、乒乓球和体操等项目要求灵敏性和技巧，运动中神经活动异常活跃。能量消耗虽然不太高，但食物中蛋白质、维生素和钙、磷等无机盐应当充分。进行击剑、射击、乒乓球等运动期间，视力活动紧张，应给予充足的维生素 A，除食用含维生素 A 或胡萝卜素丰富的食物外，必要时服用适量维生素 A 补充剂，如鱼肝油等。

5. 球类项目营养特点和营养需求

球类项目对机体的灵敏性、反应性、技巧和力量等方面要求较全面，能量消耗也较大，故对各种营养素的供给应全面考虑。应提供丰富的糖、蛋白质、维生素 B_1、维生素 C 和磷等，比赛中应提供含电解质和维生素的饮料。

三、运动员的饮食原则

合理营养和平衡膳食对促进运动员的体格发育、增加身体素质，尤其是体力和耐力，使运动员在训练和比赛中发挥最佳的竞技状态以及消除疲劳、加速体力恢复都具有非常重要的意义，也是创造优异运动成绩的基本保证。

1. 平衡膳食

运动员的膳食应能提供运动员训练、比赛和生活所需要的全部营养，而且应该遵循合理搭配和食物多样化的原则。膳食组成中应包括：①粮食、油脂（以植物油为主）、食糖及薯类；②乳及乳制品（必须保证有发酵乳供给）；③动物性食品（鱼、肉、家禽、蛋类）；④豆类及豆制品（包括鲜豆浆）；⑤新鲜蔬菜和水果（各种水果、蔬菜，特别是绿叶蔬菜、柑橘等）；⑥菌藻类（紫菜、海带、螺旋藻）；⑦坚果类（花生、核桃等）。

2. 高碳水化合物膳食

碳水化合物是人体最重要的供能物质，能在任何场合参与 ATP 合成。糖原储备不足将导致运动机体疲劳。糖原储备水平高的运动员跑步速度快，运动到衰竭的时间可延长。从事长时间耐力训练和比赛的运动员应在运动前、运动中和运动后摄食高碳水化合物膳食，同时注意休息，以增加糖原储备和加速运动后糖原储备的恢复。运动前后碳水化合物的补充应以复合碳水化合物为主，运动中可选用含葡萄糖、果糖、低聚糖的复合糖液。

3. 高能量密度和高营养素密度膳食

为避免食物体积过大，增加胃容量，影响运动，运动员应该选择能量密度和营养素密度高的食物。

4. 注意食品的色、香、味、形状和硬度

根据运动员的营养需要特点，提供营养丰富又受运动员喜爱的食物。食品加工中应注意保持主副食品的色、香、味、形和一定的硬度，并能促进食欲和容易消化吸收，同时还要注意食物多样化以增进食欲。

5. 采用少量多餐制

由于运动员膳食结构中碳水化合物比例较高，而碳水化合物在胃中的排空速度较快，会使运动员常常产生饥饿感，因此应该采用少量多餐的进餐方式，如三餐两点制或三餐三点制等。

第九节　特殊环境人群的营养

一、高温环境下人群的营养

所谓高温环境，通常指寒、温带地区的气温或生产场所温度大于 32℃ 或炎热地区气温大于 35℃ 或气温 30℃ 而相对湿度大于 80％ 的工作场所。高温环境中人体可出现一定的生理功能变化，如体温调节、水盐代谢、消化和循环等方面生理功能的改变，引起机体内许多物质代谢的改变，特别是大量出汗与机体过热，可使钾钠大量丢失、无机盐代谢紊乱和血清钾浓度下降，水溶性维生素也大量从体内散失。由于机体过热，蛋白质分解加速，消化液分泌下降，胃蠕动下降，消化功能下降。

1. 水和无机盐

高温环境中，机体为散发热量而大量出汗，每天出汗量达 3～5L，汗液中 99％ 为水、0.3％ 为无机盐、还有少量氨基酸，如不及时补充水和无机盐就会中暑。高温作业者应及时按出汗量饮水（少量多次），在膳食或饮料中应补充食盐和氯化钾，要吃富钾的豆类，考虑到汗液可损失多种无机盐，不能仅补充食盐，建议采用混合盐片（含钠离子、钾离子、钙离子、镁离子、氯离子、硫酸盐、磷酸盐、柠檬酸盐、乳酸盐和碳酸氢钾等）。

2. 蛋白质

高温环境下生活、作业的人员汗氮、尿氮和粪氮排泄均增加，应增加蛋白质供应量，建议每日为 90～120g。

3. 维生素

在各种维生素中，汗液、尿液排出水溶性维生素较多，首推维生素 C，其次

是维生素 B_1、B_2。对接触钢水的人员应适当增加维生素 A 供给量（可达 5000IU/d）。高温工作者应多食蔬菜、水果、豆制品和动物性食品。

4. 能量

两个因素影响高温环境中的能量代谢。一方面高温环境对能量代谢特别是基础代谢可产生影响；另一方面，体力劳动的强度也影响能量需要。通过在 22℃、37℃ 两种环境中比较从事各项强度劳动 1h 的热能消耗，认为在高温环境中热能需要增加 10％～40％，考虑到高温环境中人们的食欲较差，增加过多的热能存在困难，以 10％ 为宜。

二、低温环境下人群的营养

所谓低温环境，是以环境气温低于 10℃ 为界限。严格地说，对人体的实感温度还应当考虑当时环境的空气湿度、风速等综合因素。低温对人体的影响较为复杂，涉及低温的强弱程度、作用时间及方式。例如，突然进入低温环境作业，机体受到暴寒，与长时间在低温环境作业逐渐适应的应激程度不同。此外，机体本身的生理状况、作业的性质与条件以及对低温的耐受能力等也有较大差异，因而对营养的需求也就不同。

1. 热能

寒冷地区人体总热能需要量较温带同等劳动强度者为高，具体可因寒冷程度、防寒保温情况和体力活动的强度而不同。基础代谢在寒冷条件下可升高 10％～15％，体温放散加速；防寒服装增加体力负荷；低温引起的汗颤和一些不经意的动作造成能量需要量增加；寒冷刺激可使甲状腺功能提高，甲状腺素分泌增加，使体内物质氧化所释放的能量不能以 ATP 形式存在，而以热的形式散发。低温下组织内三羧酸循环和与呼吸链有关的酶类的活力增加，机体氧化产热能力增加等。所以在寒冷情况下，总热量需要量高者每日可达 23～25MJ（一般为 15MJ）。

2. 生热营养素

一般认为脂肪占总能量的 35％～40％ 为宜。在低温条件下，大量增加膳食中脂肪含量时，还需注意碳水化合物含量，尚未适应寒冷气候的人，如膳食中脂肪大量增加，热能代谢将发生显著改变，能量代谢由碳水化合物型到脂肪型，体内有关的酶系统也发生全面改变，所以要注意膳食中碳水化合物的供给量（占总量的 45％～50％ 为宜）。寒冷地区蛋白质供应量也应适当增加，一般认为占总能量的 13％～15％ 为宜，更重要的是应保持合理的必需氨基酸构成比例，特别是蛋氨酸在代谢适应过程中起主要作用，可通过甲基转移作用提供一系列寒冷适应过程所必需的甲基。

3. 维生素

寒冷地区营养调查表明，低温使人对维生素 A、D、B_1、B_2、C、PP 的需要增加。低温环境中，不论是作业人员还是当地居民，对维生素的需要量比常温同样情况下的机体显著增加。一般北极地区人体维生素的需要量比温带地区约增加30％～35％。特别是维生素 C，美国、加拿大对北极地区工作人员主张每日供给500mg，前苏联对寒冷地区居民维生素 C 供给量根据劳动强度的不同定为每人每日 70～120mg。由于低温环境使热能消耗增加，与能量代谢密切相关的维生素 B_1、B_2 和尼克酸的需要量也随之增加。近年来，人们对维生素 E 的耐寒能力及其机制研究很多，认为维生素 E 能改善由于低温而引起的线粒体功能降低，提高线粒体代谢功能。维生素 E 还能促进低温环境中机体脂肪等组织中环核苷酸的代谢，从而增加能量代谢，提高耐寒能力。除维生素 E 外，维生素 B_2 能参与机体甲状腺素调节能量代谢，在低温环境中，补充一定量的 B_2，可促进体内氧化磷酸化过程，增加产能，有利于增加机体的耐寒能力。此外，维生素 A、维生素 B_6、维生素 C 与泛酸，均具有对暴寒机体的保护作用和缓解应激作用。

4. 矿物质

寒冷地区容易缺乏的矿物质主要是钙和钠，寒冷地区骨折病人骨痂形成速度显著较温带地区缓慢；南方移居北方的居民，血液和骨组织中钙含量降低；外来居民骨组织中矿物质组成较世居当地居民为差，可见矿物质代谢对寒冷气候也有适应过程。寒冷地区蔬菜和水果较少，若无充分奶类供给，则很容易导致缺乏矿物质。食盐对寒冷地区居民特别重要，调查表明低温环境中食盐摄入量增加，可使机体产热功能加强。

三、宇航员的营养

由于航天器工程技术条件对饮食供应的约束及太空对人体生理和代谢的影响，使宇航员的营养在许多方面不同于生活在地面上的人群。

1. 宇航环境特点及对人体的影响

空间环境的主要特点是高真空和微重力。在轨道飞行期间，飞行坐舱内的一切物体，包括宇航员自身均处于失重状态，这种情况下人们在地面生活中所具有的"上"、"下"、"轻"、"重"概念都失去其原有的意义。

在几天以内的短期航天中，失重对前庭功能的影响和血液动力学的改变占主要地位；在 1～3 个月以上较长时间的航天中，失重和运动减退对机体支撑系统的影响是主要的。短时间的航天中，低血钾和高血钙现象最为常见。多数人认为航天过程中宇航员体重下降是由于机体脱水，其中主要是由水盐丧失造成的。但航天中血液钠、氯的含量及渗透浓度未见增加，机体脱水现象也不明显，所以机体损失的是钠、氯离子的等渗液体。失重初期，尿钠排出量明显增加，而在较长时间的航天中，钾和钙的损失特别值得重视。宇航员心血管功能的退化、骨筋肌

113

萎缩、钙代谢负平衡和骨盐的减少等，都是航天医学的重要课题。研究航天因素对机体作用的规律和机理、对机体生理和代谢的影响是宇航员营养工作的重要依据。

2. 宇航员的营养需求

在太空中微重力下的狭小空间里生活和工作，不仅宇航员的机体生理发生变化，而且口味也变得很特别，食欲下降，消化能力减弱。因此，航天食品必须有合理的营养成分，食物要针对宇航员生理改变指数，对膳食的营养素作适当调整。例如，肌肉萎缩要求食物提供充足的优质蛋白质；骨质丢失要求食物提供充足的钙，以及适宜的钙磷比例和维生素 D；飞行初期食物的脂肪量不宜太高，以免加重空间运动病；为防止心血管系统功能失调，要限制食物中钠的供给，保证钾的供给。

美国、俄罗斯制定太空食品的供给量标准时，将进食残留量、食物利用率和宇航员间的个体差异等因素考虑在内。一般都以热能需要量增加 10%～15% 作为太空食品的能量供给标准。

(1) 蛋白质　食物中供给机体热能的营养素主要为碳水化合物、脂肪和蛋白质。每日每千克体重摄入 0.5g 优质蛋白质，基本满足宇航员的需要。美国、俄罗斯太空食品中蛋白质占总热量的百分比均高于地面普通膳食。

(2) 膳食能源物质间的配比　高空飞行应多食用一些易消化吸收的碳水化合物和能促进消化液分泌的食物。从美国、俄罗斯太空食品的营养素供给标准看，脂肪占食品总热量的比例一般为 30%～32%、蛋白质为 15%～20%、碳水化合物为 50%～54%。

(3) 维生素　研究人员认为除非在长时间航天中，食用高蛋白质膳食时需增加维生素 B_6 和叶酸外，还不能肯定航天使机体对其他维生素的需要量增加。

(4) 水和矿物质　从文献资料看，俄罗斯太空食品矿物盐类的供给量与地面膳食基本一致。美国太空食品中钙、磷、铁供给量稍高于地面。钾、钠、氯和镁的供给量与地面近似。

四、职业性接触有毒有害物质人群的营养

职业性接触有毒有害物质人群膳食补充的主要原则是，首先满足机体正常合理的营养要求（数量足、质量优），通过合理营养需要的满足来增强机体对外界有害因素的抵抗力；其次是根据各种有毒物质的特殊作用，给予特殊的营养补充。一般应给予保护肝脏的食物和容易吸收的碳水化合物并补充各种维生素，以增强肝脏解毒能力和保护肝脏的正常结构与功能。

1. 铅作业人员的营养

铅进入人体的途径主要是消化道和呼吸道，引起慢性或急性铅中毒。

（1）维生素 C　对预防铅中毒有较好效果，一方面是补充损失的维生素 C，另一方面是维生素 C 与铅结合形成溶解度较低的抗坏血酸铅盐，可减轻铅在体内的吸收。

（2）钙/磷比与酸碱食品　铅在体内代谢情况与钙相似，当机体体液反应趋向酸性时，Pb 形成 $PbHPO_4$，反之则形成 $Pb_3(PO_4)_2$，前者在水中溶解度是后者的 100 倍，故主要在血液中出现，后者则主要在骨骼中沉积。急性铅中毒期应供给多钙少磷的碱性食品，使铅以磷酸铅形式暂时沉积在骨骼中，待急性期过后，改用以低钙多磷或正常磷的酸性膳食为主，使骨骼中铅以 $PbHPO_4$ 的形式溶解排出体外。

（3）蛋白质　一方面要供给足够的蛋白质（14%～15%），另一方面要重视蛋白质的质量。多摄入蛋氨酸、胱氨酸可减轻体重降低症状，蛋氨酸和维生素 C 还有促进红细胞生成的作用，但应考虑到蛋白质中有较多的硫、磷，最终代谢产物为酸性，是酸性食品。

（4）脂肪　可促进铅在小肠中的吸收，故铅作业人员保健餐中脂肪量不宜过多。

（5）果胶　可使肠道中铅沉淀，降低铅的吸收，所以可多吃含果胶的水果，但水果、蔬菜皆为碱性食品。

（6）维生素 A、B_2、B_{11}、B_{12}　在预防铅中毒方面均有一定作用。

综上所述，接触铅作业人员的膳食应该含有品质优良、数量充足的蛋白质，并额外补充维生素 C 125～150mg。其次，可以控制地食用少钙多磷的酸性膳食，钙/磷比可为 1/8，并与多钙少磷的碱性膳食交替食用。可以适量饮用牛奶，多吃富含果胶的水果，并注意维生素 A、B 族维生素的供给。

2. 苯作业人员的营养

苯是一种神经细胞毒，并可使血管壁发生脂肪变性，也可使骨骼受到损害，同时对造血系统有破坏作用。苯在体内的解毒过程主要在肝脏进行。

（1）蛋白质和脂肪　蛋白质对预防苯中毒有一定意义。当蛋白质不足时，高脂肪可增强机体对苯的易感性。苯为脂溶性，所以膳食中脂肪过多可促进苯的吸收，但动物试验中苯中毒的家兔血中谷胱甘肽含量比喂以低脂饲料的家兔稳定，所以脂肪营养与苯中毒关系难以肯定。

（2）维生素　摄入苯的豚鼠摄入大量维生素 C 可缩短其出血时间和凝血时间，每天可额外补充维生素 C 120mg。维生素 K 对治疗苯中毒有一定疗效，对苯中毒时的氧化还原过程恢复有显著促进作用。在 B 族维生素中，维生素 B_6、B_{12}、叶酸有使白细胞回升作用，应增加供给量。维生素 B_1、B_2、PP 对治疗苯中毒都有良好效果。

总之，对于接触苯作业人员的营养和膳食应该在保证合理营养需要基础上增加优良蛋白质供给量，脂肪按一般标准，多补充维生素C，适当提高铁的供给量以预防贫血，并补充一定量的B族维生素。由于食欲减退，在配膳和烹调方式上应注意增进食欲。

3. 磷作业人员的营养

磷中毒主要表现为肝功能损害，机体氧化功能降低，新陈代谢障碍，蛋白质分解加速，血中碱储备降低，肝糖原消失快，乳酸增加，血糖降低，肝脏脂变。钙磷正常平衡受到破坏，骨组织发生脱钙现象，血清钙含量增高。此外，还引起神经和心脏血管病变。

(1) 维生素C、B₁、B₂　磷接触人员易缺维生素C，牙龈易出血，由于维生素C可促进磷在体内氧化，每日应补充维生素C 150mg。维生素B_1、B_2耗量同样增加，应分别补充4mg、1.5mg。

(2) 蛋白质　应摄入营养价值较高的蛋白质，每日至少应供90g，膳食中还要有丰富的碳水化合物，脂肪应较少，以便更好地保护肝脏。

膳食中新鲜蔬菜水果应较多。一方面新鲜蔬菜水果中含有丰富的维生素C，可加速磷在体内的氧化过程，另一方面蔬菜水果为碱性食品，可以中和磷和被氧化形成的酸性产物，有助于维持体内正常酸碱平衡。

4. 汞作业人员的营养

汞的毒害表现在中枢神经系统和肾脏受损。接触汞人员应补充优良蛋白质，其中胱氨酸的巯基可与汞结合排出体外。果胶物质可与汞结合，加速其排泄。硒和维生素E均有缓解汞中毒的作用。

5. 农药作业人员的营养

生产使用农药的人员都会受到农药的危害。常用农药是有机氯和有机磷，在进入体内后可长期蓄积，损害中枢神经系统和肝肾实质器官。酪蛋白高的膳食可缓解农药造成的危害，接触农药者每日应补充维生素C 150mg。

思　考　题

1. 孕期营养生理特点是什么？简述孕期的营养需求。
2. 孕期营养不良对母体及胎儿有何影响？
3. 影响乳汁分泌的因素有哪些？乳母的营养需求特点是什么？
4. 婴幼儿生长发育的特点是什么？
5. 母乳喂养的特点和有利作用是什么？
6. 婴幼儿营养需求的特点是什么？
7. 婴幼儿常见营养缺乏病有哪些？

8. 青春期的营养需求特点是什么？

9. 中年人合理膳食原则是什么？

10. 老年人生理代谢和营养需要的特点是什么？

11. 老年人合理膳食原则是什么？

12. 运动员的生理特点和营养需求是什么？

13. 特殊环境下人群营养需要是什么？

14. 有毒有害物质人群膳食补充的主要原则是什么？

第五章 各类食物的营养与保健价值

第一节 概　述

人类生长发育所需的物质基础是食物，食物是人体获得各类营养素和所需能量的重要来源。

食物包括经加工的食品和可直接食用的食品原料，应该具备三大要素，即食品的营养价值、良好的口感和口味及食用的安全性。

食品的营养价值是指该食品中所含的营养素的种类和数量及热能能够满足人体营养需要的程度。营养价值的高低取决于食物中所含营养素的种类是否齐全、数量是否充足、营养素的比例是否合理以及是否易被人体消化吸收利用。

各类食物由于含有不同营养素因而营养价值是相对的，即使同一类食物其营养价值也会因产地、品系、部位、成熟度等因素而有所差异，在评价食物的营养价值时要充分考虑这些因素。除了婴儿食用的母乳和少数特殊用途食物制品外，可以说没有一种天然食物可以为人体提供全部的营养素，因此摄入食物时要根据各种人群各自的生理特点及食品各自的营养、保健功能进行合理搭配，注意在各类食物中尽可能地合理选择不同食物品种，以达到食物多样化、营养素供给平衡和促进健康的目的。

食物的营养价值会因食物的种类、加工方法等因素而有所不同，因此评价食物的营养价值时，首先对其所含营养素的种类及含量进行分析确定。例如，2001年袁惠娟等人对一些黑色食品原料中主要无机盐进行对比性测定，结果发现，同类食品中颜色不同，钙、铁、铜、锌的含量是有差距的，见表5-1。

表 5-1　黑白食品 4 种元素的含量　　　　　　单位：mg/100g

食品	铜	铁	锌	钙	食品	铜	铁	锌	钙
黑芝麻	1.99	8.08	4.79	1043.91	黑大豆	1.89	13.97	6.67	212.40
白芝麻	1.56	7.84	3.84	666.37	大豆	1.51	11.75	7.05	204.75
血糯米	0.47	1.61	2.22	23.57	黑木耳	0.78	19.42	2.26	301.74
白糯米	0.35	0.81	1.83	5.85	银耳	0.37	6.51	3.47	18.46

食品中所提供的营养素的种类和营养素的相对含量，越接近于人体需要或组

成，则该食品的营养价值就越高。在注重营养素含量的同时更应该注意营养素的质的问题，如同等质量的蛋白质，因其所含必需氨基酸的种类、数量、比值不同，而营养价值不同。营养素在加工烹调过程中有较大的变化，过度加工，一般会引起某些营养素损失，当然某些食品如大豆通过加工制作可提高蛋白质的利用率。因此，食品加工处理应选用合理的加工技术。有专家推荐营养质量指数（INQ）作为评价食品营养价值的指标。其含义是以食品中营养素能满足人体营养需要的程度（营养密度）与同一种食品能满足人体热能需要的程度（热能密度）之比值来评定食品的营养价值。INQ＝1，表示该食品营养素与热能的供给平衡；INQ＞1表示该食品营养素的供给量高于热能；INQ＜1表示该食品营养素的供给少于热能的供给，长期摄入会发生营养不平衡。一般认为属于前两种的食品营养价值高，后一种营养价值低。评定食品营养价值的意义：全面了解各种食物的天然组成成分，以充分利用食物资源；了解在加工过程中食品营养素的变化和损失，以充分保存营养素；指导人们科学选购食品及合理配制营养平衡膳食。

人类的食物种类很多，根据不同的研究目的、用途、来源、性质等有不同的分类方法，可依据不同的形状、性质、功能、成分、食用方法、适用人群等来进行分类；也可按照食品原料来源的生物资源进行分类。本书是参考中国居民膳食指南和中国居民平衡膳食宝塔将食品分成五大类并分述各类食品的营养与保健特点。

第二节　谷物类、薯类的营养与保健价值

一、谷物类的营养与保健价值

谷物类是人类的主要食物之一，特别是在我国膳食构成中占有重要地位，也是重要的烹饪原料。谷物类包括禾本科的稻、麦、玉米、莜麦及其他杂粮，也包括蓼科作物荞麦。谷物类经过加工、烹饪可制成各式主食制品，主要给人类提供碳水化合物、蛋白质、膳食纤维及 B 族维生素等。人体每天所需的热量有 60％～70％来源于谷类，所需的蛋白质也有相当数量是来自谷类及其制品。谷物类的营养成分随种类、品种、地区、气候、土壤及施肥、灌溉等耕作措施的不同而不同，也与加工方法和精度有密切关系。同时谷物类也是酿造业及养殖业的重要原料和饲料。

（一）谷粒的结构与营养素分布

各种谷物类种子的大小、形状有所差异，但结构基本相似（荞麦除外），一

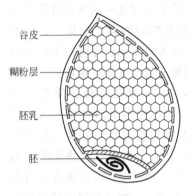

图 5-1 谷粒的结构示意

般由谷皮、糊粉层、胚乳和胚构成，见图 5-1。

1. 谷皮

谷皮是谷粒外层的被覆物，包括果皮和种皮等，约占谷粒的 13％～15％，主要由多层坚实的角质化细胞组成，其成分主要是纤维素、半纤维素等，并含有较多的矿物质、B 族维生素及其他营养素，谷皮在加工过程中作为麸糠被除去，因此相当数量的 B 族维生素和矿物质随麸糠一同流失。目前国内外有食品加工企业利用麸糠提取麸糠、二十八烷醇等产品。

2. 糊粉层

糊粉层介于谷皮与胚乳之间，占谷粒的 6％～7％，由大型多角细胞组成，除含有纤维素外，还有较多的磷和丰富的 B 族维生素及部分蛋白质、脂肪，在碾磨加工时，易与谷皮同时脱落，而混入糠麸中。

3. 胚乳

胚乳是谷粒的主要部分，占谷粒的 80％，由许多淀粉细胞组成，含大量淀粉和一定量的蛋白质，是加工成面粉的主要成分。蛋白质靠近胚乳周围部分较高，越向胚乳中心，含量越低。其他成分如脂肪、维生素、无机盐和纤维素含量较低。

4. 胚

胚位于谷粒的一端，占谷粒的 2％～3％，由胚根、胚轴、胚芽等组成，富含脂肪、蛋白质、B 族维生素和维生素 E。胚芽质地比较软而有韧性，不易粉碎，加工时易与胚乳分离进入麸糠中。

表 5-2 列出了谷粒的营养素分布情况。

表 5-2 谷粒的营养素分布　　　　　　　　　　　　　单位：％

营养素	整粒	胚乳	胚	谷皮＋糊粉层	营养素	整粒	胚乳	胚	谷皮＋糊粉层
水分	14.5	13.0	12.5	12.5	维生素 B_1		3.0	64.0	33.0
粗蛋白	11.0	10.5	35.7	16.4	维生素 B_2		32.0	26.0	42.0
碳水化合物	69.0	74.3	31.7	43.6	泛酸		43.0	7.0	50.0
脂肪	1.2	0.8	13.1	3.3	尼克酸		12.0	2.0	86.0
灰分	1.7	0.7	5.7	6.0	吡哆醇		6.0	21.0	73.0
纤维素	2.6	0.7	1.8	18.0					

（二）谷物类的化学组成与营养价值

1. 碳水化合物

谷类碳水化合物主要是淀粉，其平均含量为 70％左右，精米可达 90％左右。

依据淀粉分子的结构又可分为直链和支链淀粉两部分，两者的比例因谷物种类不同而稍有差别。淀粉在加工或烹调受热时可发生糊化作用，糊化淀粉又称 α-淀粉，更容易为人体消化吸收，是人体最理想而经济的热能来源。

利用玉米等作物加工淀粉已成为重要工业，淀粉进一步转化为葡萄糖、淀粉糖浆和果葡糖浆等，淀粉及加工后产物可广泛应用在食品、医药、纺织、酿造等工业，目前国内外开发研究可降解的淀粉塑料膜和淀粉容器。

麸糠中膳食纤维含量最高，精米最低。膳食纤维具有多种预防疾病的功效，特别是在防止结肠癌、直肠癌的发生、协助糖尿病的治疗等方面有重要的意义。

2. 脂肪

谷粒的总脂肪含量不高，主要集中在谷皮和胚中，不饱和脂肪酸占 80%，其中亚油酸 60%。胚芽的营养价值较高，有些现代化谷物加工企业将胚芽进一步深加工成如胚芽油、维生素 E 等抗衰老、抗疲劳的功能性食品。

3. 蛋白质

谷物蛋白质占 8%～16%，燕麦的蛋白质含量最高为 15.6%。谷物蛋白质有 4 种不同的组分，白蛋白、球蛋白、醇溶蛋白和谷蛋白，后两种含量高，是面筋的主要成分。谷物蛋白的赖氨酸、苯丙氨酸等含量较低，所以生物价较低。谷物类食品的第一限制氨基酸是赖氨酸，因此需要强化或提倡与其他食物如大豆蛋白混合食用，以达到必需氨基酸平衡，提高蛋白质的营养价值。

4. 维生素

谷物是人体膳食中 B 族维生素的重要来源，主要集中在谷皮、糊粉层和胚芽中，加工时易进入麸糠中；因此谷物加工越精细 B 族维生素损失就越大。谷物中的部分尼克酸是结合态，适当加工后转变为游离态可被人体利用。谷类一般不含维生素 C、维生素 D 和维生素 A，黄色玉米和小米含有少量的胡萝卜素。

5. 无机盐

谷物类食物均含有一定数量的无机盐，为 1.5%～3%，主要含有钙、铁、锌、磷等，集中分布在谷皮和糊粉层中。

（三）谷物加工、烹调对营养价值的影响

1. 加工

谷物加工的目的是经适当碾磨除去谷皮便于烹饪和利于人体消化吸收，由于谷粒的营养素分布不均一，在加工时会因加工程度不同产物的营养素含量不同，见表 5-3。谷物类加工精细、出粉（米）率低，感官性状好，消化吸收率高，但有些维生素和无机盐等重要的营养素进入麸糠中；谷物类加工粗糙、出粉（米）率高，营养素损失少，但感官性状差，且消化吸收率也相应降低，由于植酸和纤维素含量较多，还将影响其他营养素的吸收，如植酸与钙、铁、锌等螯合成植酸

盐，不能被机体利用，也不易存放。近二十年来，随经济水平快速发展，中国居民对精米、白面的食用比例加大，因而在有些人群中出现 B 族维生素缺乏。为保障人民的健康，应采取对米面的营养强化措施，提倡粗细粮混食等方法来克服精米、精面的营养缺陷。也可研究改良谷类加工工艺与设备，在保持良好感官性状的同时尽可能最多保留糊粉层从而极大限度防止营养素流失。在发达国家，全麦粉的加工食品拥有更多的受众，谷物加工的副产品米糠也被进一步开发应用。

表 5-3　不同的出粉率面粉和不同出米率大米的营养成分变化　　单位：%

营养组成	小麦出粉率			大米出米率		
	72	80	85	92	94	96
水分	14.5	14.5	14.5	15.5	15.5	15.5
粗蛋白	8～13	9～14	9～14	6.2	6.6	6.9
粗脂肪	0.8～1.5	1.0～1.6	1.5～2.0	0.8	1.1	1.5
糖	1.5～2.0	1.5～2.0	2.0～2.5	0.3	0.4	0.5
无机盐	0.3～0.6	0.6～0.8	0.7～0.9	0.6	0.8	1.0
纤维素	0.2	0.2～0.4	0.4～0.9	0.3	0.4	0.6

2. 烹调

谷物烹调的目的是让谷物更易于人体消化吸收利用，不同的烹调方式对营养素损失的程度不同，主要是对 B 族维生素的影响，因蛋白质和无机盐在烹调中损失不大，但用高温油炸时损失较大。如油条制作，因加碱及高温油炸会使维生素 B_1 全部损失，维生素 B_2 和尼克酸仅保留一半。面食在焙烤时，还原糖与氨基化合物发生褐变反应（又称美拉德反应）产生的褐色物质，在消化道中不能水解，故无营养价值，而且使赖氨酸失去效能。因此焙烤温度和糖的用量是影响焙烤食品营养价值的因素之一。

（四）主要种类与营养价值

1. 稻

五千多年前，中国即已掌握稻子的种植，至殷商时期稻谷已跃为五谷之首。周朝时，中国的稻谷传入越南和朝鲜，汉时始传入日本。中国是世界上产稻最多的国家，占世界稻谷总产量的四分之一左右。稻的种类繁多，大体上可分为籼、粳、糯三大类。稻加工后的产物称稻米，稻米含淀粉、蛋白质、脂肪、维生素 B_1、维生素 A、维生素 E、钙、磷、铁等。

稻米可加工烹调成为各式食物，其中大米煮成的粥有很大的食疗价值，被称"世界第一补物"。我国食粥历史可谓源远流长，"黄帝炊谷为饭，烹谷为粥"。粥历来受到人们的喜爱。《本草纲目》记载，"粳米粥：利小便，止烦渴，养肠胃。"

北宋文人张来的《粥记》云："每日起，食粥一大碗。空腹胃虚，谷气便作，所补不细。又极柔腻，与肠胃相得，最为饮食之良。"清王士雄《随息居饮食谱》更干脆提出"粥饭为世间第一补人之物"。粥之所以如此受到重视，不仅因其能充饥、食味清馨，更主要是由于粥有很好的食疗价值。粥不仅含有米谷的所有营养成分，而且十分易于消化，加入多种营养食物后，保健疗病作用就更大。如红枣粥，具有补脾益胃、养心安神的功效，可用于体质虚弱、贫血、过敏性紫癜诸症。红枣扁豆粥，适合肠胃虚弱、食欲不振、消化不良、大便溏薄者食用。鲜藕粥，可治肠胃虚弱、食少便溏、体倦乏力、热病烦渴、吐血及小便赤痛等症。萝卜粥，有止咳、消食利膈功效，十分适宜老年性支气管炎、糖尿病、消化不良病人食用。羊肉粥，尤其适合气血亏损、憨寒怯冷、腰膝酸软的中老年服食。枸杞粥，具有补精益肾之功，对心血管系统疾患、慢性肝炎、肺结核、糖尿病患者有相当好的疗效。古人介绍春天吃菜粥，夏天喝绿豆粥，秋天进藕粥，冬天食羊肉粥，可保四时平安康健。

祖国医学认为，稻米味甘，性平。归脾、胃、肺经。有补中益气、健脾和胃等功效。

另外稻米中有一种黑稻米，又称紫米或墨米，具有强身健体和药用价值，因此又称其为"补血稻"、"药用稻"或"贡稻"。每100g黑稻米含1mg色素、3mg维生素C和0.2mg核黄素，铁、钙和磷含量也比无色素稻米高。

稻米副产物米糠可提取多种具有生理活性的物质，如谷维素，其应用范围已遍及医药、食品、防腐、抗氧化、化妆品等行业。谷维素作为防晒涂敷剂，可有效地阻止紫外线引起的红斑和黑色素沉着。

2. 小麦

小麦又称淮小麦，是禾本科植物，是世界上栽培最多、分布最广泛的粮食作物。中国是小麦的发源地，有近五千年的种植历史。小麦的品种很多，其性质与营养成分与品种相关。小麦碾磨加工后形成的面粉是东方人膳食中的主食，也是食品工业的重要原料，可加工成多种面点。碾磨加工时出粉率不同，面粉的色泽、营养成分变化较大，按加工的精度和用途可分为等级粉和专用粉，例如标准粉、面包粉、饺子粉等。面粉中碳水化合物约占70％～80％，其他营养素随加工程度和生产要求不同变化较大。小麦内的蛋白质含量较稻米高，小麦蛋白组分中，醇溶蛋白和谷蛋白占到80％～85％，面粉加水制面团时，这两种蛋白质迅速吸水胀润，形成网状结构，被称为湿面筋，具有特殊的黏性和延展性，面筋的含量与质量会影响面制品的质量。

祖国医学认为，小麦味甘，性凉。归心、脾、肾经。具有养心益脾、除烦躁等功效。中医名方甘麦大枣汤，由大枣、淮小麦和甘草三味药组成，用来治疗神志不宁、烦躁不安等症。

3. 玉米

玉米又名玉蜀黍、包米、包谷等，禾本科植物。16世纪从中美洲传入中国，已广泛栽培。玉米的品种较多，按色泽分为黄、白、紫色玉米，按内部结构分为硬粒与粉质玉米，不同品种的玉米其用途不同。

玉米中的营养结构较为特殊，除含有60％的淀粉外，还含有生物碱、槲皮素等成分。有些学者发现，中美洲的印第安人几乎没有高血压病。美国霍普金斯大学对这一医学之谜进行了研究，发现与这里的居民以玉米为主食有关。原来玉米中含有大量的钙，而钙有降压的作用。玉米还有抗血管硬化的作用。玉米含的脂肪虽然比精米、精面高5～6倍，但它所含的脂肪主要是不饱和脂肪酸，其中亚油酸占了一半。玉米中卵磷脂、谷固醇含量也很高，因而玉米具有降低血胆固醇，防止高血压、冠心病发病，延迟细胞衰老，脑功能衰退的作用。玉米中的镁含量十分可观，镁是维持心肌正常功能的重要元素，因而玉米可说是一种保护心血管的食物。玉米的抗癌作用已引起了人们的高度重视。粗磨玉米面中含有大量的赖氨酸，对癌肿的防治有显著的效果。匈牙利学者通过动物试验证明，赖氨酸不但能抑制抗癌药物的毒副作用，而且可控制肿瘤的生长。玉米中还含有一种称为谷胱甘肽的物质，谷胱甘肽能像"手铐"一般地铐住致癌物质，使其失去毒性。玉米中还含有硒，硒是一种抗氧化剂，能加速体内过氧化物的分解，导致肿瘤细胞得不到分子氧的供应。玉米中的胡萝卜素含量也极为可观，它有抑制致癌物质诱发肿瘤的作用。玉米中的大量纤维素，可刺激胃肠蠕动，促进排便，从而减少了肠内微生物生成致癌物质的机会。

祖国医学认为，玉米味甘，性平。归胃、大肠经。具有调中健胃、利尿消肿功效。

4. 小米

小米也称粟米，是中国北方地区的主粮之一。粟米是禾本科植物粟的种子，去壳叫"小米"，小米也分粳、糯两种。每100g粟米含蛋白质9.7g，较一般的稻米为高，脂肪1.7g，碳水化合物76.1g，都不低于稻、麦。更可贵的是小米含有的维生素十分丰富，一般粮食中不含有的胡萝卜素，小米每100g含量达0.12mg，维生素B_1的含量也居所有粮食之首，为稻米的5～6倍。

祖国医学认为，粟米味甘，性微寒。归肺、胃、大肠经。有清胃热、止消渴、止泻等功效。《本草纲目》论述："治反胃热痢，煮粥食，益丹田，补虚损，开肠胃。"说明粟米除有清胃止呕作用外，尚有解毒、止血和补虚的功效。

现代医学研究表明，小米中色氨酸含量较高，色氨酸能促进大脑神经细胞分泌一种催人欲睡的"血清素"，因此小米有较好的催眠效果。

5. 莜麦

莜麦俗称油麦，别名裸燕麦，属禾本科植物。中国西北、华北、内蒙古等地区均有栽培，在粮食作物中其营养价值较高。莜麦制成莜面后，含蛋白质15％，而且氨基酸组成比较平衡，各种必需氨基酸的含量接近或略高于世界卫生组织推荐值，尤其是赖氨酸的含量较高。脂肪5.5％，碳水化合物64.8％。显然，莜麦是一种高蛋白、低碳水化合物的食物。对糖尿病人来说是很相宜的。

临床试验证实，在服用降糖药的同时，选食不同的食物，结果发现，莜面和相等量的标准小麦粉或稻米相比，空腹血糖和尿糖明显要低。在停用或减少药物的情况下，吃莜面的人，空腹血糖和尿糖仍有不同程度的下降。试验中还发现每日如能吃一次莜面，自觉症状即能明显减轻。由此可见，莜面确是糖尿病患者的理想食物。因此，莜麦的营养价值高于其他谷类，主要加工成莜麦面、莜麦片。食用莜麦能够抗饥耐寒，但易腹胀。因此，食用前应经过"三熟"，即收割时须成熟，加工时要炒熟，食用时要蒸熟，否则不易消化。

6. 荞麦

荞麦又名花麦、甜麦、三角麦，蓼科植物的种子。分为甜荞、苦荞多个品种。荞麦含有70％的淀粉和7％～13％的蛋白质，且氨基酸组成比较平衡，赖氨酸、苏氨酸的含量较丰富。荞麦面蛋白质生物价高达80％，是谷类中的佼佼者。荞麦面还含有丰富的维生素 B_1、维生素 B_2、尼克酸和各种矿物质。其中维生素 B_1、维生素 B_2 是小麦粉的3倍，尼克酸是小麦粉的4倍，而铁的含量是小麦粉的3～20倍，为一般谷类所罕见。荞麦的最大营养特点是含有特殊成分芦丁。芦丁具有降低血脂和血清胆固醇的效果，对高血压和心脏病有防治作用。荞麦食品还是一种理想的降糖能源物质。临床观察发现，糖尿病人食用荞麦后，血糖、尿糖都有不同程度的下降，这与其中所含的铬元素有关，它能增强胰岛素的活性，加速糖代谢，促进脂肪和蛋白质的合成。荞麦近时在国际上很受欢迎，因为它的营养成分十分有利于人类的健康。

祖国医学认为，荞麦味甘、微酸，性寒。归脾、胃、大肠经。具有健脾除湿、开胃宽肠、解酒等功效。

现代医学研究，荞麦还含有4-羟苯甲胺、N-水杨叉替水杨胺等成分，具有抗高血压的功效。

7. 薏苡米

薏苡米又称薏米仁、六谷米，禾本科植物。薏米仁含蛋白质16.2％，约为稻米的3倍，接近面粉的2倍；含脂肪4.65％，是稻米、面粉的3～5倍；含碳水化合物79.17％；还含有多种氨基酸、维生素、薏苡素、薏苡酯、三萜化合物等。

祖国医学认为，薏米仁味甘、淡，性凉。归脾、胃、肺经。有利湿健脾、舒筋除痹、清热排脓等功效。《食疗本草》早就有"去干湿脚气，大验"的记载。

现代研究发现，薏米仁对由病毒感染引起的赘疣、初期癌瘤有一定的疗效。

对细胞免疫、体液免疫有促进作用。

8. 高粱

高粱为禾本科植物的种仁，高粱米每 500g 含蛋白质高达 38.5g，脂肪 15.5g，碳水化合物 379g，粗纤维 6.5g，灰分 7g，磷 1.38g，钙 90mg，铁 27.5mg。

祖国医学认为，高粱味甘、涩，性温。归脾、胃、肺经。有和胃健脾、消积止泻、化痰安神等功效。《本草纲目》记述有凉血解毒的作用。高粱米糠内含大量的鞣酸及鞣酸蛋白，因而具有良好的收敛止泻作用。

9. 大麦

大麦是禾本科植物的颖果，也称裸麦、牟麦，与小麦营养成分近似，但纤维素含量略高，是食品工业的重要原料。

祖国医学认为，大麦味甘、咸，性凉。归脾、肾经。有健脾消食、除热止渴等功效。《本草纲目》记述宽胸下气、凉血，消积进食作用。《食性本草》记载"补虚劳，壮血脉，益颜色，为面，胜小麦，无燥热。"

二、薯类的营养与保健价值

（一）概述

薯类包括甘薯、木薯、马铃薯、山药等，是植物的块根、块茎。鲜薯中含水分 70%～80%，其余主要是碳水化合物，包括淀粉和多糖类，占干物质量的 80%左右。薯类蛋白质是完全蛋白，营养价值高于谷物。如将薯类与其他谷物混合食用，可使营养互补，提高蛋白质的营养价值。薯类中维生素含量丰富，特别是鲜薯中含较多的维生素 C。由于该类食物有类似的营养成分，因此在食物加工、工业应用上有近似用途。

（二）主要种类与营养价值

1. 马铃薯

马铃薯又称土豆、洋芋、山药蛋等，茄科植物的块茎。与小麦、玉米、稻谷、高粱并称为世界五大作物。原产秘鲁安第斯山区，15 世纪传入中国，广泛栽培。马铃薯中碳水化合物占 14.6%～25.8%，主要由淀粉和糖分组成，淀粉中支链淀粉约占 80%，约含 1.5%的糖分，主要是葡萄糖、果糖和蔗糖。新收获的马铃薯含糖量较低，贮藏一段时间后糖分增加。尤其是在 0℃贮藏时，对还原糖蓄积特别有利，糖分最高时可达鲜重的 7%左右。

鲜马铃薯的脂肪含量较低，平均为 0.1%左右，马铃薯的蛋白质含量平均为 2.3%左右，主要由球蛋白和白蛋白组成，其中球蛋白约占 2/3，属全价蛋白。

马铃薯中维生素 C 含量较为丰富，100g 马铃薯中含维生素 C 16～20mg。刚收获的马铃薯，维生素 C 含量高达 26mg。马铃薯中还含少量 B 族维生素。马铃薯中的矿物质含量稍高于小麦、玉米、水稻等谷物。

祖国医学认为，马铃薯味甘，性平。有健脾益气、和胃调中等功效。

马铃薯中含有少量有毒成分茄碱（又称龙葵素）。在一般情况下，每 100g 鲜马铃薯中的茄碱含量为 0.5～0.7mg。低量茄碱不但对人体无害，而且可控制胃液分泌过量，缓解胃痉挛。但当马铃薯发芽经光照后，茄碱含量可达 10～20mg，高茄碱含量会引起人、畜中毒。茄碱中毒潜伏期为数十分钟至数小时。中毒症状轻者感到舌、喉麻痒，恶心、呕吐、腹痛、腹泻、体温升高；严重者抽搐、丧失意志，甚至死亡。食用轻度发芽的马铃薯时，应挖去发芽部分，做菜时先切成丝、片放入水中浸泡 30min 左右，使茄碱溶于水中。发芽严重的马铃薯，茄碱含量过高，不宜食用。

2. 甘薯

甘薯又称红薯、白薯、番薯、地瓜，旋花科植物的块根。主要营养成分是碳水化合物，其蛋白质氨基酸组成与大米相似，维生素 C、胡萝卜素及矿质元素、钙、镁含量丰富，属生理碱性食品。

祖国医学认为，甘薯味甘，性平。归脾、肾经。有健脾胃、补虚乏、益气力、宽肠通便、生津止渴等功效。

现代研究发现甘薯中含大量黏蛋白，具有保持血管壁弹性的作用，并能防止肝、肾中的结缔组织萎缩，预防心脏病、关节炎等疾病。甘薯是具有特殊营养价值的健康食品。在调查广西西部地区百岁以上老人的生活习惯时，发现一个共同的特点，即这些老人对甘薯有着特殊的嗜好，甘薯和长寿之间存在着一定的关联。

3. 木薯

木薯又称南洋薯、木番薯、树薯，是大戟科植物的块根。主要分布于热带地区。一棵木薯块根可达 50kg 左右。木薯的营养成分与甘薯相似，鲜品淀粉约为 28%，蛋白质 1.0%，脂肪 0.2%。100g 木薯中含钙 85mg、磷 30mg、铁 1.3mg、维生素 B_1 0.08mg、维生素 B_2 0.9mg、维生素 C 22mg。是食品和工业原料。木薯中含有毒成分主要为木薯苷，木薯苷在木薯苷酶作用下，水解生成具有剧毒的氢氰酸，人摄入 0.06mg 氢氰酸就会严重中毒，出现头晕目眩、呼吸困难等中毒症状，甚至死亡。因此木薯不能生食，木薯毒素大部分集中在薯皮中，食用前应剥去薯皮，并将去皮薯肉用水浸泡 2h，换水洗净，使有毒成分含量降至卫生标准以下。

4. 山药

山药又称薯蓣、薯药、长薯，薯蓣科植物的块根。中国食用山药已有三千多年的历史，以怀山药最为著名。每 100g 山药含水分 75g 左右，碳水化合物 14.4～19.9g、蛋白质 1.5～2.2g、脂肪 0.1～0.2g、薯蓣皂苷 50μg 及 B 族维生素、维生素 C、维生素 E，碳水化合物以淀粉为主。山药中的黏性物质是由甘露聚糖与球蛋白结合而成的黏蛋白，含有甘露聚糖、植酸、3,4-二羟基苯乙胺、尿囊素和 16 种氨基酸。可预防心血管脂肪沉积，有助于胃肠的消化吸收。山药中还含多种酶，尤其是淀粉酶含量较高。

祖国医学认为，山药味甘，性平，无毒。归脾、胃、肺、肾四经。有益肾气、强筋骨、健脾胃、止泻痢、化痰涎、润皮毛、治泄精健忘等功效。山药是一种上等的保健食品及中药材料，在东南亚一带自古被广泛地作为医疗食补之材，常食可健脑轻身、延年益寿。

现代药理学研究发现，山药有降血糖、增强免疫的作用。

5. 芋头

芋头又称芋、芋艿，天南星科植物的底下球茎，形状、肉质因品种而异，通常食用的为小芋头。肉质为黏质，水分含量是薯类中最高的，所含碳水化合物只有 10% 左右，其中主要成分是淀粉，约占干物质重的 70%。此外，还含聚半乳糖、多缩戊糖、还原糖和非还原糖。芋头的黏性物质是多聚半乳糖的复合物，芋头中维生素 C 含量很少，煮 30min 约损失一半。灰分中 70%～80% 是钾，属碱性食品。

祖国医学认为，芋头味甘、辛，性平。归胃经。具有行气消胀、壮筋骨、益力气、祛暑热、止痛消炎功效。宋代沈括《梦溪笔谈》："解蜂毒；另外止胃痛、治慢性肾炎。"

6. 魔芋

魔芋也叫蛇六谷、麻芋子、蛇头草、花秆天南星和蒟蒻等，同芋头一样是天南星科植物的底下球茎。原产斯里兰卡，中国西南地区有栽培。魔芋是一种低热量、高纤维素的传统食品。中华民族是研究和利用魔芋最早的民族。早在西汉时期的《神农本草经》就首次确认魔芋是治病的药物，后在元、明、清代均有魔芋入药及荒年充饥的记载。《本草纲目》中还系统地介绍了魔芋的生态环境、栽培方法、主治功能、服用方法和加工烹调技术。现代《中药大辞典》也肯定了魔芋作为中药具有解毒、抑菌、化痰、散结、行瘀等功能。

近年来，魔芋食品以它奇特的保健和医疗功效而风靡全球，并被称为"魔力食品"。魔芋含有独特的营养。据分析，每 100g 魔芋球状茎中，含葡萄甘露聚糖高达 50g，还含有葡萄糖、果糖、蔗糖等。每 100g 魔芋精粉中含蛋白质 4.6mg、脂肪 0.1mg、钙 45mg、磷 272mg、铁 1.6mg、锌 2.05mg、锰 0.88mg、铬 0.25mg、铜 0.17mg、葡萄甘露糖 74.4mg。近年来的研究证明，魔芋具有防治便秘、胆结石、糖尿病、降低胆固醇、血脂浓度、缓解心血管病等功能。魔芋中所含的葡萄甘露聚糖对降低糖尿病人的血糖有较好的效果，因其相对分子质量大，黏性高，能延缓葡萄糖的吸收，有效地降低餐后血糖，从而减轻胰岛的负担。又因它吸水性强，含热量低，既能增加饱腹感，减轻饥饿感，又能降低体重，所以它又是糖尿病病人和体胖减肥者的理想食品。

7. 豆薯

豆薯也称地瓜，豆科植物豆薯的块根。属一年生蔓生草本植物，原产热带、亚热带地区，现中国各地普遍种植。地瓜的地下块根和甘薯相似，生熟都可吃，生吃味甜，地瓜也是生产淀粉的基本原料之一。豆薯含有大量碳水化合物、水分、维生素、矿物质、胆碱、氨基酸、豆薯黄酮、豆薯皂苷等营养素，对人体健康有很大益处。

祖国医学认为，地瓜味甘，性凉。有生津止渴、清热除烦、解酒毒、降血压等功效。《四川中药志》记载，地瓜拌白糖服食，尚有解酒毒，治疗慢性酒精中毒的作用。

地瓜子及地瓜叶中含有一种称为豆薯苷的物质，它有很强的毒性，对中枢神经系统，特别是呼吸中枢毒性很大。大量摄入还能直接影响心脏，而使心率减慢。误食后可引起恶心、呕吐、腹痛、腹泻、头晕、发热，严重时抽搐、昏迷、呼吸衰竭，甚至死亡。因此，必须特别强调，地瓜子一般不作药用，即使应用，只能外用，绝对不得内服。

第三节　豆类、坚果类的营养与保健价值

一、豆类的营养与保健价值

豆类是人类三大食用作物之一。豆类种类繁多，包括大豆（黄豆、黑豆、青豆）、豌豆、蚕豆、豇豆、绿豆、赤豆等。按食用种子的营养成分可分成两大类，一类含高蛋白（35％～40％）、中等脂肪（15％～20％）、较少碳水化合物（35％～40％），如大豆；另一类含高碳水化合物（55％～70％）、中等蛋白质（20％～30％）、低脂肪（<5％），如豌豆、绿豆等。豆类加工成各式制品，有豆腐、豆浆、豆芽、腐竹等。它们是植物蛋白的主要来源，主要提供蛋白质、脂肪、膳食纤维、矿物质和B族维生素。豆类深加工可生产出分离蛋白、浓缩蛋白、组织化蛋白、油料粕粉等产品，在食品加工业中有极广泛的应用。

（一）豆类的结构特点与营养分布

豆科作物的结构基本相同，属于双子叶植物，由种皮、子叶和胚构成。

1. 种皮

种皮位于种子的外层，约占豆粒的5%，成分主要是粗纤维、核黄素、少量无机盐。种皮的颜色有黄、黑、红、青绿、褐及杂色，以此可区别豆类的不同品种。

2. 子叶

豆类的子叶肥厚，是储存营养物质的部位，约占豆粒的90%，富含蛋白质、脂肪和碳水化合物。

3. 胚

豆类的胚由胚芽、胚轴和胚根构成，胚占豆粒的5%，是豆粒发芽形成植株的部位，含丰富的蛋白质、脂肪、维生素A、维生素E、维生素B_2和尼克酸，矿物质主要有钙、磷和铁等。

（二）豆类的主要成分与营养价值

豆的种类较多，营养成分和营养价值也有所不同，营养成分见表5-4。

表 5-4　豆类的营养成分　　　　　　　　　单位：g/100g

豆类	水分	蛋白质	脂肪	碳水化合物	纤维素	无机盐/mg			维生素/mg			
						钙	磷	铁	维生素A(IU)	维生素B_1	维生素B_2	烟酸
大豆	8.0	40.0	18.0	27.0	3.5	190	500	7	10	0.5	0.2	3.0
豌豆	13.4	21.7	1.0	55.7	6.0	58	360	5	100	0.5	0.15	4.5
蚕豆	13.6	26.0	1.2	50.9	5.8	100	129	7	150	0.5	0.1	3.0
绿豆	13.6	23.0	1.7	54.7	4.0	110	430	6	100	0.5	0.24	3.0
豇豆	17.0	23.9	2.0	49.3	4.7	75	570	4	—	—	—	—
小豆	14.9	20.9	0.7	54.9	5.0	75	430	4	20	0.5	0.1	2.5
扁豆	14.8	19.6	1.6	54.5	5.9	75	570	4	—	—	—	—

1. 蛋白质

豆类的蛋白质属于完全蛋白质，氨基酸模式与人体接近，特别是含有谷物类缺乏的赖氨酸。

2. 脂肪

豆类脂肪组成中有85%是不饱和脂肪酸，并且以亚油酸为主（占51%～57%），对降低人体血液中的胆固醇、防止动脉硬化有意义。豆类还含有丰富的磷脂。

3. 碳水化合物

不同豆类的碳水化合物组成有一定差异，大豆碳水化合物中有一半不能被人体利用。绿豆、赤小豆的碳水化合物含量高，主要是淀粉。

4. 维生素

豆类富含 B 族维生素，有的品种也含有维生素 A 和维生素 D，鲜豆和豆芽富含维生素 C。

5. 无机盐

豆类可称得上是无机盐库，含有钙、磷、铁、硒、钾、镁等。

（三）影响大豆营养价值的因素

豆类的组成中有一些成分直接影响豆类食用和消化率，甚至能引起中毒和影响动物发育。

1. 抗胰蛋白酶因素

许多豆科植物都有抗胰蛋白酶物质，主要抑制人体胰蛋白酶、胃蛋白酶、糜蛋白酶等 13 种与蛋白质分解消化相关物质的活性，统称蛋白酶抑制剂，典型代表是胰蛋白酶抑制剂（TI），可造成生长发育抑制、胰腺肿大。

2. 植物红细胞凝血素（PHA）

植物红细胞凝血素能凝集动物和人的血红细胞，轻者恶心、呕吐，影响动物生长发育，重者会引起死亡。通常豆类经浸泡后在常压下蒸汽处理 1h，或高压蒸汽处理 15min 可使其失活。

3. 植酸

植酸能与锌、钙、镁、铁等元素结合而影响这些元素的吸收。豆类发芽，植酸酶活性大大升高，植酸被分解，游离的氨基酸、维生素 C 则有所增加，使原来被螯合的元素释放出来，变成可被人体利用的状态。把大豆制成豆浆或豆腐，也是同样的道理，提高了豆类食品中钙、锌、铁、镁等无机盐的利用率。

4. 豆腥味

主要是豆类的脂肪氧化酶氧化脂肪产生的中等长链的羰基化合物，如醛、酮类产生豆腥味。脂肪氧化酶的耐热性较低，80℃是其是否有活性的界限。一般采用干热灭酶或 80℃以上温度热处理等方法，即可使脂肪氧化酶灭活。

（四）主要种类与营养价值

1. 大豆

大豆是豆科作物，有黄豆、青豆、黑豆、紫豆等品种，大豆含蛋白质 35%～40%，其氨基酸组成接近人体的需要。500g 黄豆的蛋白质含量，约相当于 1000g 瘦肉、1500g 鸡肉或 6000g 牛奶中的蛋白质含量，所以黄豆又被称为"植物肉"或"绿色牛乳"，特别是它含有丰富的赖氨酸、苏氨酸，分别比谷类粮食高 10 倍和 5 倍，而赖氨酸、苏氨酸正好是谷类粮食所缺乏的，为此把大豆及其制品与谷类粮食混合食用可明显地提高混合食物的蛋白质营养价值。大豆中的碳水化合物含量为 25.3%，其组成比较复杂，多为纤维素、功能性低聚糖即棉籽糖、水苏糖等，几乎完全不含淀粉或含量极微。这些物质对双歧杆菌有增殖作用，并可被肠道微生物利用，产气、通便，可治疗习惯性便秘，预防结肠癌的发生，又可减少人体血中胆固醇的含量，对防止动脉粥样硬化有一定的作用。大豆低聚糖除在大豆中存在外，在豇豆、扁豆、豌豆、绿豆和花生中均有存在。大豆含脂肪 15%～20%，主要为不饱和脂肪酸，其中亚油酸占 55%，油酸占 35%，亚麻酸约 6%，此外还含 1.64% 的磷脂。这些不饱和脂肪酸能起到减少人体动脉壁上胆固醇沉积的作用，因此被营养学家推荐为防治冠心病、高血压、动脉粥样硬化的理想保健食品。黄豆中含有丰富的卵磷脂，卵磷脂是大脑细胞的组成成分，对增进和改善大脑机能有重要作用。大豆黄酮具有降低血脂及抗氧化、抗溶血、抗真菌等作用。大豆低聚糖的主要成分是棉籽糖和水苏糖，是肠道双歧杆菌的增殖因子，已可从大豆中提取该类低聚糖作为商品出售或添加在其他食品中。

黑大豆含有优质植物蛋白、脂肪酸、糖类、胡萝卜素、叶酸、烟酸、大豆黄酮苷、异黄酮苷类物质。具有补肾益精、活血泽肤、美发护发之功效。黑豆中含有的黄酮类物质具有雌激素类物质的作用，经常食用可乌发美发，使头发富有光泽和弹性。

祖国医学认为，大豆味甘，性平。归脾、胃、大肠经。有宽中导滞、健脾利水、解毒消肿等功效。

发芽的大豆称大豆黄卷或黄豆芽，每 100g 含蛋白质 11.5g、脂肪 2g、碳水化合物 7g。维生素 C 的量特别丰富，每 1kg 含 40mg，远远超过大豆。黄豆芽中还含有大量能保护皮肤和毛细血管，降低血胆固醇的不饱和脂肪酸，因此常吃黄豆芽不仅能促进身体生长发育，防止动脉硬化，还能营养毛发，使头发保持乌黑光亮。由于黄豆芽中的胰蛋白酶抑制素已被破坏，故较干大豆更易消化。

豆腐的成分与大豆相近，但钙质较多。祖国医学认为，豆腐有益气和中、生津润燥、清热解毒的功效。清姚可成所著《食物本草》记载；"凡人初，到地方，水土不服，先食豆腐，则渐渐调妥。"可见豆腐尚有抗过敏的作用。王士雄的《随息居饮食谱》将豆腐的性能说得更为透彻，"清热、润燥、生津，解毒、补中、宽肠，降浊"。

2. 绿豆

绿豆又叫青小豆，是我国夏季常食的豆类，每 100g 绿豆含蛋白质 22.1g、脂肪 0.8g、碳水化合物 59g、钙 49mg、磷 268mg、铁 3.2mg，另外还有维生素 B_{10} 0.53mg、维生素 B_2 0.12mg、维生素 PP 1.8mg 和维生素 A 100IU。绿豆中的蛋白质以球蛋白类为主，脂肪则以磷脂为多。因此它具有某些特殊的保健作用。

绿豆的最大特点是解毒，李时珍《本草纲目》称可解金石、砒霜、草木等毒。实践证明，绿豆对农药、附子、巴豆、铅、酒精、野蕈中毒有良效。甚至煤气中毒时，也可以绿豆粉沸水冲服解之。绿豆和生甘草共煎，其解毒作用更佳。

祖国医学认为，绿豆味甘，性寒。归心、肝、胃经。具有清热解毒、消暑、利水等功效。《本草纲目》中就曾有"绿豆煮食，可消肿下气、清热解毒、消暑止渴"之说。

近代医学研究也证实，绿豆皮有抗菌作用，绿豆有利尿、促进机体代谢及促进体内毒物排泄、降脂保肝的作用。

3. 赤小豆

赤小豆又名红豆、朱小豆、红饭豆、米赤豆等，现代研究证实，赤小豆含有蛋白质、脂肪、碳水化合物、粗纤维、钙、磷、铁、维生素 B_1、维生素 B_2、皂苷等营养成分。

祖国医学认为，赤小豆味甘、酸，性微寒。归心、小肠、脾经。有健脾利湿、和血排脓、消肿解毒的功效。

4. 扁豆

扁豆为豆种植物扁豆的白色种子，别名南扁豆。扁豆的营养相当丰富，每100g 的干扁豆中含蛋白质 19.1g、脂肪 1.1g、碳水化合物 63.9g、钙 121mg、磷249mg、铁 13.3mg、胡萝卜素 0.02mg、维生素 B_2 0.10mg。铁的含量比黄豆还高。此外，还含有磷脂、豆甾醇以及抑制病毒的成分。

祖国医学认为，扁豆味甘，性平。归脾、胃经。具有健脾和中、消暑化湿的功效。《食疗本草》记载："主呕逆，久食头不白。"说明扁豆尚有止呕和养发的作用。

扁豆衣，为扁豆的干燥种皮。性味和功效同扁豆，而功效稍逊。主要用治于呕吐、腹泻、酒精中毒和脚气足肿等症。

5. 蚕豆

蚕豆属豆种植物，又称胡豆、南豆、罗汉豆。蚕豆的营养素含量与豌豆相似。

祖国医学认为，蚕豆味甘、微辛，性平。归脾、胃经。有治疗脾胃不健、水肿等病症的功效。

蚕豆中含有毒的 β-氰基丙氨酸和 L-3,4-二羟基苯丙氨酸。β-氰基丙氨酸是一种神经毒素，中毒后会出现肌肉无力、腿脚麻痹等症状。L-3,4-二羟基苯丙氨酸是"蚕豆病"的致病因子，病症表现为急性溶血性贫血，患者多为儿童，食后5～24h 发病。通常加热烹制可消除其毒性。

6. 豇豆

豇豆也可称饭豆、腰豆，嫩荚可作菜蔬，老熟的种子也可食用。每100g 鲜豇豆含蛋白质 2.4g、脂肪 0.2g、碳水化合物 4.7g、钙 53mg、铁 1.0mg、磷 63mg、维生素 C 19mg、维生素 B_1 0.09mg、维生素 B_2 0.08mg、尼克酸 1.0mg、胡萝卜素 0.89mg。每 100g 干豇豆含蛋白质 22.3g、脂肪 1.9g、碳水化合物 55.2g、钙 79mg、铁 7.2mg，磷的量较多，可达 500mg 左右。

祖国医学认为，豇豆味甘、咸，性平。归脾、肾经。有开胃健脾、补肾生精髓等功效。

二、坚果类的营养与保健价值

坚果也称硬果，常指果皮坚硬的果实种子。常见的坚果可分为两类，一类富含脂肪和蛋白质，如花生、核桃仁、杏仁、榛子、松子、葵花子、榧子等。另一类则含碳水化合物多而脂肪较少，如白果、栗子、莲子等。

坚果类除栗子外所含的蛋白质都较高，均在 14％以上，并富含 B 族维生素及钙、磷、铁、锌等多种矿物质元素。

1. 花生

花生是我国产量丰富、食用广泛的一种坚果，又名"长生果"、"落花生"。花生蛋白质含量达 24％～36％，所含的精氨酸与组氨酸较多，但异亮氨酸、蛋氨酸含量低，故营养价值不及大豆蛋白。花生脂肪含量高达 40％～50％，不饱和脂肪酸占 82％，亚油酸达到 37.6％。并且油色清澈，气味清香，是我国主要食用油之一。100g 可提供热能 2356kJ。花生中维生素 B_1、B_2 和烟酸含量丰富，此外还有丰富的磷脂、维生素 E、胆碱及多种矿物元素，特别是每 100g 花生含钙 124mg。另外花生的红衣、壳都有一定的药用价值。

祖国医学认为，花生味甘，性平。归脾、肺经。具有补脾益气、润肺化痰等功效。

去壳花生和花生粉在温湿条件下易被黄曲霉污染而变质，花生黄曲霉素是一种较强的致肝癌物质，因此应注意花生的保存条件，不可食用霉烂花生。

2. 核桃

核桃在我国分布广，品种也多，是世界著名的四大干果（核桃、扁桃、腰果、榛子）之一。原产于西羌（即今四川一带）、甘肃西部，汉代张骞出使西域后传入，故又称胡桃、羌桃。

核桃营养极为丰富，每 100g 的干核桃仁中含有蛋白质 15.4g、脂肪 63g、碳水化合物 10g、粗纤维 5.8g、钙 119mg、磷 362mg、铁 0.35mg、胡萝卜素 0.17mg、维生素 B_1 0.32mg、维生素 B_2 0.11mg，以及维生素 C、维生素 E 等营养物质。脂肪中主要的成分是亚油酸甘油酯，有降低胆固醇的作用，故可预防动脉粥样硬化的发生。营养学家对核桃仁的评价很高，认为比牛奶、鸡蛋更好。核桃仁油脂含量高达 58％，为坚果中最高者，主要是多不饱和脂肪酸，且富含磷脂，对脑神经细胞有良好的滋补作用。核桃中含有丰富的 B 族维生素和维生素 E，被认为是强身健脑和抗衰老的食品。

祖国医学认为，核桃味甘、涩，性温。归肾、肝、肺经。有补肾固精、温肺定喘、润肠通便的功效。

3. 芝麻

芝麻又称胡麻，被称为八谷之冠。芝麻是一种油料作物，榨取的油称麻油、胡麻油、香油，特点是气味醇香，生用热用皆可。芝麻的营养特点是含脂肪高，可达 60%，所含的脂肪酸是对人体有益的不饱和脂肪酸，如油酸、亚油酸、花生四烯酸、二十四碳酸、二十二碳酸等。另外还含有大量的蛋白质、卵磷脂、钙、铁、锌、硒、B 族维生素和维生素 E、芝麻素、芝麻酚，其中天然的维生素 E 的抗氧化作用对人体健康极为有益，可防止细胞膜上的脂质发生过氧化作用，有预防细胞早衰的作用，具有抗衰老的功效。芝麻分黑、黄两种，食用以黄芝麻为好，药用常用黑芝麻。黑芝麻是一种滋养强壮食物，有补血、润肠、生津、通乳、养发等功效，十分适宜于体虚、头发早白、贫血、大便燥结、头晕耳鸣者食用。《本草经》说芝麻有"补五内（内脏），益气力，长肌肉，填髓脑"的功效，"久服，令人轻身不老"。芝麻和桑椹子、女贞子配伍食用，补性更强。此外，芝麻对神经炎、末梢神经麻痹、高血压、动脉硬化、血小板减少诸病均有帮助，也是肿瘤病人化疗、放疗期间配膳的主要辅料。

祖国医学认为，芝麻味甘，性平。归肝、脾、肾经。有补肝肾、益精血、润肠燥等功效。

4. 银杏

银杏树是世界古老植物之一，是中国的特产。其历史要比人类悠久，当地球上尚未出现人时，银杏树已经是"子孙满天下了"。银杏树属松柏科，因其果实形若小杏，而色银白而得名。银杏树是树木中的"老寿星"，一般能活一千多年。

银杏或白果即为银杏树的果实，每 100g 白果中蛋白质含量为 6.4g、脂肪 2.4g、碳水化合物 36g、钙 10mg、磷 218mg、铁 1mg、胡萝卜素 320μg、核黄素 50μg 和多种氨基酸，另外还含有白果酚、白果酸等药效成分。对白果来说，其药用价值超过食用。白果所含的银杏酸能抑制结核杆菌和其他多种细菌，故常用治于肺结核。白果用菜油浸一年以上，每次食 2 粒，每日 2 次，对结核有良效。肺结核发热、咯血时可用白果汁、梨汁、鲜藕汁、甘蔗汁、淮山药汁、霜柿饼制成膏，生核桃仁捣泥，加蜂蜜融合后服。白果炒后去壳，加水煮熟，蜂蜜调和后可治疗气管炎。白果另一个重要特点是固涩作用显著。银杏叶可降低血胆固醇。

祖国医学认为，银杏味甘、苦、涩，性平。归肺、肾经。有敛肺气、定喘咳等作用。

5. 杏仁

杏仁是蔷薇科杏的种子，分为甜杏仁与苦杏仁，主要含有蛋白质、脂肪、糖、微量苦杏仁苷。脂肪的组成中主要是油酸和亚油酸。

祖国医学认为，杏仁味甘，性平。归肺、大肠经。有润肺祛痰、止咳平喘、润肠通便等功效。

现代研究发现杏仁中含有维生素 B_{17}，具有抗癌作用。

6. 栗子

栗子是壳斗科植物的种仁，又名板栗、栗果、大栗。含蛋白质 5.7%～10.6%、碳水化合物 60%～70%、脂肪 2.74%，另外还含有人体必需的维生素、矿物质、脂肪酶等。

祖国医学认为，栗子味甘、微咸，性温。归脾、肾经。有养胃健脾、补肾强筋、活血消肿、止血等功效。

第四节 蔬菜、水果的营养与保健价值

一、蔬菜、水果的化学组成与营养特点

蔬菜、水果是人类膳食中的重要食品之一，消费量大约占到每日膳食的一半。新鲜的蔬菜、水果具有共同的营养特点，水分含量在 90% 以上，碳水化合物、蛋白质、脂肪含量很低，含有多种维生素、丰富的矿物质（钙、钾、钠、镁等）及膳食纤维，还含有各种有机酸、芳香物质、色素等成分，因而在膳食中具有重要意义：可增进食欲、帮助消化、促进营养素吸收、丰富膳食种类等。

1. 水分

正常的含水量是衡量新鲜蔬菜、水果鲜嫩程度、营养素存留的重要特征，一般蔬菜含水 65%～95%，鲜果含水 73%～90%，干果含水 3%～4%。

2. 维生素

在蔬菜、水果中，除维生素 A、维生素 D 外，其他维生素都广泛存在，见表 5-5 和表 5-6。其中维生素 C 和胡萝卜素在蔬菜、水果中含量丰富，是人体所需维生素 C 的主要来源。绿色的叶、茎类蔬菜维生素 C 含量，每 100g 为 20～40mg；茄果类维生素 C 含量丰富的有柿子椒和青辣椒，每 100g 中含 125～160mg；其次为番茄；瓜类维生素 C 含量相对较少，其中苦瓜维生素 C 含量高，每 100g 中含 60～80mg。水果中维生素 C 含量最丰富的为鲜枣，每 100g 含300mg 左右，其次分别是猕猴桃为 130mg、山楂为 90mg、柑橘为 40mg，苹果、梨、桃的维生素 C 含量不高。近年开发的刺梨、沙棘等野生果类资源，其维生

素 C 含量比一般水果高十倍至数十倍。

表 5-5　常见蔬菜中三种维生素的含量（每 100g）

维生素	柿子椒	花菜	苋菜	冬苋菜	菠菜	冬瓜	南瓜	胡萝卜
维生素 C/mg	72	61	47	20	32	18	8	16
胡萝卜素/μg	340	30	2100	6950	487	80	890	4010
核黄素/mg	0.03	0.08	0.21	0.05	0.11	0.01	0.04	0.04

表 5-6　常见水果中三种维生素的含量（每 100g）

维生素	鲜枣	猕猴桃	柑	橘	芒果	苹果	葡萄	桃	草莓
维生素 C/mg	243	62	28	19	23	4	25	7	47
胡萝卜素/μg	240	130	890	520	8050	20	50	20	30
核黄素/mg	0.09	0.02	0.04	0.03	0.04	0.02	0.02	0.03	0.03

蔬菜、水果中含有丰富的胡萝卜素，黄绿色蔬菜如油菜、苋菜、莴苣叶等，每 100g 含胡萝卜素超过 2mg；水果中橙黄色的芒果、杏、枇杷、红橘每 100g 含 1.5～3mg。这些蔬菜、水果中所含的胡萝卜素是我们日常膳食中重要的维生素 A 来源。

3. 无机盐

蔬菜、水果是人体无机盐的重要来源，对维护人体内酸碱平衡很有意义。蔬菜、水果中含有丰富的钾、钙、钠、镁、铁、铜、锰、硒等多种矿物质，其中以钾含量最高，占其灰分的 50％左右。由于钾盐能促进心肌的活动，因此蔬菜、水果对心脏衰弱及高血压有一定的功效。

4. 碳水化合物

蔬菜、水果所含碳水化合物包括可溶性糖、淀粉及膳食纤维。可溶性糖主要有果糖、葡萄糖、蔗糖，其次为甘露糖、甘露醇和阿拉伯糖等，随着水果成熟可溶性糖增高，甜味增加。

蔬菜和水果的含糖量因种类和品种不同而有很大的差别，水果中仁果以果糖为主，葡萄糖、蔗糖次之；浆果主要含葡萄糖和果糖；核果以蔗糖含量较高为特征。一般蔬菜的含糖量较少，番茄、青椒、黄瓜、洋白菜等仅含糖 1.5％～4.5％，胡萝卜、南瓜、洋葱等含糖量较高。水果中葡萄含糖量达 20％以上，柠檬只含有少量糖 0.5％，苹果含糖 6％～10％，西瓜含糖 5.5％～12％，甜瓜含糖 2％～18％。

蔬菜和水果是膳食纤维的主要来源。主要有来自细胞壁的纤维素、半纤维素和细胞间的果胶质。果品中含有 0.5％～2％的纤维素、半纤维素，蔬菜中为 0.2％～2.8％。纤维素与半纤维素在蔬菜、水果中的不同部位分布极不均匀，主要存在于皮层、输导组织和梗中。纤维素含量少的部位肉质软嫩，食用质量高，反之则肉质粗、皮厚多筋，食用质量差。在梨的某些品种中，纤维素与木质素结合在一起，形成木质化细胞，使果肉粗糙而有砂粒状物质。膳食纤维虽然不能被人体消化吸收，但可以促进肠道蠕动，有利于粪便的排出，阻止或减少胆固醇的吸收。

5. 其他成分

（1）生物类黄酮 蔬菜和水果中含有多种生物类黄酮，如甜菜、茄子、红皮马铃薯、葡萄、杏、樱桃等食物中的花色苷；而洋葱、大葱、芹菜、羽衣甘蓝含有丰富的槲皮黄酮；柑橘中含黄烷酮丰富；桃、葡萄、苹果等含低聚儿茶素。它们常与维生素 C 共存，并对维生素 C 有增效作用。生物类黄酮对毛细血管的脆性和渗透性有调节功能，并能抑制细菌繁殖，增强人体抗病能力。

（2）有机酸 蔬菜和水果中含有有机酸，一般蔬菜均含有草酸，如菠菜、竹笋、苋菜等含有较多的草酸。草酸有一定涩味可影响口感且不利于钙、铁的吸收，因此烹制含草酸多的蔬菜时可先用开水烫漂后再进一步加工。

水果中的有机酸主要有苹果酸、柠檬酸和酒石酸，它们与所含的糖配合形成特殊的水果风味，果酸有增加食欲、帮助消化的作用。

（3）芳香物质 蔬菜和水果所含有的各种芳香成分是一些挥发油类的物质，赋予不同蔬菜和水果特有的香气，有助于增强食欲。

二、各种蔬菜、水果的营养与保健价值

（一）蔬菜

1. 萝卜类

（1）胡萝卜 也称黄萝卜、丁香萝卜，伞形科胡萝卜属植物的肉质根。原产亚洲西部，13 世纪传入中国，是全世界用量最多的蔬菜之一。含有丰富的胡萝卜素、维生素 B_1、维生素 B_2、叶酸、甘露醇、果胶及多种矿物质，是低能量食品。近年研究表明维生素 A 及胡萝卜素均有抑制多环芳香烃（致癌物）和人体微粒体形成配合物的作用，同时胡萝卜味甜，颜色鲜艳并容易加工贮藏，人们大多喜食。

祖国医学认为，胡萝卜味甘，性平。归脾、肝、肺经。具有健胃消食、清热解毒、补肝明目、利肠道等作用。

（2）白萝卜 又称莱菔，十字花科萝卜属植物的肉质根。世界各地均有栽培，种类较多。各种萝卜除一般蔬菜成分外，还含有淀粉酶和脂肪酶、莱菔苷等，萝卜肉质根中含有萝卜苷和红根苷，酶解后可产生萝卜芥子油和红根芥子油，因而对帮助消化、促进胃肠蠕动有一定功能。近年有报道指出萝卜还含有分

解亚硝胺的酶，因而具有抗癌的作用，且还含有一种干扰素诱生剂可以刺激人体细胞产生干扰素，促使机体增强抗病毒感染能力。研究显示，萝卜中的木原素能提高巨噬细胞的活性，增强吞噬癌细胞的能力。醇提物有杀菌抗病毒作用。

祖国医学认为，萝卜味甘、辛，性平。归脾、胃、肺、大肠经。具有健胃消食、止咳化痰、顺气利尿、清热解毒的功效。

2. 白菜

白菜又名青菜、菘菜，属十字花科草本植物。人类吃白菜的历史悠久，在新石器时期的西安辛坡村遗址中就已发现了白菜籽，证明距今至少有六千余年了。白菜古时称"菘"，因其"凌冬不凋，四时长有"。每 100g 白菜含有蛋白质 1.1g、脂肪 0.1g、碳水化合物 2.0g、粗纤维 0.4g、钙 86mg、磷 27mg、铁 1.2mg 和维生素 B_1 0.03mg、维生素 B_2 0.08mg、维生素 PP 0.06mg、胡萝卜素 1.03mg、维生素 C 36mg。粗纤维可促进肠蠕动，有助消化，帮助大便通畅，对预防肠胃病和结肠癌有一定作用。白菜的维生素 C 含量较高，对防治坏血病和增强毛细血管强度有益。梁陶弘景的《本草经集注》和《名医别录》中早已指出它有"通利肠胃，除胸中烦，解酒渴"的作用。

祖国医学认为，白菜味甘，性平。归胃、肠经。具有养胃生津、清热除烦、利小便、利肠道等功效。

3. 香辛叶类蔬菜

（1）芹菜 芹菜属伞形科植物。四季常青，周年可食用有适应春、夏、秋、冬四季的不同品种。芹菜原产地中海沿岸，中国栽培芹菜也已有两千多年的历史。芹菜有水芹、旱芹之分。旱芹香气较浓，又名"香芹"、也称"药芹"、"胡芹"。芹菜含蛋白质、脂肪、碳水化合物、维生素 A、维生素 B_1、维生素 B_2、维生素 C、维生素 P、维生素 PP 和钙、磷、铁等矿物质。值得注意的是，芹菜中的维生素 P 和钙、磷的含量比较突出，每 500g 含钙近 600mg、磷 230mg，因而芹菜有镇静和保护血管的作用。科学研究证明，水芹中含有挥发油类、黄酮类、多种氨基酸。挥发油类成分具有兴奋中枢神经，提高心肌兴奋性，加强血液循环，促进胃液分泌，增进食欲和祛痰的作用。黄酮类成分则有降低血压的功能。芹菜的药用价值，古时的书籍中均有记载，如《神农本草经》称芹菜有"止血养精，保血脉，益气。"唐《食疗本草》认为有"养神益力，杀药毒，置酒酱中香美。"清王士雄的《随息居饮食谱》则认为有"清胃，利口齿、咽喉，明目"的作用，现多用于治疗高血压、糖尿病等病症。朝鲜人民十分喜食水芹，用它来预防或治疗肝炎，水芹在朝鲜用来预防肝炎已有几百年的历史，有着很好的效果。

祖国医学认为，芹菜味辛、甘、微苦，性凉。归肝、胃、肺经。具有平肝、清热、祛风、止血、解毒、利水等作用。

（2）茼蒿 又叫蒿子秆，菊科植物。茼蒿含有蛋白质、胡萝卜素、挥发油、胆碱、磷、铁和多种氨基酸（丝氨酸、天冬氨酸、苏氨酸、丙氨酸、赖氨酸、谷氨酰胺、亮氨酸、脯氨酸、谷氨酸、苯丙氨酸等），是高氨基酸的蔬菜。

祖国医学认为，茼蒿味辛、甘，性平。归心、脾、胃经。具有宁心安神、疏肝利气、健脾养胃、润肺化痰等功效。

（3）芫荽　也称香菜、胡荽，原产地中海，汉朝传入中国。每100g芫荽含有蛋白质29g、脂肪0.3g、碳水化合物7g、钙170mg、磷49mg、铁5.6mg和维生素B_1 0.14mg、维生素B_2 0.15mg、维生素PP 1mg、胡萝卜素3.77mg、维生素C 92mg。其特殊的香气来自挥发油和苹果酸钾。香菜有促进外周血液循环、增进胃肠道消化腺分泌、促进胆汁分泌的作用，挥发油有杀菌作用。

祖国医学认为，芫荽味辛，性温。归肺、脾经。具有健胃理气、发汗透疹、利五脏、止头痛等作用。

4. 菠菜

菠菜又名菠棱菜、波斯菜、赤根菜、鹦鹉菜、角菜等。古时阿拉伯人称为"菜中之王"。菠菜原产尼泊尔，唐朝传入中国。菠菜营养成分很丰富，含蛋白质较多，500g菠菜约含蛋白质12.5g、胡萝卜素17.22mg，甚至比胡萝卜还要略高一些。菠菜中的胡萝卜素在人体内利用率极高，大部分均可转化为维生素A。每500g菠菜含维生素C 174mg，据测定100g菠菜即能满足人体一昼夜维生素C的需要，两昼夜胡萝卜素的需要。有报道，菠菜中有一种酶，能促进胃液和胰液的分泌。菠菜中钙和铁含量较多，但铁的吸收率只有50%，钙和菠菜中的草酸结合形成草酸钙沉淀。菠菜还含有果糖、葡萄糖、蔗糖、维生素B_{11}、维生素D、维生素K、维生素P等，在蔬菜中，它可称得上营养成分丰富且全面。

祖国医学认为，菠菜味甘，性凉、滑。归肝、胃、大肠、小肠经。具有利五脏、通血脉、止渴润燥等功效，适用于慢性便秘、高血压、糖尿病、夜盲症等。

5. 番茄

番茄也称西红柿，是茄科番茄属植物的浆果，原产南美洲，中国20世纪初开始多品种栽培。富含维生素A、维生素C、维生素PP（尼克酸）、维生素B_1、维生素B_2、维生素P和番茄红素。维生素P又称芦丁，具有降低毛细血管通透性、防止毛细血管破裂的生理作用，还有防止血管硬化、预防高血压、调节甲状腺功能的特殊功效。西红柿中维生素C和维生素A的含量不仅丰富，比例十分合适，这种比例可成倍增强维生素C和维生素A的生理作用。

祖国医学认为，番茄味甘、酸，性凉。具有清热止渴、养阴凉血等作用。

6. 茄子

茄子又叫落苏，茄子是夏秋季的常用菜蔬，有紫、青、白三种。原产印度，汉代时引进中国。含有丰富的维生素P，紫茄品种更为突出。维生素P能增强身体细胞之间的黏附力，提高微血管的抗力，保持血管的正常形态，因而有保护血管、防止出血的作用。500g 紫茄所含的维生素 P 达 3600mg 以上，有人称其为"血管强化食物"。茄子除有极为丰富的维生素 P 外，尚含有蛋白质、脂肪、矿物质和其他维生素。茄子除维生素 A、维生素 C 含量较低外，其他的营养素几乎和番茄接近，而蛋白质、钙的含量要比番茄高出 3 倍多。还含有葫芦巴碱、水苏碱、胆碱等多种生物碱。新鲜或干燥后的茄子捣碎成末，口服能降低血胆固醇，并有利尿作用，更重要的是通过改善血液循环，对心血管疾病的防治有着良好的作用。有报道，印度药物学家从茄属植物中研制出一种无毒药物，对治疗胃癌、唇癌、子宫颈癌已收到效果。茄子内含有龙葵碱，这种物质有抑制癌症的作用。

祖国医学认为，茄子味甘，性寒。具有散血淤、消肿止痛，治疗寒热，祛风通络和止血的功效。

7. 辣椒

辣椒又称番椒、青椒，多品种蔬菜，属茄科植物的果实。产于南美洲的墨西哥、秘鲁等地，16 世纪传入欧洲，17 世纪由欧洲传入中国。辣椒营养很丰富，含蛋白质、脂肪、胡萝卜素、维生素 C、维生素 P 和钙、磷、铁。其中维生素 C 的含量在蔬菜中堪称之首，每 100g 鲜椒含有 320mg。另外还含有辣椒碱、辣椒红素等，食用后口内唾液会增加，胃液分泌增多，胃肠蠕动加速，因此有显著增进食欲、帮助消化的作用，人们常将它作为一种健胃的蔬菜。由于有很强的刺激性，因此有胃溃疡、胃肠炎、肺结核、咽喉肿痛、高血压者不宜多食。

祖国医学认为，辣椒味辛，性热。归脾、胃经。具有温中、散寒、开胃、消食的功效。

8. 瓜类

(1) 冬瓜　葫芦科植物的果实，每 500g 含蛋白质 1.5g、糖 8g、粗纤维 15g、钙 72mg、磷 45mg、维生素 C 61mg，还含有少量的 B 族维生素。完全不含脂肪，《食疗本草》介绍："欲得体瘦轻健者，则可长食。反之，若要肥，则勿食也。"因此，被称作"减肥佳蔬"。科学研究发现，冬瓜含有丙醇二酸，可抑制糖向脂肪的转化。

祖国医学认为，冬瓜味甘、淡，性凉。归肺、大小肠、膀胱经。具有利水、化痰、清热、生津、解毒的作用。

(2) 黄瓜　又称胡瓜、刺瓜，葫芦科植物的果实。黄瓜内质脆嫩，多汁而味甘，含水量达 96％～98％，具有生津解渴作用，某些患干燥综合症或糖尿病患者可用于补充水分解渴。黄瓜所含的纤维素非常细嫩，易消化吸收，可促进肠道腐败食物的排泄，因而可预防结肠癌发生，同时有降低胆固醇的作用。鲜黄瓜也含有丙醇二酸，可抑制体内的糖转化成脂肪，因此多吃黄瓜可去脂减肥。黄瓜含有丰富的磷、钙、钾及维生素，其中尤以维生素 E 的含量更为突出。维生素 E

是一种强抗过氧化剂，能阻止细胞的老化。

祖国医学认为，黄瓜味甘，性凉。归肺、脾、胃经。有清热止渴、利水消肿、解毒等作用。

（3）苦瓜　又称凉瓜，属葫芦科植物，原产印度尼西亚。分析结果表明，苦瓜含有苦瓜苷、5-羟色胺和多种氨基酸。现代研究发现，苦瓜含有类似胰岛素的物质，有显著降低血糖的作用，作用方式与常用的糖尿病药物甲苯磺丁脲相似，因而营养学家和医学家都推荐苦瓜作为糖尿病患者的理想食品。美国科学家还从苦瓜中提取味极苦的奎宁，奎宁俗称金鸡纳霜，是抗疟特效药物，对疟疾所致的发热有良好的控制作用。苦瓜内含有一种活性蛋白质，将该种蛋白质注射到患癌的老鼠体内，能促使老鼠体内的免疫细胞去杀灭癌细胞。苦瓜有可能成为提取抗癌药物的一种新的来源。

祖国医学认为，苦瓜味苦，性寒。归心、脾、肺经。无毒，具有除邪热解毒、解疲乏、清心明目、益气壮阳的功效。

（4）丝瓜　又称水瓜，属葫芦科植物，原产印度，唐末传入中国，至明代已普遍栽植。丝瓜色泽翠绿，清香甘甜，能消暑解毒通便。含生物碱、氨基酸、糖类、皂苷、B 族维生素、维生素 C、脂肪和蛋白质等。现代研究表明，鲜丝瓜的提取物有抗病毒、抗过敏的作用。

祖国医学认为，丝瓜味甘，性凉。归肝、肺、大肠经。有清热、化痰、解毒、凉血等功效。

9. 洋葱

洋葱又称玉葱、洋葱头，是百合科植物的鳞茎。含有丰富的胡萝卜素和维生素 C、维生素 B_1、维生素 B_2、含硫化物的挥发油等物质。世界各地人民特别西方人均喜食洋葱，在加工、烹制许多肉类食品时都要配加洋葱或洋葱粉来调味，并有一定的防腐作用。研究证明洋葱提取液具有一定的抗菌作用。常食用洋葱也有降低血胆固醇和加强心脏功能的作用，若与大蒜同食还可抑制血糖升高。洋葱中含有较大量的 S-丙烯基-L-半胱氨酸硫氧化物，是致泪成分环蒜氨酸的前体，在 pH＞7 的碱性环境中环化生成环蒜氨酸。能使人体发汗，具有治疗和预防感冒、促进胃液分泌等作用。

祖国医学认为，洋葱味甘、微辛，性微温。具有理气宽中、健胃、降脂、降血压等功效。

10. 大蒜、葱

（1）大蒜　百合科植物的鳞茎。大蒜含蛋白质高达 44％，无机盐主要有硒、锗、钙、磷、铁、硫，维生素含量也丰富，还含有大蒜辣素、大蒜苷等。大蒜所含大蒜素是一种植物性广谱抗菌素，对细菌，特别是结核杆菌、真菌、病毒及寄生虫等都有很强的杀灭作用。动物实验证实大蒜有抑制癌症的作用。美国《科学家》杂志早在 1957 年就已明确指出，大蒜油中的蒜素对实验小鼠有绝对的肿瘤免疫能力。研究结果认为与大蒜富含微量元素硒、锗有关，硒、锗均被证实确有强大的抗癌效应。国外医学界甚至认为多吃大蒜能提高人的智力，大蒜的强心、促进血液循环的作用也是十分显著的。英国《医药周刊》指出，大蒜头中所含的高活性物质能降低血中胆固醇，阻止血液的不正常凝结，故可防治动脉粥样硬化和血栓形成。大蒜中的一种三硫化物，能防止血小板凝集。蒜中所含的锗对风湿病、糖尿病的控制也有较好作用。

祖国医学认为，大蒜味辛，性温。归脾、肺、大肠经。具有温中行滞、镇咳、解毒、驱虫等功效。

（2）葱 有香葱、葱、洋葱等品种，性能均大致相近。葱除有蛋白质、脂肪、碳水化合物、胡萝卜素、维生素 B_1、维生素 B_2、维生素 C、钙、磷、铁外，最具特色的是含葱蒜辣素，葱蒜辣素是一种挥发油，味极香辣，能去腥除膻，增味提鲜。这种辣素可通过呼吸道、汗腺、尿道排出，有轻微刺激作用，从而导致发汗、祛痰和利尿、杀灭微生物的功效。

11. 姜

又名生姜、地辛、百辣云，原产于马来西亚等地，中国古时就有栽培，且分布很广。每 100g 鲜姜中含有蛋白质 1.4g、脂肪 0.7g、碳水化合物 8.5g、粗纤维 1.0g、胡萝卜素 0.18mg、维生素 C 4mg 以及人体必需的氨基酸、淀粉、钙、磷、铁、硫胺素、核黄素、尼克酸等 100 余种人体所必需的营养物质。挥发油的成分主要有姜醇、姜酚、水芹烯、龙脑、桉油精等，辣的成分是姜辣素。现代医学通过药理研究和临床应用证明生姜有多方面的医疗保健作用：①对消化系统，可促进胃肠分泌，提高食欲，抑制呕吐，帮助肠内气体排出，以及调整胃肠功能；②对循环系统，可兴奋血管运动中枢，加快血液循环，疏利汗腺，促进发汗，还可降血脂、降血压，对低血压者可升血压；③对呼吸系统，可兴奋呼吸中枢，止咳祛痰；④对泌尿系统，可利尿消肿；⑤对神经系统，可兴奋大脑皮质，拮抗催眠剂。国内外一些营养学家研究发现，生姜含有一种特殊物质，其化学结构与阿司匹林的水杨酸接近，提取稀释后制成制剂可防止血液凝固；生姜中的辛辣成分被人体吸收后，能抑制体内过氧化脂质的产生，这种抗氧化作用，比目前的抗氧化剂 BHT、BHA、维生素 E 更有效。美国用生姜汁制成血液稀释剂，对防止血液凝固有效，能降低血中胆固醇含量，并有强心、利尿、解毒作用。荷兰用生姜代替某些抗生素，尤其对沙门氏菌所致的炎症明显有效；他们还用生姜或姜粉治疗类风湿性关节炎，减轻关节肿胀疼痛和晨僵，改善关节活动。日本认为生姜中的姜酚，能抑制前列腺素的合成，减少胆汁中黏蛋白的形成，有良好的利胆作用，用生姜防治胆囊炎、胆结石疗效显著。德国还发现生姜汁在一定程度上能抑制癌细胞的生长繁殖。

祖国医学认为，姜味辛，性温。归肺、脾、胃经。具有解表散寒、温中止呕、化痰止咳、解毒等作用。

12. 荠菜和芦笋

(1) 荠菜 是十字花科的野菜，含有多种有机酸、氨基酸、胡萝卜素、维生素 B_1、维生素 B_2、维生素 C、胆碱和乙酰胆碱。荠菜还含有荠菜苷、黄素-7-芸香糖和洋芫荽苷两种黄酮苷，与荠菜止血止泻的作用有关。

祖国医学认为，荠菜味甘淡，性微寒。归肝、脾经。具有清热利湿、凉血止血、清肝明目、益气养血等功效。

(2) 芦笋 是石刁柏属的多年生草本植物，早春时嫩茎破土而出。状若春笋，故名。其学名为石刁柏，又称龙须菜。芦笋是一种质地优良的蔬菜，目前世界芦笋的消耗，仅次于番茄、豌豆、青刀豆和蘑菇。芦笋的营养价值极高，所含维生素的量大大超过其他蔬菜。芦笋中的天冬氨酸、天冬酰胺、云香苷含量十分丰富，所以具有特殊的芳香风味，入口极为鲜美。芦笋中含有芦丁，芦丁有降低血管的脆性和降低血压的作用。芦笋何以能抗癌呢？据研究，是因为它含有丰富的组织蛋白，生化学家认为这种蛋白质能有效地调节细胞的生长，把细胞的繁殖控制在正常范围以内，因而就具有了抑制癌症发展的功能。同时，芦笋中叶酸的含量特别丰富，核酸的含量也很多，这些成分均有助于抗癌。芦笋几乎对所有的癌症都有疗效。

（二）水果

1. 西瓜

西瓜又称寒瓜。西瓜原产非洲南部，唐、五代时引入契丹，后由新疆一带引种到内地。因其从西方传入，故名西瓜。西瓜品种较多，西瓜水分多，营养也丰富，几乎所有的维生素和糖类均含有，如维生素 A、维生素 B_1、维生素 C、维生素 PP、胡萝卜素、葡萄糖、果糖等，同时含有氨基酸（β-丙氨酸、α-氨基丁酸、谷氨酸、精氨酸、瓜氨酸）、有机酸（苹果酸、丙酸）、矿物质（钾、铁、钙、磷）。因此炎夏吃西瓜，不仅可消暑、清热、解渴，还可补充营养素。适量的糖能利尿，适量的钾盐能消除肾脏引起的水肿；西瓜中的配糖体还有降低血压的作用。另外，西瓜尚能清利湿热，故也适用于肝炎、胆囊炎和胆石症病人食用。

祖国医学认为，西瓜味甘，性寒。归心、胃、膀胱经。具有清热解暑、除烦止渴、利小便、醒酒等功效。

从药用价值来看，西瓜皮药用价值值得开发。西瓜皮又名西瓜翠衣、西瓜青，同样能清暑解热、止渴利尿。西瓜子祖国医学认为味甘性寒，具有利肺、润肠、止血、健胃等功效。

2. 苹果

苹果又名频婆、林檎。蔷薇科植物的果实。中国已有两千年以上栽培历史。苹果品种繁多，全世界约一万余种，仅中国就有四百多种。民间有句谚语"一日一个苹果，一世不用求医"。苹果不仅能减肥，还可使皮肤润滑柔嫩。苹果所含热量不高，每 100g 所含的热量仅 60cal❶。苹果中的营养成分可溶性大，易被人体吸收，有"活水"之称。这种"活水"有利于溶解微量元素硫，而硫是一种可以使皮肤润滑柔嫩的物质。同时，苹果中还含有少量的铜、碘、锰和锌，这些元素有防止皮肤干燥、皲裂作用。苹果是治疗腹泻的良药。苹果中含有鞣酸、果胶等成分，它们具有抑制和消除细菌毒素以及收敛的作用，因而能止泻。苹果不仅能止泻，也可通便，这是由于苹果中的有机酸和纤维素有刺激、促进肠蠕动的作用。最近发现，苹果能降血脂和降胆固醇。原因是苹果本身不含胆固醇；能促进胆固醇从胆汁中排出；苹果含有大量果胶可促进肠蠕动；苹果在肠道内分解出来的乙酸有利于胆固醇代谢；苹果中丰富的维生素 C、果糖、镁等也可促进胆固醇代谢。由于苹果有这种特殊的降脂功能，因此十分适合高血压、高脂、冠心病、动脉硬化等病人食用。苹果中含钾丰富，每 100g 约含 100mg，宜水肿病人也可食用，由于钾又能帮助控制血压，苹果还有解毒、保护肝脏、增加免疫功能等作用，这显然与苹果含有丰富的维生素 A、维生素 C、维生素 B_1、维生素 B_2、维生素 PP，矿物质钾、钙、镁、铁、磷、硫是分不开的。

祖国医学认为，苹果味甘、微酸，性凉。具有生津、润肺、开胃、解暑、醒酒、止泻等功效。

3. 橘和柑

（1）橘　芸香科植物的果实，橘子全果都是著名中药。橘子维生素 C 含量很高，在鲜果中仅低于枣、柚、山楂、龙眼、柿、猕猴桃和柠檬，每 100g 含 40mg；含钙也丰富，每 100g 含 56mg；还含有苹果酸、柠檬酸、葡萄糖、果糖、蔗糖、胡萝卜素。这样的营养成分，对冠心病患者是很适宜的。

祖国医学认为，橘子味甘、酸，性平。归肺、胃经。具有润肺理气、止渴、开胃、醒酒的功效。橘叶中维生素 C 的含量也很高，主要药理作用是疏肝、行气、化痰、消肿、散毒。橘白为果皮之白色内层部分，味苦辛、性温而无毒，功能是通络化痰、顺气和胃。橘红即果皮之外层红色部分又名芸皮，芸红，其主要的功用是消痰、利气、宽中、散结。橘皮在中药里名为陈皮，陈皮之名始见于《食疗本草》，皮色青者又称青皮。陈皮主治肺、脾病症为主，主要功效是理气燥湿。李时珍《本草纲目》认为，"配伍时，同补药则补，同泻药则泻，同升药则升，同降药则降"，因此是一味用途甚广的药物。现代药理研究指出，橘皮所含

---

❶ 1cal＝4.184J。

的挥发油对消化道有刺激作用，可促使胃液分泌，加快胃肠蠕动，增加呼吸道黏膜的分泌，故有健胃、祛痰的功效。橘皮中的橙皮苷是一种黄酮苷，具有扩张冠状动脉、增加血流量的作用，还能降低血管脆性，因而有益于心血管疾病。橘皮中的甲基橙皮苷还具有抗菌、抗炎和利胆的作用。

（2）柑 也是芸香科植物的果实，柑也称金实、柑子、瑞金奴等。含有糖、维生素C、柠檬酸、钾、钙、磷以及橙皮苷、陈皮素和挥发油等成分。柑味甘、酸，性凉。具有生津止渴、利咽、消肿作用。肠胃有热、口干烦渴时，饮柑汁或食鲜柑，效果好。柑还能醒酒利尿，故酒后食柑，既能醒酒，又可止渴。柑皮性偏寒，而橘皮性温，两者不同。因此，久病痰白，中医辨证如属寒咳者，不宜用柑皮，而适用橘皮。

4. 梨

梨又名快果、玉乳，蔷薇科植物的果实。产量很高，仅次于苹果，中国自周朝起即已栽植梨树，古时视梨为上品，秦汉时，梨已成为重要果品，故梨有"百果之宗"的声誉。梨的营养价值很高，含有蛋白质、脂肪、果糖、葡萄糖、钙、磷、铁、苹果酸、柠檬酸、维生素 B_1、维生素 B_2、维生素C等，每100g含钾100mg，而钠仅10mg，是高钾低钠的食物，梨除能止咳外，尚有其他一些用途。因此水肿者食之有益。凡发热、糖尿病或其他疾病引起的口渴引饮、烦热不安，均可以梨汁治之，有名的五汁饮中即有梨汁。

祖国医学认为，梨味甘、微酸，性凉。归肺、胃经。有生津止渴、清热润燥、化痰、解酒毒的作用。有"梨生者清六腑之热，熟者滋五脏之阴"之说。

据现代医学研究，梨还有降血压、保肝的作用，因而高血压、心脏病、肝病患者宜食梨。梨皮能清心润肺、降火生津，常用治于暑热烦渴、咳嗽、痢疾等症。

5. 葡萄

葡萄又名草龙珠、山葫芦、蒲桃等，葡萄科的果实，是一种世界性水果，种植面积和产量都居世界首位。葡萄是一种很古老的植物，已有了五千多年的种植历史。中国古时在陇西、敦煌的山谷原野中早就有野生的葡萄，但正式栽培是在汉朝张骞出使西域后引种传入的。全世界葡萄种类多，可分成红、白两类。

葡萄含糖15%～30%，以葡萄糖为主，还含有蛋白质、有机酸（酒石酸、苹果酸、枸橼酸）、果胶、胡萝卜素、维生素A、维生素 B_1、维生素 B_2、10余种氨基酸和多种矿物质、花色素，营养价值很高。古时就有对葡萄的评价，秦汉时《神农本草经》中即已指出："葡萄味甘、性平，主筋骨湿痹、益气倍力、强志、令人肥健，耐饥，忍风寒……"说明葡萄有强壮保健作用。

祖国医学认为，葡萄味甘、酸，性平。归肺、脾、肾经。有补气血、强筋骨、生津液、利小便等功效。

现代研究发现，葡萄汁可降血压，葡萄籽含低聚原花青素，含丰富的亚油酸、维生素 E、植物甾醇、白藜芦醇等，有很强的抗氧化能力，抗衰老、抗疲劳作用，抗癌、抗诱变作用，葡萄皮则可提取酒石酸和单宁酸等药物。

6. 猕猴桃

猕猴桃又名洋桃、藤梨，是猕猴桃科植物的果实。原是一种山区野生果实。中国食用猕猴桃的历史已有一千两百多年，早在一百年前，新西兰曾经从中国引进猕猴桃，称为"中华猕猴桃"，中国是主要产区，约有 50 多个品种。秦岭以南、横断山脉以东地区均有分布，主要集中在四川、陕西、河南、湖南、湖北和云南等地，产量可观。猕猴桃的营养价值很高，以阔叶猕猴桃为例，每 100g 鲜果中维生素 C 含量高达 1600～2249mg。猕猴桃还含有维生素 P、维生素 E 及钙、镁、钾、碘、铬、锌等矿物质，这些成分具有保护心肌、降低血胆固醇的作用。动物实验结果显示，猕猴桃汁能明显提高小白鼠对缺氧的耐受力，存活时间延长，说明猕猴桃对人体缺氧有保护作用。因而，猕猴桃可作为防治心、脑血管病变的保健食物。最近研究指出，猕猴桃有一定抗癌作用。猕猴桃汁阻断亚硝胺合成率达 93％，而维生素 C 和柠檬汁各约 50％。把猕猴桃汁的维生素 C 破坏后，再测验它的阻断情况，结果依然达到 80％。实验结果说明，猕猴桃除了含有大量维生素 C 外，还有其他阻断亚硝胺合成的活性物质。

祖国医学认为，猕猴桃味甘、酸，性凉。归胃、肝、肾经。具有解热、止渴、和胃降逆等功效。

7. 枸杞

枸杞为茄科植物枸杞的成熟果实，含有枸杞多糖、多种氨基酸、微量元素、维生素、牛磺酸、生物碱、挥发油等化学成分，具有滋补肝肾、益精明目的功效，现代临床广泛用于降低血脂血糖、保肝、抗肿瘤、抗衰老等。一般认为，其主要有效成分为枸杞多糖（LBP），近年有学者从 LBP 中分离纯化得到 5 个免疫活性较强的枸杞糖肽（简称 LbGp）。发现枸杞多糖有多种保健功能。①保肝作用。LBP 通过阻止内质网的损伤，促进蛋白质合成，恢复肝细胞的功能。LBP 可改善大鼠酒精性肝病模型线粒体的形态，枸杞子具有明显抑制乙醇所致 ALT 升高的作用，对大剂量饮酒造成的肝损伤具有保护作用。②降血糖作用。LBP 能明显降高血糖小鼠血糖，其降血糖作用不是通过促进胰岛 β 细胞释放胰岛素而产生。③降血脂作用。枸杞子、LBP 的动物及临床实验均表现出良好的降血脂作用。对血细胞、肝功能及肾功能无不良影响。④抗肿瘤作用。枸杞子具有明显的抗诱变作用，既可预防、减少体细胞的癌变，又可保障人类生殖细胞和胚胎细胞的正常生长，减少遗传性疾病和器官畸形的发生；控制癌灶发展，抑制肿瘤生长；对肿瘤的放射治疗有明显增敏和防护作用，LBP 是一种良好的辐射保护剂。⑤抗衰老作用。能提高 D-半乳糖所致衰老小鼠体内谷胱甘肽过氧化物酶（GSH-Px）和超氧化物歧化酶（SOD）活性，从而可以清除过量的自由基，降低 MDA 和脂褐素含量，起到延缓衰老的作用。

（三）食用菌类的营养价值

食用菌是指可供人食用的大型真菌的子实体，食用菌的结构分为菌丝体和子实体两部分。食用菌种类繁多，世界上已发现的食用菌有上千种，目前已被人们利用的约有 400 种左右，如香菇、花菇、黑木耳、银耳、牛肝菌、羊肚菌、平菇、猴头菌等。并且有些品种已能够进行人工栽培。

食用菌的营养价值很高，首先蛋白含量丰富，鲜菇达 3%～4%，干菇类达 40% 以上，含有多种必需氨基酸。食用菌脂肪含量很低，是理想的高蛋白低脂肪食品。大多数食用菌类有降血脂的作用，黑木耳所含脂类主要是磷脂类，对心血管和神经系统有益。其次，食用菌所含碳水合物是一些结合多糖，由于食用菌的种类不同，因此构成多糖中的单糖和氨基酸种类也不同，其生理功能亦不相同。如香菇多糖有抗癌、降血脂、抗疲劳作用；银耳多糖可增强巨噬细胞的吞噬能力，提高人体的免疫功能等。大都具有降低胆固醇、抗癌、降血脂、抗疲劳等功能，因此食用菌类被誉为现代保健食品之一。此外，食用菌类还含丰富的 B 族维生素，丰富的钙、镁、铜、铁、锌等多种矿物元素。

1. 香菇

香菇又名香蕈、香菌、香菰，两广及港澳地区又称香信。中国是种植香菇最早的国家，早在公元 1313 年的《农书》中已有记载，比目前世界上生产香菇最多的日本要早五百年以上。香菇按季节分有秋菇、冬菇、春菇；市场上一般按花菇、厚菇、薄菇分类。花菇生长于雪后初晴之时，因菇面受寒冻裂，经阳光照射又再弥合，故形成了众多的花纹。花菇质肥厚、鲜嫩，香味浓郁，是香菇中的佳品。厚菇背面隆起，边缘下卷，菇质厚实，香味也佳，因产于冬季，又称冬菇。薄菇又叫香信，生于开春之后，由于温度适宜，生长迅速，因而个大而薄，产量虽高，而质味较逊。香菇的营养成分极为丰富，每 100g 干香菇含蛋白质 13g、脂肪 1.8g、碳水化合物 50g、钙 124mg、磷 415mg、铁 25.3mg，还有大量的维生素 B_1、B_2、B_{12}、C、PP 和麦角甾醇等。麦角甾醇在紫外线照射下很容易变成维生素 D_2，而维生素 D_2 是重要的成骨因子，因此多吃香菇对儿童、孕妇、结核病患者无疑是十分有益的。香菇中还含有 30 多种酶和 18 种氨基酸。人体所必需的 8 种氨基酸中，香菇就含有 7 种，因此香菇又成为纠正人体酶缺乏症和补充氨基酸的首选食物。

祖国医学认为，香菇味甘，性平。归肝、胃经。具有扶正补虚、健脾开胃、祛风透疹、化痰理气、解毒、抗癌等作用。

现代研究发现香菇中含有 1,3-β-葡萄糖苷酶、1-辛烯-3-醇、2-辛烯-1-醇等挥发性物质、γ-谷氨酰基烟草香素、香菇嘌呤、磷酸腺苷、香菇多糖等多种物质，能提高人体免疫系统的功能。香菇多糖是目前所知的最强的辅助性 T 淋巴细胞的刺激剂，能刺激抗体形成，活化巨噬细胞，从而可抑制癌细胞的生长。日本科学家用香菇浸出液喂饲移植有肿瘤细胞的小白鼠，五周后发现小白鼠身上的癌细胞全部消失。香菇还有降低血中胆固醇、降血压的作用，轻度高血压病人每天吃干香菇 3～4 个就能控制血压在正常范围。香菇的降血脂、降血压作用与它所含的一种核苷酸物质有关。有人观察到经营香菇的工作人员很少感冒，这是因为他们接触香菇，经常要吸入香菇的粉末，而香菇中含有一种能诱生人体干扰素的物质，干扰素能够抑制病毒生长和繁殖。动物实验也证实了这一点，给小白鼠感染病毒，一般 7 天左右就全部死亡。如果事前喂以香菇浸出液，则可使 70％的小白鼠活了下来，说明香菇的抗病毒作用是相当强大的。现在已从香菇中提得了这种干扰素的诱生剂，对治疗病毒性疾患和肿瘤有着十分重要的价值。

2. 银耳与黑木耳

(1) 银耳 又称白耳、雪耳，与人参、鹿茸齐名。民间常作为养阴强壮补品。银耳含蛋白质 10％，碳水化合物 65％，还有多种维生素和矿物质。

祖国医学认为，银耳味甘、淡，性平。归肺、胃、肾经。具有滋阴润肺、益胃生津、活血化瘀、补脑强心等功效。

现代研究证实银耳具有改善人体免疫功能、提升白细胞的作用。肿瘤病人放疗或化疗后所致的白细胞减少，或其他原因引起的白细胞减少，食用银耳后效果良好。对老年血管壁硬化、高血压、失眠、眼底出血有效，并有延年益寿、抗衰老作用。

(2) 黑木耳 又名黑菜，营养价值与银耳基本相同。其中最为名贵的是榆耳，它是附榆木而生的一种黑木耳。含有木耳多糖、蛋白质、麦角甾醇、B 族维生素等。冠心病之所以发生其主要病理改变是动脉粥样硬化和血栓形成。一旦生成的血栓阻塞了冠状动脉的主要分支即可发生心肌梗塞。这种血栓的生成跟血小板聚集性高有一定的关系。由于黑木耳能抑制血小板聚集，因而对防治冠心病或其他血管硬化性疾患有着十分重要的价值。

祖国医学认为，木耳味甘，性平。归肺、脾、大肠、肝经。具有补血养气、润肺益胃、止血止咳、降压抗癌、生津等功效。

3. 蘑菇

蘑菇又称双孢菇、白蘑菇、洋蘑菇。蘑菇属蘑菇科，品种按其菌盖的颜色分白色、奶油色、棕色种。双孢蘑菇是目前世界上人工栽培最广泛、产量最高、消费量最大的食用菌。蘑菇营养价值高，含有丰富的蛋白质、多糖、维生素、核苷酸和不饱和脂肪酸。新鲜蘑菇和干蘑菇组成如下，每 100g 中蛋白质含量分别为 2.9g 和 35.6g，脂肪 0.2g 和 1.4g，碳水化合物 3g 和 14g，钙 8mg 和 100mg，磷 6.6mg 和 162mg，铁 1.3mg 和 32mg，维生素 B_1 0.11mg 和 0.02mg，维生素 B_2 0.16g 和 2.53mg，尼克酸 3.3mg 和 55.1mg，维生素 C 4mg 和 1mg。另外，还含有脂肪酸，亚油酸，多种游离氨基酸，维生素 A、B_6、D、E、K，叶酸、泛酸等，其中泛酸的含量在食物中是比较多的，还含有甘露醇、海藻糖、麦角甾醇、多种有机酸。日本科学家从蘑菇中提得一种称为 PS-K 的类多糖化合物，具有抗癌作用。有实验表明，双孢菇的提取液有抑制一些病原性微生物的作用。

祖国医学认为，双孢菇味甘，性平。归肠、胃肺经，具有健脾开胃、润肺化痰、平肝提神等功效。

4. 草菇

草菇又名包脚菇和蓝花菇，一般生长于温暖潮湿的腐烂稻草上，在闽、粤、桂分布较广。草菇的生长十分有趣，刚出土时只有豆粒大小，很快就长成鸡蛋状的菌孢，这时必须马上采收。草菇的营养价值类似蘑菇，对人体健康也很有裨益。有实验表明，草菇的提取液有抑制革兰氏阳性菌的作用。

祖国医学认为，草菇味甘，性寒。具有清热解暑、补气养血、降血压的作用。

5. 金针菇

金针菇在目前国际市场上，仅次于蘑菇、香菇，在食用菌中居第三位。金针菇因菇柄和色泽类似金针菜，故名金针菇，含有大量人体所必需的氨基酸，特别是赖氨酸和精氨酸含量丰富，还含有铁、钙、磷、钠、镁等金属元素。能促进儿童智力发育，故被誉为"增智菇"。金针菇还能防治高血压、肝病、肠胃道溃疡等疾病，经常食用可使血压稳定在正常范围，促进消化道溃疡愈合，帮助肝病恢复。

6. 猴头菌

猴头菌也是一种食用蕈，属担子菌纲，齿菌科，生长在栎、胡桃等阔叶树的朽木上，或柞树的裂疤处，周身布满针状肉刺，只有靠近根部一端有三角形无刺毛区，看去酷似猴子脸庞，故名猴头菌。猴头菌的营养价值很高，每 100 克中含蛋白质 26.3g、脂肪 4.2g，蛋白质由 16 种氨基酸组成，具有 8 种人体必需氨基酸中的 7 种，还含有多种矿物质和维生素。药用成分主要是猴头菌酮、猴头菌碱、挥发油等，因此猴头菌有扶正固本之功，能助消化，利五脏。

祖国医学认为，猴头菌味甘，性平。归脾、胃经。有健脾养胃、安神、抗癌的作用。

上海药物研究所等单位报告，猴头菌对胃癌和食道癌的有效率达 69.3%，治疗消化性溃疡和慢性胃炎的有效率为 87.2%。现制成的猴头菌片是治疗慢性胃炎和胃癌的常用药剂。实验证明，猴头菌对癌肿患者确有延长生存期、提高免疫力、缩小肿块的良好效果。

三、影响蔬菜和水果营养价值的因素

大部分蔬菜食用前或形成商品前需要经过水洗、整理加工或烹调等工艺过程，在此过程中水溶性营养素容易损失。特别是维生素 C 损失较为明显。蔬菜、水果储存的时间、方式、温度、光线也会影响营养素的保留，如叶绿素、花青素的破坏，使蔬菜、水果失去原有的色泽；蔬菜、水果中果胶的变化，使脆度、弹性发生不可逆变化，从而失去食用和商用价值。有些蔬菜含有草酸、植酸会影响一些无机盐的吸收。

第五节　肉类、水产品和蛋类的营养与保健价值

一、肉类的营养与保健价值

广义地说，凡是能作为人类食品的构成动物肌体的多种组织都可统称为肉。在商业部门和肉品企业中所说的肉，是指去毛、剥皮、去头、尾、蹄爪、内脏后所得到的胴体部分。从广义概念出发，可以说肉类食品包括畜、禽的肌肉、脂肪组织、结缔组织、内脏（心、肝、肺、肾、胃、肠）、脑、舌等及制品。它们能为人类提供人体必需的氨基酸、脂肪酸、无机盐和维生素。我国人民常食用的畜类肉有猪肉、羊肉、牛肉、驴肉、兔肉等；禽类有鸡肉、鸭肉等。

肉类经过加工、烹调熟化后变得易于人体消化吸收、鲜美可口，是膳食中的优质蛋白质来源。肉的营养成分含量会随动物的品种、年龄、部位、饲养情况等因素有很大的差异，特别是蛋白质和脂肪比例会随部位不同而变化。

（一）畜、禽肉类营养成分

1. 蛋白质

畜肉蛋白质含量为 $10\%\sim20\%$，主要分布在肌肉中，其中肌浆中蛋白质占 $20\%\sim30\%$，肌原纤维中 $40\%\sim60\%$，间质蛋白 $10\%\sim20\%$。间质蛋白主要有胶原蛋白和弹性蛋白，加热后可溶于水，由于色氨酸、酪氨酸、蛋氨酸含量少，蛋白质利用率低，属于不完全蛋白质，但胶原蛋白和弹性蛋白能促进皮肤细胞吸收和储存水分，有效地防止皮肤干裂，从而使皮肤显得丰满，充实而有光泽，并且还能延缓衰老。肉类蛋白质经烹调后，一些含氮浸出物即溶于肉汤中，这些含氮浸出物的主要成分是氨基酸、肌凝蛋白、肌肝、肌肽、嘌呤碱等，是肉汤鲜香味的来源。

禽肉一般含蛋白质 16%～20%，基本上都是优质蛋白质。一般禽肉较畜肉有较多的柔软结缔组织，且均匀地分布于肌肉组织内，故禽肉较畜肉更细嫩、更容易消化。禽肉所含含氮浸出物与年龄有关，同一品种幼禽肉汤中含氮浸出物少于老禽，因而老禽烹制的肉汤比幼禽汤鲜美。

2. 脂肪

畜肉类的脂肪含量变化较大，在 10%～36% 之间，肥肉高达 90%。畜肉脂肪酸以饱和脂肪酸含量较多，主要是棕榈酸和硬脂酸，脂肪中还含有少量的卵磷脂等。胆固醇在内脏等组织中含量特别高，每 100g 含量可达 2000～3000mg，因此高血脂症、高血压患者不宜过量摄取肥肉、内脏和脑组织。

禽肉中脂肪含量差异较大，这与品种和饲养方法相关，普通鸡肉含脂肪不高，而肥的鸭、鹅肉脂量可高达 40%，如北京填鸭脂肪含量为 41%。禽肉脂肪含有丰富的亚油酸，其量约占脂肪总量的 20%，故禽肉脂肪的营养价值高于畜肉脂肪。

3. 维生素

畜肉肌肉组织和内脏器官的维生素含量差异较大，肌肉组织中的维生素 A、维生素 D 含量少，B 族维生素较高。内脏器官各种维生素含量都较高，尤其是肝脏，它是动物组织中多种维生素最丰富的器官。心、肾除含蛋白质外也含多种维生素。另外，种类不同，所含维生素种类也不同，如猪肉中维生素 B_1 的含量较牛羊肉高，牛肉的叶酸含量又高于猪肉。

禽肉含丰富的维生素，B 族维生素含量与畜肉相似，每 100g 肉中含烟酸 4～8mg、维生素 E 90～400μg、维生素 B_1 0.2g、泛酸 0.33～0.43g（小鸡肉）、叶酸 0.12～0.14g（小鸡肉）、维生素 A 0.02g。食禽肉对中老年人的健康极为有益。禽类内脏富含维生素 A 和核黄素。

4. 无机盐

每 100g 肉类无机盐总量为 0.8～1.2mg，瘦肉高于肥肉。肉类富含磷、铁元素，每 100g 中含磷 127～170mg、铁 6.2～25mg、钙 7～11mg。畜肉也是锌、铜、锰等多种微量元素的良好来源，铁以血红素形式存在，不受食物其他因素影响，生物利用率高，铁的吸收均高于其他类食品，是膳食铁的良好来源。人体对肉类中的各种矿物元素消化吸收都高于植物性食品。

禽肉中钙、磷、铁等的含量均高于猪肉、牛肉、羊肉，微量元素铁、锌等也略高于畜肉，硒含量明显高于畜肉。

5. 碳水化合物

动物体内的碳水化合物是以糖原的形式储存在肌肉和肝脏中，含量一般为 0.3%～0.9%。动物宰杀后，保存过程中由于酶的分解作用，糖原含量下降，乳酸含量上升，pH 逐渐下降，对风味产生和储存有利。

（二）主要种类与营养价值

1. 猪

猪又名豕、豚等，人类吃猪肉的历史较长，品种很多，仅我国就有一百多个品种。猪肉是人类一种重要食物，猪肉含蛋白质约 17％、脂肪 29％、碳水化合物 1％，此外含维生素 B_1、维生素 B_2、尼克酸、矿物质也很多。猪肉是一种高热量食物，每 100g 猪肉在人体内可产生 3887kJ 的热量。清黄宫绣所著《本草求真》说，猪肉能"润肠胃，生津液，丰肌体，泽皮肤。"但是猪肉由于含脂肪和胆固醇较高，多食容易引起心血管系统疾患。我国古时对此已有认识，梁陶弘景所著《别录》认为"猪肉闭血脉，弱筋骨，不可多食"。这里"闭血脉"就是现代医学所说的动脉粥样硬化，以及在此基础上发生的血栓形成、血管闭塞。孙思邈也说："久食令人少子，发宿痰。"国外有些科学家还指出，多食猪肉会损害人的容颜，使人易老。猪的内脏、皮、蹄、骨有重要的药用价值，如猪胆味苦性寒，能清热解毒。

祖国医学认为，猪肉味甘、咸，性微寒。归脾、胃、肾经。具有补肾滋阴、养血润燥、益气等功效。猪蹄味甘、咸，性平。归胃经。具有补气血、润肌肤、通乳汁等功效。猪肚味甘，性温。归脾、胃经。具有补虚损、健脾胃、止渴功效。猪肝味甘、苦，性温。归脾、胃、肝经。具有养肝明目、健脾补气的功效。猪心味甘、咸，性平。归心经。具有补虚养心、安神降血压等功效。

2. 牛

牛肉的营养丰富，每 100 克牛肉含蛋白质 20.1g、脂肪 10.2g、维生素 B_1 0.07mg、维生素 B_2 0.07mg、钙 7mg、磷 170mg、铁 0.9mg。牛肉的蛋白质质量好，所含的必需氨基酸齐全。

祖国医学认为，牛肉味甘，水牛性凉、黄牛性温。归脾、胃经。具有补脾胃、强筋骨等功效。

牛胆上有一种称为"牛黄"的物质，是十分名贵的药材。牛黄有清热解毒、清心开窍、豁痰镇惊的功效，并能促使红细胞增生。牛骨髓有润肺、补肾、补血的功效。

3. 羊

冬天吃羊肉，是我国民间家喻户晓的经验，认为羊肉性温，又有助元阳、补精血功效，因而非常适宜作为一种冬令补品。羊肉的蛋白质略高于猪肉，每 100g 瘦羊肉含蛋白质 17.3g、脂肪 13.6g、维生素 A 3×10^4IU、维生素 B_1 0.07mg、维生素 B_2 0.13mg、烟酸 4.9mg、钙 15mg、磷 414mg、铁 3mg。

祖国医学认为，羊肉味甘，性热。归脾、胃、肾经。具有温中健脾、补肾壮阳、益气养血、利产妇等功效。

羊肝含有维生素 A、铁等营养素，养肝明目是其特殊的功效，为夜盲症、眼干燥症、视物昏花的常用药，名医孙思邈就常用羊肝来治疗夜盲症。羊肾，能补肾气、益精髓，对腰脊疼痛、足膝痿弱、耳鸣耳聋、阳痿、尿频、遗溺等症特别有效。羊血的功效则在于止血、祛淤和解毒。

4. 兔

兔肉被称为美容肉，原因是兔肉营养价值较高，兔肉含蛋白质 21.5%，脂肪含量最低 3.8%，胆固醇是所有肉类中最低的，但卵磷脂含量较高。兔肉细嫩，纤维素多，而结缔组织少，比猪肉、牛肉、羊肉、鸡肉更容易消化，用于儿童、老人更为相宜。家兔以蔬菜和野草为饲料，具有兔肉的自然风味。

祖国医学认为，兔肉味甘，性寒。归肝、大肠经。具有补中益气、凉血解毒的功效。特别是对体虚、营养不良、疲倦乏力者有益。

5. 鸡

中国在五千多年前即已开始饲养鸡了。鸡的祖先是"原鸡"，中国、印度、缅甸和马来西亚等地是原鸡的故乡。鸡的品种极多，约有三百余种。中国比较有名的是山东的"九斤黄"、江苏的"狼山鸡"、上海的"浦东鸡"、北京的"油鸡"、江西的"乌骨鸡"等。鸡肉不仅味美，而且营养丰富，蛋白质高达 23.2%，而脂肪含量差异较大，有的品种仅含 1.2%，维生素和矿物质的含量也很多，维生素 A 在小鸡肉中含量更高。秦汉时所著的《神农本草经》记载鸡是"无毒、多服、久服不伤"的食物，"人欲轻身益气不老延年者"可常食鸡。病后虚弱，产后调补都首选以鸡。鸡肉有益五脏、补虚损、健脾胃、活血脉等功能，鸡肝有补肝、益肾、安胎、补血、治夜盲作用，鸡心能补心、镇静，鸡肾可治头晕眼花、咽干、盗汗等症，鸡胆汁有清热解毒功效，鸡脑、鸡血、鸡油分别有补脑、补血和润发作用。乌骨鸡的皮、肉、骨都是乌黑的，是一种极有药效的鸡种，有名的"乌鸡白凤丸"即以它为主药制成。其主要营养成分中，蛋白质含量为 47%～57%，富含 8 种必需氨基酸，无机盐和维生素基本齐全，含有胡萝卜素，特别是铜、锌、锰丰富。现代研究发现，乌骨鸡除增强体力和延缓衰老外，对防治心血管疾病和癌症有一定意义。

祖国医学认为，鸡肉味甘，性温。归脾、胃经。具有温中益气、补脾养血、补精填髓等功效，宜营养不良、病后体虚乏力、气血不足、头晕心悸者。乌骨鸡味甘，性平。归肝、肾、肺经。具有补肝肾、益气血、补阴退虚热等功效。

6. 鸭

中国也是世界上养鸭最早的国家，最早的书《尔雅》中即有称野鸭为"凫"，家鸭为"鹜"的记载。家鸭系由绿头鸭演变而来，现世界各地均有分布。距今四百多年前的明代，北京地区培育出一种头大、颈短、体长、背宽、胸肌丰满、羽毛纯白、红嘴红脚的优良鸭种，这种鸭肉味颇美为"北京鸭"。北京鸭于 1874 年移居美国，又由美国传至各地。鸭肉营养丰富，每 100g 克鸭肉中含蛋白质 16.6g、脂肪 7.5g、钙 11mg、磷 1.45mg、铁 4.1mg、维生素 B_1 0.07mg、维生素 B_2 0.15mg、烟酸 4.1mg。

祖国医学认为，鸭肉味甘、微咸，性平。归肺、脾、肾经。具有滋阴补虚、利尿消肿、清虚热止咳、消肿疮等功效。

7. 鹅

鹅别称舒雁、家雁，属鸭科。嗜食青草，耐寒，抗病力强，生长快，寿命较其他家禽长，因而是一种经济效益很高的动物。中国的华东、华北地区饲养较多中国鹅，其肉质肥嫩、鲜美。鹅肉每 100g 含蛋白质 10.8g、脂肪 11.2g、钙 13mg，磷 23mg、铁 3.7mg，并含有维生素 A、维生素 B_1 和烟酸等。鹅作为食疗食物，最早载于梁陶弘景所著《名医别录》。李时珍也说鹅的血、胆、油均可药用。鹅血有抗痛作用，鹅胆有治疗慢性支气管炎、咳嗽气喘的作用。

祖国医学认为，鹅肉味甘，性平。归脾、肺经。具有益气补虚、和胃止渴、利五脏等功效。对年老体衰、病后虚弱、消化力差和糖尿病者有一定的意义。

8. 鹌鹑

鹌鹑原为野鸟，鸟纲雉科。以谷物及杂草种子为主食。明李时珍在《本草纲目》详尽描述："鹑，大如鸡雏，头细而无尾，毛有斑点，甚肥。"鹌鹑食量虽不大，但产蛋率很高，每只鹌鹑一年可产蛋三百个左右。现人工饲养鹌鹑已十分普遍，在日本的养殖业中，饲养鹌鹑已仅次于养鸡，发展迅猛。鹌鹑肉味极鲜美，营养价值很高，含蛋白质 22.2%，还含有多种维生素、矿物质、卵磷脂、激素和多种人体必须氨基酸。鹌鹑肉是一种高蛋白、低脂肪、低胆固醇的肉类。鹌鹑蛋中含有丰富的芦丁，因而有防治高血压和动脉粥样硬化等疾病的功效，肉和蛋不仅是营养滋补佳品，还是疗效卓著的良药，故素有"动物人参"之称。

祖国医学认为，鹌鹑肉味甘，性平。具有补益五脏、强筋壮骨、止腹泻、消疳积等功效。常用于体虚贫血、消化不良、食欲不振、头昏乏力、肺虚久咳、小儿疳积诸症。

二、水产品的营养与保健价值

中国拥有广阔的海岸、江、河、湖泊，水产品丰富，鱼的种类达 2000 种以上，水产品在膳食中有重要地位。水产品富含人类生长发育所需要的最主要营养物质——蛋白质，优于禽畜产品，是优质食物蛋白源，而且鱼虾类、爬行类的蛋白质更易消化吸收。水产品中藻类的一般营养成分与水产动物的差异较大，粗蛋白和粗脂肪的含量较低，糖的含量较高。各类水产动物的一般营养成分差异不大。

（一）水产动物营养成分与特点

1. 蛋白质与氨基酸

鱼类蛋白质含量一般为 15％～25％，易于消化吸收，鱼肉中的蛋白 83％～90％可为人体吸收。必需氨基酸的含量与组成特点是评价食物营养价值的最重要指标。水产动物的必需氨基酸含量与组成都略优于禽畜产品。它们的必需氨基酸含量占氨基酸总量的比例：贝类等于或略低于优质蛋白；虾蟹类、鱼类和中华鳖则高于禽畜食品。必需氨基酸之间的比值是否符合人类膳食蛋白质的模式（人体消化吸收的最适必需氨基酸比值），也是评价食物或蛋白质质量的重要指标。主要水产动物各种必需氨基酸之间的比值基本上与全蛋模式相似，因此是人类理想的优质蛋白或完全蛋白，主要水产动物的赖氨酸、精氨酸和谷氨酸等呈味氨基酸的含量与牛肉、羊肉、猪肉相似或更高（牡蛎与鱿鱼较差），因此肉味鲜美。特别是中国对虾、鲢、鲫、中国鳖与牛肉的呈味氨基酸含量明显高于其他种类，因此它们的肉味更鲜美。自由成分中所特有的一种名为塔沃林（Taurin）的氨基酸可预防高血压、刺激调节血糖的胰岛素的分泌。

2. 脂肪含量与组成特点

各类水产动物脂肪酸的含量与组成特点依种类、栖息水域及活动的区域不同而差异较大，总的来看，贝类、虾蟹类、鱼类和爬行类等水产动物的脂肪酸组成与禽畜产品的主要区别是饱和脂肪酸含量占总脂肪比例低于 30％，单不饱和脂肪酸（5.2％～37.5％）、高度不饱和脂肪酸（20％～50％）的含量高。水产动物脂肪酸组成的最突出特点是二十碳五烯酸（EPA）和二十二碳六烯酸（DHA）的含量很高，分别为 2.7％～20.4％和 1.3％～33.7％。鱼类脂肪含量一般为 1％～3％，水产动物的脂肪含量范围在 0.5％～11％，鱼类脂肪主要分布在皮下和内脏周围。鱼类脂肪多由不饱和脂肪酸组成，占 80％，熔点低，消化吸收率达 95％。鱼类脂肪中的二十碳五烯酸（EPA）和二十二碳六烯酸（DHA）具有降血脂、防止动脉粥样硬化的作用。

鱼类胆固醇含量一般为 100mg/100g，但鱼子含量高，约为（354～934)mg/100g。

海水鱼类与淡水鱼类脂肪酸组成的含量和组成具有同一性，但差异却很明显。共性是：种类多、碳链长，不饱和脂肪酸占脂肪酸总量的 60％以上，饱和脂肪酸以 C_{16} 和 C_{18} 为主，不饱和脂肪酸以 C_{18}、C_{20}、C_{22} 为主。海淡水鱼类脂肪酸含量与组成的主要差异是海水鱼的 DHA 含量明显高于淡水鱼类。

可以看到，水产动物含人类所需的亚油酸、亚麻酸、花生四烯酸等必需脂肪酸和 EPA、DHA。EPA 和 DHA 具有很强的生理活性，是人类、动物生长发育所必需的物质，能够抗血栓，防止血小板聚合，增高高密度蛋白质胆固醇，降低低密度蛋白质胆固醇，从而降低血液黏度，使血压下降。所以，EPA 和 DHA

可用于预防和治疗心肌梗塞、冠心病、脉管炎、脑动脉硬化等多种疾病。同时，DHA 能促进脑细胞的生长发育，经常吃海洋动植物，多吸收 DHA，能活化大脑神经细胞，改善大脑机能。研究表明，海水鱼类幼体的饵料缺少 DHA 时，轻者生长发育缓慢，重者则大批死亡。

3. 矿物质

鱼类矿物质含量为 1%～2%，稍高于肉类，磷、钙、钠、钾、镁、氯丰富，是钙的良好来源。虾皮中含钙量很高，为 991mg/100g，且含碘丰富。最新的研究发现，多吃鱼类可以润肺、补肺，从而缓解哮喘病的症状。这是因为鱼肉中含有丰富的镁元素，对于患严重哮喘的病人，医生建议：最好每日三餐中保证吃至少一顿的鱼类或其他海鲜类食物。

4. 维生素

鱼类是维生素的良好来源，如黄鳝含 B 族维生素 22.08mg/100g。海鱼的肝脏是维生素 A 和维生素 D 富集的食物。

鱼类水产品还含有 SOD（超氧化物歧化酶），SOD 是很重要的自由基清除剂，可清除机体代谢过程中所产生的过量的氧自由基，延缓由于自由基侵害而出现的衰老现象。因此，鱼类不但营养丰富，也是极佳的抗衰美容食品。另外，鱼肉中含有丰富的胶原蛋白和黏蛋白。胶原蛋白是一种大分子蛋白，在分子结构上有一定的空间，从而能充分维持生命的"结合水"，保持皮肤光洁、无皱褶和富有弹性，防止毛发脱落，使头发富有光泽，并有促使人体肌肉健美和骨骼发育的功效。国外专家学者对日本人的平均寿命跃居世界首位的奥秘进行调查表明，从营养学角度来看，他们的饮食构成是比较合理的，特别是与他们多吃鱼有着直接的关系。在日本人的膳食中，动物性食品鱼类所占的比例最大。日本是世界上国民吃鱼最多的国家之一。

（二）主要种类与营养价值

1. 鲫鱼

鲫鱼属鲤科鱼类，是我国重要食用淡水鱼之一，肉味鲜美、营养丰富，鲫鱼的可食部每 100g 含水 85g、蛋白质 13g、脂肪 1.1g、碳水化合物 0.1g、钙 54mg、磷 203mg、铁 2.5mg、维生素 B_1 0.06mg、维生素 B_2 0.07mg、烟酸 2.4mg、维生素 A 846IU。鲫鱼的药用价值很高，应用范围很广。除去通脉下乳作用外，还有益于慢性肾炎、营养不良的患者。

祖国医学认为，鲫鱼味甘，性平。归脾、胃、大肠经。具有健脾和胃、利水消肿、通血脉、益五脏等功效。

2. 鲤鱼

鲤鱼属鲤科鱼类，有赤、黄、白等品种，但性能均相似，鲤鱼的可食部每

100g 含水 77g、蛋白质 17.3g、脂肪 5.1g、钙 25mg、磷 175mg、铁 1.6mg、肌酸 0.35mg、磷酸肌酸 0.02mg，还含有二十碳五烯酸（EPA）和二十二碳六烯酸（DHA）。在秦汉时《神农本草经》中就已被列为上品。梁医学家陶弘景誉之为"诸鱼之长，为食品上味"。

祖国医学认为，鲤鱼味甘，性平。归脾、肾、胃、胆经。具有健脾和胃、利水下气、通乳、安胎等功效。

3. 鲢鱼

鲢鱼又名白脚鲢，属鲤科淡水鱼。鲢鱼鱼肉肥腴可治脾胃虚寒、食少腹痛、倦怠、水肿，还可以润泽皮肤。全鱼 500g 可食部 260g，含水 176g、蛋白质 55.8g、脂肪 14.4g、钙 84mg、铁 3.6mg，还含有牛磺酸、ATP、ADP、肌苷、类胡萝卜素等成分。鲢鱼具有明显的滋润皮肤的功能，尤其对皮肤粗糙、无光泽的人，常吃鲢鱼可使皮肤细嫩，富有光泽。

祖国医学认为，鲢鱼味甘，性温，无毒。归脾、胃经。具有温中益气、利水、泽肤等功效。

4. 草鱼

草鱼又称鲩鱼，鲤科淡水鱼类。鱼的可食部每 100g 含水 77g、蛋白质 17.9g、脂肪 4.3g、钙 39mg、磷 173mg、铁 0.7mg。主要的药用价值是平肝，平肝之意即降低血压，改善头胀、头痛、目赤、易怒、口苦的症状。

祖国医学认为，草鱼味甘，性温。归脾、胃经。具有平肝祛风、温中和胃、止泻等功效。

5. 黄鳝

黄鳝也称鳝，属鳝科（合鳃科）淡水鱼类。每 100g 含蛋白质 18.8g、脂肪 0.9g、钙 38mg、磷 150mg、铁 1.6mg、维生素 B_1 0.02mg、维生素 B_2 0.95mg、维生素 PP 3.1mg、维生素 A 115IU，几乎不含碳水化合物，是低热量、高营养食物。梁陶弘景著《名医别录》中列为上品，可食，也作药用。黄鳝补虚损作用很显著，常食黄鳝可补虚助力，治产后虚羸，病后气力不佳、关节炎病人经常吃食，有减轻关节疼痛的效果。

祖国医学认为，黄鳝味甘，性温。归脾、肝、肾经。具有益气血、补肝肾、强筋骨、祛风湿等功效。

6. 甲鱼

甲鱼又称为鳖，属鳖科。每 100g 含水 80g、蛋白质 16.5g、脂肪 1.0g、碳水化合物 1.6g、钙 107mg、磷 135mg、铁 1.4mg、维生素 B_1 0.62mg、维生素 B_2 0.37mg、维生素 PP 3.7mg。

祖国医学认为，甲鱼肉味甘，性平。具有滋阴清热、消肿散结、补血等功效。对心脏病、肠胃病、贫血、四肢发冷有一定功效。

7. 银鱼

银鱼或称尖头银鱼，别名银条鱼、残蛤鱼，属银鱼科。每 100g 含蛋白质 8.2g、脂肪 0.3g、碳水化合物 1.4g、钙 258mg、碘 102mg、铁 0.5mg、维生素 B_1 0.01mg、维生素 B_2 0.05mg、维生素 PP 0.2mg。

祖国医学认为，银鱼味甘，性平。归脾、胃、肺经。具有益肺止咳、宽中健胃、利水、补虚的功效。治疗消化不良、小儿疳积功效尤为显著。一般慢性腹泻、消化不良或营养不良者，可将银鱼与葱煎汤服。

8. 带鱼

带鱼是中国最主要的海产经济鱼类之一，其年产量居全国海产经济鱼类之首位。带鱼肉肥嫩而味美，深受人们喜爱。每 100g 带鱼肉中含蛋白质 18.1g，且为优质蛋白，脂肪 7.4g，比一般鱼类都高，含不饱和脂肪酸较多，而且脂肪酸碳链又较长，这就形成多个不饱和键，这些多双键的不饱和酸具有降低胆固醇作用。还含有人体必需的微量元素钙、磷、铁、碘及多种维生素，为老人、儿童、孕产妇的理想滋补食品。近年来研究发现，带鱼的银白色油脂层中，含有一种抗癌成分 6-硫代鸟嘌呤，药名为"6-TG"，作为抗癌物，应用于白血病、胃癌、淋巴肿瘤及绒癌的病人，收到一定的效果

祖国医学认为，带鱼味甘、性温。具有养肝止血、补脾、解毒等功效。对食欲不振、病后体虚、营养不良者有益。

9. 虾

虾是水生甲壳动物。中国虾类资源丰富，现已发现的就有 400 多种。大多数品种生活在海洋中，少数长于淡水。大型虾的代表是对虾，经济价值极高，最大的虾是龙虾。中型虾类的代表是鹰爪虾，有名的金钩虾米即由其加工而成。虾的可食部分每 100g 含水 81g、蛋白质 16.4～20g、脂肪 1.3g、钙 99mg、磷 205mg、铁 1.3mg、维生素 A 260IU，还含有维生素 B_1、维生素 B_2、尼克酸、微量元素硒。虾中谷氨酸的含量丰富，是产生鲜味的主要原因。中国古时十分重视虾的食疗作用，认为有补肾壮阳、通乳的功效。小型虾类加工成干品，称为虾皮。虾皮有特殊营养价值，钙质含量极高，每 100g 一般的虾皮含钙达 1g，有些虾皮甚至高达 2g，因此是极好的一种天然钙补充来源。自然界还赐给人类一种珍品——磷虾，它主要生长在南极周围浩瀚的海洋中，它所含的蛋白质却很高，一般磷虾含有的蛋白质高达 60％，是其他动物性食物的 2～3 倍。

祖国医学认为，虾味甘，性微温。归肝、胃、肾经。具有补肾壮阳、通乳、解毒等功效。

10. 章鱼

章鱼别名短蛸、长脚章、坐蛸、短腿蛸、望潮、短爪章等，是一种蛸科类的

海洋生物。它的眼睛结构几乎与人眼相似，这在低级动物中是十分罕见的。在章鱼的眼睛后面，有称作自毁体系的控制生命的死亡腺。章鱼专以小鱼和甲壳类动物为食。每100g章鱼中含蛋白质14.6g、糖类0.3g、钙13mg、磷140mg、铁0.3g及维生素A、B族维生素。章鱼不含钠，是一种典型的低钠食物，是心血管系统疾患者理想的食物。明李时珍《本草纲目》中记述章鱼有养血益气的功能，常用于产妇催乳。研究成果证明，章鱼有抗癌活性，具有既抗病毒，又可抗癌的作用。章鱼体内还含有一种章鱼毒素，它对许多生理系统均有强烈的效应，有希望从中提取中枢神经系统的抑制药剂。

祖国医学认为，章鱼味甘、咸，性寒。具有"冷而不泄"的特点，有抗炎解毒的功效。

11. 海参

海参又名刺参，为刺参科动物，是一种很有名的滋补食物。每100g水发海参含蛋白质21.5g、脂肪0.3g、碳水化合物1g、钙118mg、磷22mg、碘0.6mg。从营养组成可看出，海参是一种高蛋白、高矿物质、低热量、低脂肪的食物。现代科学研究发现，海参含有一种海参毒素的成分，对多种霉菌、某些肿瘤细胞有抑制作用。海参中有另一种结构同皂角苷类似的成分，对脑血管意外引起的痉挛性麻痹有效。海参的提取液具有抗肿瘤、抗凝血、镇痛等功效。

祖国医学认为，海参味甘、咸，性平。归肾、肺经。具有补肾益精、养血润燥、止血的功效。《随息居饮食谱》记载海参："滋阴，补血，健阳，润燥，调经，养胎，利产。"民间还常用海参炖冰糖，空腹食用来治疗高血压和血管硬化。

12. 藻类

藻类是自然界中的低等植物，无根、茎、叶的分化，在形态和结构上差异较大。有食用价值的有蓝藻门、绿藻门、褐藻门及红藻门的部分种类。藻类是人们广泛食用的海产品，如海带、紫菜等，它们物美价廉含有丰富的蛋白质，几乎不含脂肪，蛋白质组成中赖氨酸和胱氨酸的含量都较高。海藻类的碳水化合物主要为海藻酸盐、多糖类物质，若以干重计含量可达40%～60%。海藻中含有β-谷甾醇，它能使血纤维蛋白溶原酶活化而溶散血栓。在褐藻和紫菜中还含有更多的岩藻甾醇，这种化合物有活化存在于血管壁等的血纤维蛋白溶原酶的作用，所以海藻有抗血栓和防止血栓形成的作用。褐藻中褐藻酸含水率高，在肠内形成凝胶状物质，从而可以防止便秘。另外海带是高碱性食品，人们食用肉类及其加工食品过多会使血液呈酸性，可常食碱性海藻类食品来调节。日本将海藻类食品称为"长寿菜"。

(1) 紫菜　红藻门紫菜属中的叶状藻体。其营养素含量丰富，每100g干紫菜中含蛋白质24.5g、脂肪仅0.9g（主要是磷脂）、胡萝卜素1.23mg、维生素B_1 0.44mg、维生素B_2 2.07mg、尼克酸5.1mg、维生素C 1mg、钙330mg、磷

440mg、铁 32mg、碘 1200μg，以及维生素 B_{12}、硫辛酸、胆碱、藻红蛋白、藻青苷、叶绿素、紫菜多糖等。

祖国医学认为，紫菜味甘、咸，性寒。归肺、脾、膀胱经。有化痰利咽、止咳、养心除烦、利水除湿等功效。

现代研究发现，紫菜多糖可显著增强细胞免疫和体液免疫，具有抗凝血、降血脂、抗肿瘤、抗辐射、降血糖及抗肝损伤等功效。

（2）海带　又称江白菜，褐藻门海带属。其营养特点是，每 100g 干品中含蛋白质 5.8～8.2g、碳水化合物 57g、褐藻酸 24.3g、甘露醇 11.13～17.67g、胡萝卜素 0.57mg、维生素 B_1 0.69mg、维生素 B_2 0.36mg、尼克酸 1.6mg、维生素 C 1mg、钙 2.25g、铁 1.5g、碘 0.34g。从海带中提取的海带淀粉硫酸酯具有降血脂的作用，可防止动脉粥样硬化。而提取的褐藻酸钠是一种血浆代用品，海带根提取液有平喘止咳的作用。

祖国医学认为，海带味咸，性寒。归肝、胃、肾经。具有消痰软坚、利水消肿等功效。

三、蛋类及蛋制品的营养与保健价值

蛋类是卵生动物所产的卵的俗称，人类食用的主要是禽蛋类，如鸡蛋、鸭蛋、鹅蛋、鹌鹑蛋等。这些蛋结构、化学组成相似。蛋制品主要是经过加工的蛋品，传统的蛋类加工食品有皮蛋、咸蛋、糟蛋，这些蛋制品经加工处理后形成了特殊的风味，蛋白质易于消化吸收。蛋类及蛋制品所含的营养物质丰富、蛋白质生物价高、可食部分多，全蛋蛋白质几乎能被人体全部吸收利用，是食物中最理想的优质蛋白质，全蛋蛋白质可作为参考蛋白。禽蛋由三部分构成，蛋壳（占12%～13%）、蛋清（占 55%～66%）和蛋黄（占 32%～35%）。

蛋壳的 95% 为碳酸钙，其次为少量的蛋白质、碳酸镁、磷酸钙、磷酸镁等，蛋壳经处理后可作钙粉原料。

蛋清中水分含量平均为 85%、蛋白质 12.7%、脂肪仅为 0.3%、碳水化合物 0.7%、矿物质 0.6%。蛋清中的蛋白质主要是卵白蛋白质，特点是各种必需氨基酸种类齐全，构成合理，属完全蛋白，另外还含有婴儿生长所必需的组氨酸。蛋清中还有少量的黏蛋白及卵胶黏蛋白等。蛋清中的碳水化合物主要是与蛋白质结合的甘露糖和半乳糖。蛋清中的维生素主要是水溶性的 B 族维生素，维生素 B_2 含量丰富，维生素 B_1 相对较少。蛋清中的矿物质主要是钠、钾、磷、铁等，蛋清中还含有蛋白酶、二肽酶、淀粉酶、氧化酶、溶菌酶等多种酶类。

蛋黄水分含量为 49.5%、脂肪 33%、蛋白质 15.7%、碳水化合物 0.4%、矿物质 1.1%。蛋黄中的蛋白质主要是卵黄蛋白，也是完全蛋白。蛋黄中的脂类呈乳融状态，其中有 30% 为卵磷脂和脑磷脂，对于人体脑和神经组织的发育和维护有重要意义。蛋黄中胆固醇含量较一般普通食物高，但由于有卵磷脂存在，可乳化成微粒悬浮于血液而不沉积于血管壁上。蛋黄中还含丰富的维生素 A、维生素 D 及维生素 B$_2$，含少量维生素 C、胡萝卜素和叶黄素。矿物质有磷、镁、钙、硫、铁、铜、锌、氟等。

祖国医学认为，鸡蛋味甘，性平。归肺、脾、胃经。具有滋阴润燥、养血安胎、清咽开音等功效。鸭蛋味甘，性凉。具有滋阴清肺、平肝止泻、醒酒等功效。鹌鹑蛋具有抗过敏性的功效，世界上许多国家都用鹌鹑蛋治疗诸如支气管哮喘、荨麻疹等，有良好疗效。

四、影响肉类、水产品和蛋类营养价值的因素

肉、鱼、禽等动物性食物在加工烹调时除水溶性维生素外，其他营养素含量变化较小，通常的加工方法能提高蛋白质消化吸收率，但若过度加热，则会降低蛋白质的生物价。各种炖、煮的加工方法可增大无机盐、含氮物质、水溶性维生素的丢失，但若与汤汁一起利用则对人体来说除少部分维生素遭破坏外其余营养素影响不大。冷藏时间、温度对肉、鱼、禽等动物性食物营养成分有影响，时间过长则会丧失原有风味和食用、商用价值。

一般加工和烹调对蛋类食品的营养素破坏不明显，相反通过加工、烹调会杀灭细菌、破坏抗营养素因子、使蛋白质变性而增加消化吸收率。皮蛋加工需用碱进行处理，因而对 B 族维生素的影响较大，损失较多。

第六节　乳和乳制品的营养与保健价值

乳类是各种哺乳动物哺育幼仔的最理想的天然食物，其营养素丰富、比例适宜、容易消化吸收，能适应和满足初生婴儿的生长发育，也适合于病人和老年人。由于各种动物生长发育的差异，各种动物乳的营养构成也有所不同，见表 5-7。

表 5-7　不同的乳营养素比较（每 100g）

营养素	人乳	牛乳	羊乳	营养素	人乳	牛乳	羊乳
水分/g	87.6	89.9	88.9	铁/mg	0.1	0.3	0.5
蛋白质/g	1.3	3.0	1.5	视黄醇当量/μg	11.0	24.0	84.0
脂肪/g	3.4	3.2	3.5	硫胺素/mg	0.01	0.03	0.04
碳水化合物/g	7.4	3.4	5.4	核黄素/mg	0.05	0.14	0.12
热能/kJ	272	226	247	尼克酸/mg	0.20	0.10	2.10
钙/mg	30.0	104.0	82.0	抗坏血酸/mg	5.0	1.0	—
磷/mg	13.0	73.0	98.0				

对新生儿来说，母乳是最理想、完善的食物，若母乳不足则可用其他动物乳经调配后代替，日常生活中最常用的是牛乳。现代乳品工业已成为食品业的支柱产业，在发达国家乳及乳制品已成为人群饮食的重要部分，是优质蛋白质、钙、磷、维生素 A、维生素 D、维生素 B_2 等主要来源。乳类经初加工和深加工后，可制成各种乳类食品、工业原料、保健食品。

一、乳和乳制品的营养与保健价值

（一）乳类的组织结构与性质

乳类为白色乳状复杂乳胶体，水约占 83%，由乳糖、水溶性盐、维生素呈分子或离子态构成真溶液；乳白蛋白和乳球蛋白呈大分子态构成高分子溶液；酪蛋白在乳中形成酪蛋白钙-磷酸钙复合胶粒，呈胶体悬浮液；乳脂呈细小微粒分散在乳清中，少量的蛋白质和磷脂包裹在脂肪粒周围起乳化作用，维持脂肪粒呈乳胶状态。乳的颜色通常是白色微黄，受胡萝卜素和核黄素含量的影响，与季节、饲料有关。乳的香气主要来自低分子化合物，如丙酮、乙醛、二甲硫、短链脂酸和内酯。乳类的相对密度为 1.032，相对密度大小与乳中固型物含量有关。乳蛋白中酸性氨基酸占有一定比例，因此乳偏酸性。

（二）乳类的营养成分

1. 蛋白质

牛乳蛋白质含量平均为 3.0%，而且以酪蛋白为主，占 79.6% 左右，乳清蛋白占 11.5%，及少量的血清蛋白、免疫球蛋白等占 3.3%。酪蛋白是一种含磷、钙的结合蛋白质，对酸敏感，pH 较低时会沉淀。免疫球蛋白是抗体蛋白质的异型群，作为新生儿被动免疫的来源可增强婴儿的抗病力。牛乳蛋白的消化率达到 87%～89%，生物价为 85，属优质蛋白质。不同哺乳动物的乳蛋白质含量、构成不同，见表 5-8。

表 5-8　不同乳的氮构成比较（每 100mL）

氮构成	人乳	牛乳	羊乳	氮构成	人乳	牛乳	羊乳
总氮/mg	162	540	435	乳清蛋白/mg	77	80	—
酪蛋白/mg	49	430	300	非蛋白氮/mg	36	30	45

2. 脂肪

乳中脂肪的含量也会因来源不同而存在差异，牛奶中含脂肪 3.4%～3.8%，人奶约 3.7%，呈细粒状的脂肪球高度分散于乳浆中，吸收率达 97%。乳脂肪中脂肪酸构成复杂，其中短链脂肪酸含量较高，是乳风味和易消化的主要因素。脂肪酸中饱和脂肪酸以肉豆蔻酸、棕榈酸、硬脂酸等为主，不饱和脂肪酸有油酸30％、亚油酸 5.3％、亚麻酸 2.1％和少量的花生四烯酸，还含有一定的磷脂和胆固醇。

3. 碳水化合物

牛乳中碳水化合物约 4.5％，其中 99.8％为乳糖，人乳中的乳糖含量高于牛乳，约 7％。乳糖可以在人体小肠中经二糖酶的作用水解为 1 分子葡萄糖和 1 分子半乳糖。乳糖对婴儿的消化道具有重要意义，它不仅可以调节胃酸、促进肠胃蠕动，而且有助于乳酸菌的繁殖与生长，从而抑制腐败菌生长，因而可改善婴幼儿肠道菌群的分布。乳糖被乳酸菌等肠道有益菌群分解后产生乳酸等有机酸，使肠道 pH 降低，有利于人体对钙、磷、锌的吸收。有些人的体内严重缺乏乳糖酶，因而使摄入体内的牛奶中的乳糖无法转化为半乳糖和葡萄糖供小肠吸收利用，而是直接进入大肠，肠腔渗透压升高，使大肠黏膜吸入大量水分，造成腹胀、腹痛、排气和腹泻等症状，称乳糖不耐症。如果经过加工将乳糖除去或经发酵制成酸奶、干酪等，则食后不会发生此种症状。

4. 无机盐

牛乳中含有无机盐 0.7％～0.75％，富含钙、磷、钾。100mL 牛乳可提供110mg 钙，且牛奶中钙与磷的比值为 1.2∶1，消化吸收率较高，故能保证婴儿对钙的需要。牛乳中铁很少，只有 0.2mg/100g，婴儿如以牛乳为主食喂养时，需增添含铁及维生素 C 的食品，如蛋黄、猪肝泥、青菜泥等。此外，牛乳中还含有锌、锰、碘等微量元素。

5. 维生素

牛乳中含有人类所需的各种维生素，但牛乳中的维生素含量与乳牛的饲养、季节、加工方式有关。

（三）主要种类与营养保健价值

1. 牛乳

牛乳每 100g 含蛋白质 3.5g、脂肪 4.0g、碳水化合物 5g、钙 120mg、磷93mg、铁 0.2mg、硫胺素 0.04mg、核黄素 0.13mg、尼克酸 0.2mg、维生素 A42mg、维生素 C 1mg。牛奶蛋白质中赖氨酸含量仅次于蛋类，胆固醇含量每100g 中仅 16mg。

祖国医学认为，牛乳味甘，性微寒。归心、肺、胃经。具有补虚损、益肺胃、养血、生津润燥、解毒等功效。

2. 人乳

在人乳的营养成分中每 100g 含蛋白质 1.1～1.3g、碳水化合物（主要是乳糖）6.5～7.0g，较牛乳中乳糖含量高，是生后 6 个月内婴儿热能的主要来源。

脂肪以直径小于 $10\mu m$ 细颗粒形态存在，其中油酸含量比牛乳多一倍，而挥发性短链脂酸比牛乳少 7 倍，长链不饱和脂酸较多，易于消化吸收。维生素 A、E、C 含量较高，而维生素 B_1、B_2、B_6、B_{12}、K 及叶酸含量较低，但能满足生理需要。人乳矿物质含量约为牛乳的 1/3，但钙、磷比例适宜为 2：1，钙的吸收良好，故人乳喂养儿较少发生低钙血症。人乳中存在一种小分子量的配位体与锌结合，可促进锌的吸收。

研究证明，人乳含有多种抗细菌、病毒和真菌感染的物质，对预防新生儿和婴儿感染有重要意义。主要是体液免疫成分和免疫活性细胞，其中 IgG、IgA 和 IgM 在初乳（产后 2～4 天内的乳汁）中浓度最高，其中分泌型 IgA（S IgA）是所有外分泌液中含量最高者，随泌乳期延长，IgG 和 IgM 含量显著下降。S IgA 在成熟乳（产后 2～9 个月的乳汁）中的含量也有明显下降，但由于成熟乳的泌乳量增加，婴儿摄入 S IgA 的总量并无明显减少。免疫活性细胞，包括巨噬细胞、中性粒细胞和淋巴细胞，具有吞噬和杀灭葡萄球菌、致病性大肠杆菌和酵母菌的能力，能合成 C_3、C_4、溶菌酶和乳铁蛋白，在预防疾病方面有重要意义。双歧因子在人乳中含量高而稳定，可促进肠道内乳酸杆菌生长，从而抑制大肠杆菌、痢疾杆菌的生长繁殖。人乳中溶菌酶较牛乳中高 300 倍，能水解细菌细胞膜上的黏多糖，溶解其细胞膜而杀伤细菌。乳铁蛋白在人乳中含量丰富，明显高于牛乳，能与细菌竞争结合乳汁中的元素铁，阻碍细菌的代谢和分裂繁殖，而达到抑菌效果，在预防新生儿和婴儿肠道感染中起重要作用。

3. 羊乳

羊乳的特点是每 100g 含蛋白质 3.8g、钙 140mg、铁 41mg，10 种主要维生素的总含量是 $780\mu g$。可以看到羊乳中的钙、铁含量高于其他乳品。山羊乳的脂肪球直径只是牛乳脂肪球直径的 1/2 或更小，因此，山羊乳进入胃里后，与消化液接触面积大，很快就能被消化吸收。山羊乳与牛乳相比，牛乳偏酸性，山羊乳略偏碱性，这对胃酸分泌过多的人和溃疡病患者，是具有治疗作用的饮食。另外，一部分人比较容易对牛乳中某些蛋白质分子发生过敏反应，山羊乳的蛋白质成分与牛乳有明显的差别，适合过敏者饮用。羊奶有补肾作用，一般肾虚的人应常吃羊奶及羊奶制品。羊奶中含有上皮细胞生长因子 EGF（Epidema Growth Factor），有护肤并助于弹性蛋白形成的作用，使皮肤美白健康。羊奶中超氧化物歧化酶（SOD）含量非常丰富，常饮用有养颜、抗炎、抗衰老作用。

《本草纲目》记载：羊奶味甘，性温，无毒。具有补寒冷虚乏、润心肺、治消渴、滋阴养胃，可安五脏、补劳损、利皮肤、润毛发、明目、解毒等功效。

4. 马乳

马乳为马科动物马的乳汁，含有丰富的维生素和矿物质，容易被人体消化吸收。马乳中含蛋白质 2.0%、乳糖 6.7%、脂肪 2.0%、无机盐 0.70%。马乳中含酪蛋白仅有1.05%，而可溶性蛋白却占1.03%，所以马奶容易消化吸收，被称为白蛋白性乳类。富含多种维生素，有维生素A、B_1、B_2、B_6、B_{12}、C、E和叶酸等，含量最大的是维生素C。酸马乳含酵母很多，每1kg中的含量相当于30～50g医疗用酵母，所以能增进食欲、活化胰腺机能、促进消化。由于酵母细胞和乳酸菌的生命活力，从化学成分分析看，马乳营养相似于人乳。德国斯图加特的费尔德医院小儿科的雷恩·曼德林博士表示："马奶中有许多抗体可以帮助对抗细菌和病毒，而且马奶是与人奶最接近的奶，我们经常让早产儿喝马奶以增强其力量和免疫力。"

酸马奶也称"马奶酒"，是北方游牧民族传统的奶制品之一，蒙古族饮用酸马奶已有两千多年的历史。酸马奶疗法从13世纪以来名扬四海，在蒙医饮食疗法中占有独特而重要的位置。马奶经过发酵成分会发生很大变化。酸马奶的化学成分与马奶有明显的区别。酸马奶中乳糖含量减少，乳酸、乙酸等风味物质的含量增加。马奶中的干物质含量占10%～11.4%，酸马奶中只有6.8%～8.6%。马奶中的乳糖含量为6%～7%，而酸马奶中仅为1.4%～4.4%。酸马奶维生素C和B族维生素含量增加。此外还形成抑制传染病（如肺炎、肠胃炎等）的抗菌素。具有强身、治疗各种疾病的功效。实验研究和临床研究都证明了酸马奶对高血压、冠心病、肺结核、慢性胃炎、十二指肠溃疡、胃神经官能症、结肠炎、肠结核、糖尿病等症的预防和治疗作用非常明显。

祖国医学认为，马乳味甘，性温，无毒。具有治消渴、养血安神、补血润燥、清热止渴等作用。

（四）主要的乳制品

1. 炼乳

炼乳是一种高度浓缩乳，19世纪中叶由葛尔·波顿研制出的乳制品，具有保存时间长等特点。按成分和使用目的分为多个品种，见表5-9。甜炼乳的工艺是在鲜奶中加约16%蔗糖进行减压浓缩，使体积降到原来的1/3，产品中蔗糖浓度可达40%以上。但由于含糖量大，加水冲淡的同时也使蛋白质含量下降，不宜作婴幼儿食物。

表5-9 不同品种炼乳营养成分的比较　　　　　　　单位：g/100g

种 类	水分	蛋白质	脂肪	乳糖	灰分	蔗糖
全脂加糖炼乳	26.38	8.46	8.72	14.73	1.93	40.20
脱脂加糖炼乳	28.34	8.36	0.86	13.28	1.71	47.45
全脂无糖炼乳	73.63	6.71	8.22	10.13	1.55	—
脱脂无糖炼乳	71.05	11.16	0.45	14.94	2.40	—

2. 乳粉

乳粉可分为全脂乳粉、脱脂乳粉、乳清粉、调制乳粉等。消毒后的鲜乳先经浓缩除去 70%～80% 的水分，然后采用喷雾干燥法进行脱水干燥，制得乳粉。产品溶解性能良好，对蛋白质的性质、乳的色香味及其他营养成分影响均很小，蛋白质含量约 22%、脂肪含量约 24%。脱脂乳粉系鲜乳先经脱脂和浓缩，然后喷雾干燥，产品的脂肪含量一般不超过 1%～3%。

调制乳粉是以牛乳为基础，参照人乳组成的模式和特点，在营养组成上加以调整和改善，各种营养成分和比例更接近人乳。如改变酪蛋白的含量及与乳清蛋白质的比例，补充乳糖，适当强化维生素和微量元素，甚至还要加入免疫蛋白、肉碱、牛磺酸等成分，适合于婴儿的生理特点和需要。

3. 酸奶

在消毒后的鲜乳或乳粉中接种选定的乳酸菌（常用为嗜酸乳酸杆菌、保加利亚乳杆菌、双歧杆菌等），经过不同的工艺发酵而成的乳制品。经过发酵，乳糖分解生成乳酸，使蛋白质凝固。脂肪水解产生多种风味物质，更有利于人体消化吸收。乳酸能刺激肠胃蠕动、激活胃蛋白酶、增加消化机能、预防老年性便秘及提高人体对矿物质元素钙、磷、铁等的吸收利用率。酸奶除保留牛奶全部的营养成分外，还存在有益于人体健康的活性乳酸菌。乳酸及酸奶中的其他有机酸还能够有效地改善肠道菌系，抑制病原体繁殖，起到延缓人体衰老及抗癌、防癌等功效。

4. 奶油

奶油是乳中脂肪，经离心搅拌器分离制得，约含 20% 的脂肪和 30% 的蛋白质与 50% 的乳糖。黄油（俗称白脱油）是将奶油进一步离心搅拌制成，黄油约含 85% 的脂肪和少量水分，不含乳糖，含蛋白质也极少，但含有维生素 A。

5. 乳酪

国内外的乳酪生产方法和食用方法有一定区别，乳酪是由牛乳经过发酵、凝乳、除去乳清、加盐压榨、后熟等处理后得到的产品。除部分乳清蛋白和水溶性维生素流失外，其他营养素得到保留和浓缩。经后熟发酵，蛋白质和脂肪部分分解，提高了消化吸收率，并产生乳酪特有的风味。有的维生素经细菌发酵而增加。乳酪中蛋白质、维生素 A、B 族维生素和钙等营养素的含量均十分丰富，并含较多脂肪，能量较高。我国内蒙古等地的"奶豆腐"等食品，就类似于奶酪，但一般是由牛的初乳制成，其中含有大量的维生素和免疫球蛋白类物质，而脂肪的相对含量较低。

二、影响乳和乳制品营养价值的因素

1. 加热

乳类营养丰富，但是加热消毒时煮的时间太久，可使某些营养素被大量破坏。如牛乳，当温度达到 60℃ 时，呈胶体状的蛋白微粒由溶胶变成凝胶状态，其中的磷酸钙也会由酸性变为中性而发生沉淀；加热到 100℃ 时，乳中的乳糖开始焦化，并逐渐分解为乳酸，产生少量甲酸，降低了色、香、味，故牛乳不宜久煮。

2. 贮存

研究发现新鲜牛乳经日光照射 1min 后，乳中的 B 族维生素会很快消失，维生素 C 也所剩无几；即使在微弱的阳光下，经 6h 照射后，其中 B 族维生素也仅剩一半；而在避光器皿中保存的牛乳，不仅维生素没有消失，还能保持牛乳特有的鲜味。

3. 杀菌工艺处理

年乳加工杀菌有两种方式：一种是巴氏法杀菌，另一种是超高温瞬间杀菌。

(1) 巴氏法杀菌 以 85℃ 以下温度经过 15 秒钟杀菌。特点是杀菌温度低，对营养物质破坏少，保持了鲜奶独有的口感，保质期在 7 天左右。巴氏奶需要冷藏保存，在仓储、运输和销售过程中，必须保持"冷链"不能断——在运输中，需要专用的冷藏车或配备相应的冷藏设备；商店出售时，要放在冷柜中，而不能置于常温下；更不能被太阳照射，否则维生素容易被破坏，牛奶开始变质。巴氏杀菌既能保全鲜乳中的营养成分，也能杀灭牛乳中的有害菌，使加工出来的牛乳鲜美纯正，但牛奶中的部分细菌保留下来因此保质期短。

(2) 超高温瞬间杀菌（UHT） 即经 130～150℃ 高温，3～4s 内瞬间杀菌，以达到无菌的目的。常温牛奶的保质期可达 6～9 个月，由于采用无菌包装，在保质期内饮用一般没有质量问题。但超高温杀菌在杀灭牛乳中的有害菌的同时也会破坏牛乳中的一部分营养成分。

思 考 题

1. 简述食物营养价值的决定因素。
2. 简述谷物类食物的营养特点。
3. 为什么要提倡吃一定量的薯类食品？
4. 简述豆类及豆制品的营养价值与影响因素。
5. 简述水果、蔬菜在膳食中的地位。
6. 简述肉类的营养价值。
7. 为什么说鸡蛋蛋白质可作为参考蛋白？
8. 甜炼乳为什么不宜作为婴幼儿的食品？

第六章 膳食营养与健康

人类需要不断从食物中摄取营养以满足维持生命的物质基础、体力活动所需的能量以及与疾病抗衡的能力。据估计全世界有 7 亿多人（占 20%）得不到足够的食物，2 亿儿童患有不同程度的营养不良。中国目前仍有少数地区达不到温饱水平，食物供应不足。婴儿喂养不当和营养缺乏病在这些地区的人群中仍可见到，儿童健康受到的威胁最大。但另一方面，在一些比较发达的地区，有的人摄取食物过多，往往因营养物质的能量过剩而导致肥胖，许多慢性退行性疾病增多及其临床症状提前出现。有人预计人类的寿命可以达到 120 岁左右，而现在很少有人可以享受到这样的高寿。许多人往往由于疾病过早丧失了劳动力和自主生活的能力，甚至过早丧失生命。从营养学的观点来看，多样化和平衡的饮食是维持健康生命的基础。平衡的膳食维持身体各器官组织的活动在正常生理范围，使肌体免疫力提高，以适应和提高肌体抗衡各种病原微生物及环境有害因子侵袭的能力。健康的身体不是单单依靠经济基础才能达到，而提高人们的营养知识，合理选择食物和行为方式会对健康产生很大影响。

第一节 营养与免疫功能

免疫功能是指机体接触"异己成分"或"抗原性异物"后的一种特异性生理反应，是机体在进化过程中获得的"识别与排斥"的一种重要生理功能。免疫系统对维持机体正常生理功能具有重要意义。人体的免疫功能俗称抵抗力，是人体保护自身健康的防线，包括皮肤与黏膜，血液中白细胞（巨噬细胞、中性细胞等）对病原微生物的吞噬作用、肝脾等中的网状内皮细胞的吞噬消化作用及人体接触病原体后血清中产生的抗体或免疫细胞（T 淋巴细胞、B 淋巴细胞等）的增殖、活化和免疫功能的发挥等。

营养状况的好坏直接影响着体内以上这些器官的结构及机能的发挥。因为无论是上皮细胞、黏膜细胞、血中白细胞、胸腺、肝、脾以及血清中的抗体都是由蛋白质和其他各种营养素所构成的，是人体免疫功能的物质基础。

一、人体免疫系统

（一）免疫系统

免疫系统是由免疫器官、免疫细胞和免疫分子组成。

免疫器官根据它们的作用，可分为中枢免疫器官和外周免疫器官。人的骨髓与胸腺属于中枢免疫器官。骨髓是干细胞和 B 细胞发育分化的场所，胸腺是 T 细胞发育分化的器官。全身淋巴结和脾是外周免疫器官，它们是成熟 T 细胞和 B 细胞定居的部位，也是免疫应答发生的场所。此外，黏膜免疫系统和皮肤免疫系统是重要的局部免疫组织。

免疫细胞是泛指所有参与免疫应答或与免疫应答有关的细胞及其前身，包括造血干细胞、淋巴细胞、单核-巨噬细胞及其他抗原细胞、粒细胞、红细胞、肥大细胞等。

免疫分子是由免疫细胞和非免疫细胞合成和分泌的分子，包括免疫球蛋白分子、补体分子、细胞因子及黏附分子等。

（二）免疫系统功能

机体的免疫系统通过对自我和非我物质的识别和应答来实现其基本功能。

1. 免疫防护功能

免疫防护功能指正常机体通过免疫应答反应来防御及消除病原体的侵害，以维护机体健康和功能。在异常情况下，若免疫应答反应过高或过低，则可分别出现过敏反应和免疫缺陷症。

2. 免疫自稳功能

免疫自稳功能指正常机体免疫系统内部的自控机制，以维持免疫功能在生理范围内的相对稳定性，若这种功能失调，免疫系统对自身组织成分产生免疫应答，可引起自身免疫性疾病。

3. 免疫监视功能

免疫监视功能指免疫系统监视和识别体内出现的突变细胞并通过免疫应答反应消除这些细胞，以防止肿瘤的发生或持久的病毒感染。

二、营养素与免疫

（一）蛋白质与免疫

蛋白质是机体免疫防御功能的物质基础，参与免疫组织和器官的构成，因此当蛋白质营养不良时，这些组织和器官的结构和功能均会受到不同程度的影响，从而使免疫功能受损。具体表现为 T 淋巴细胞数目减少，巨噬细胞、中性细胞对病原体的杀伤能力减弱，同时营养不良还导致体内其他重要组织和器官萎缩而丧失其功能。

（二）脂类与免疫

目前的研究认为摄入足够的脂肪酸对免疫器官的发育和免疫系统的建立是

必要的。但动物实验表明脂肪摄入必须适量，过多或过少都会使其免疫功能受到损伤，机体的患病率增加。另外，胆固醇对维持淋巴细胞的功能是必要的，但过量会改变细胞膜的脂质构成，使膜的流动性发生改变而抑制淋巴细胞的增殖，同时高胆固醇也会使巨噬细胞的吞噬功能和细胞内清除抗原的能力降低。

（三）糖类与免疫

有些学者认为，多糖对促进和恢复机体免疫功能作用也极为明显。活性多糖可以通过激活网状内皮系统和补体，激活巨噬细胞和 T、B 淋巴细胞，诱生多种免疫因子等途径，对机体的非特异性免疫系统、特异性免疫系统、细胞免疫及体液免疫产生广泛的影响，从而提高机体免疫力。

（四）维生素与免疫

1. 维生素 A 与免疫

维生素 A 对于维持呼吸道和胃肠道黏膜的完整性及黏膜表面抗体的生成等具有重要作用，可以抵御致病菌的侵袭。另外，维生素 A 在 T、B 淋巴细胞的分裂反应中也具有重要作用。维生素 A 缺乏常常导致 T、B 淋巴细胞对病原微生物等抗原的抵抗能力降低。维生素 A 还能影响巨噬细胞的吞噬杀菌能力。维生素 A 缺乏的动物，肺泡巨噬细胞超氧化物歧化酶、谷胱甘肽过氧化酶活性降低，补充维生素 A 后，肺泡巨噬细胞的吞噬能力增强。

类胡萝卜素具有很强的抗氧化作用，可以增加特异性淋巴细胞亚群的数量，增强自然杀伤细胞、吞噬细胞的活性，刺激各种细胞因子的生成，有增强免疫系统潜力的作用。研究表明：对免疫功能受损的人补充 β-胡萝卜素是有益的；对老年人补充 β-胡萝卜素可增强自然杀伤细胞的活性。

2. 维生素 E 与免疫

维生素 E 具有抗氧化功能，在一定剂量范围内能通过维护膜结构的完整性来促进免疫器官的发育和免疫细胞的分化。近来有研究表明：维生素 E 缺乏时，核糖核酸和蛋白质生物合成受明显抑制。因此，维生素 E 也可能通过影响核酸、蛋白质代谢，进一步影响免疫功能。

3. 维生素 B_6 与免疫

核酸和蛋白质的合成以及细胞的增殖需要维生素 B_6，因而维生素 B_6 缺乏对免疫系统所产生的影响，比其他 B 族维生素缺乏时的影响更为严重。维生素 B_6 缺乏时可使动物胸腺质量减小、脾发育不全、淋巴结萎缩、周围血液中的淋巴细胞数减少，并且影响抗体的合成，使细胞免疫与体液免疫能力下降。此外，实验性维生素 B_6 缺乏对子宫中胎儿的免疫功能有显著和长期的影响。

4. 维生素 C 与免疫

维生素 C 对免疫系统影响的研究较多，多数研究支持补充维生素 C 能提高免疫力的说法。原因为维生素 C 能提高吞噬细胞的活性并参与免疫球蛋白的合成。

（五）微量元素与免疫

1. 铁与免疫

铁是维持免疫器官的功能和结构完整所必需的营养素。铁可激活多种酶，当铁缺乏时，核糖核酸酶活性降低，肝、脾和胸腺蛋白质合成减少，使免疫功能出现各种异常，如淋巴样组织萎缩，胸腺淋巴细胞及外周 T 淋巴细胞减少，淋巴细胞增殖能力、巨噬细胞和自然杀伤细胞（NK）功能均受抑，使细胞免疫功能降低。缺铁还会出现延缓过敏反应。值得注意的是，铁摄入过量也会导致感染的发生，这是因为某些细菌的生长繁殖也需要铁，这些细菌能有效地竞争循环和组织中的铁，加速自身繁殖。

2. 锌与免疫

锌与体内多种酶的活性有关。锌缺乏会导致酶活性降低，抑制脱氧核糖核酸（DNA）、核糖核酸（RNA）和蛋白质合成及功能表达，引起免疫系统的组织器官萎缩，并影响 T 淋巴细胞的功能、胸腺素的合成与活性、淋巴细胞与自然杀伤细胞的功能以及吞噬细胞的功能等。另外，锌过多同样可抑制免疫功能，使淋巴细胞对 PHA（植物血凝素）的反应下降。

3. 硒与免疫

适宜硒水平对于保持细胞免疫和体液免疫是必需的。免疫系统依靠产生活性氧来杀灭外来微生物或毒物。如感染时，中性粒细胞的"呼吸爆发"，产生大量 H_2O_2 来消灭入侵细菌，出现炎症反应。但是，多余的 H_2O_2 也会破坏自身细胞，这就需要宿主有防御氧化系统来保护自身。而硒与维生素 E 共同作用，在体内可以起到抗氧化的作用。另外，硒还具有明显的免疫增强作用，可选择性调节某些淋巴细胞亚群产生、诱导免疫活性细胞合成和分泌细胞因子，使淋巴细胞和自然杀伤细胞的活性增加。因此，维持细胞内硒的一定水平对保护机体健康、增强其抗病能力均具有重要意义。

4. 铜与免疫

铜也是体内很多酶的组成成分，如超氧化物歧化酶、细胞色素氧化酶等。超氧化物歧化酶催化超氧化自由基的歧化反应，防止毒性超氧化自由基堆积，从而减少自由基对生物膜的损伤。超氧化物歧化酶在吞噬细胞杀伤病原性微生物过程中也起重要作用。细胞色素氧化酶是线粒体传递链的末端氧化酶，此酶的催化活性下降，将使氧化磷酸化作用减弱。免疫活性细胞的氧化磷酸化作用受损伤将直接破坏其免疫功能。铜缺乏还可影响网状内皮系统对感染的免疫应答，使吞噬细胞的抗菌活性减弱，机体对许多病原微生物易感性增强，胸腺素分泌物减少，淋巴细胞增殖及抗体合成受抑，自然杀伤细胞活性降低。

三、提高免疫力的食品及生物活性物质

人体由于营养素摄入不足造成机体抵抗力下降，会对免疫机制产生不良影响。有一些食物具有较强的免疫功能调节作用，能增强人体对疾病的抵抗力。这其中除有植物性食品外，还有一些属于功能性食品原料，可以应用于功能性食品制造。因而在日常饮食中增加这类食物的摄入，可增强机体免疫力。

1. 仙人掌

仙人掌含多种植物营养素，是营养素最丰富的食品之一，是非胰岛素依赖型糖尿病患者治疗剂，可抑制癌细胞的生长。

2. 豆类

豆类含有丰富蛋白质及多种营养素，可防止血液提供营养给癌细胞，防止癌症扩散，改善细胞及体液的免疫力，维持血液中低胆固醇含量。

3. 胡萝卜

胡萝卜富含胡萝卜素，能刺激免疫系统，以抑制癌症的形成与生长，并可提供良好的视力。

4. 姜

姜含维生素 A、维生素 C、B 族维生素、钙、磷、铁等，可保养呼吸及肠胃系统、清肾、治疗低血压、抑制胃部病变。

5. 灵芝

灵芝含多糖类，可抗肿瘤、治疗晕眩、失眠和慢性肝炎等问题。

6. 苜蓿

苜蓿含维生素 A、维生素 C、维生素 E、维生素 B_1、维生素 B_2，可降低血液中胆固醇含量。

7. 菊花

菊花花朵含有类胡萝卜素及黄色的木樨草黄糖（苷），可治疗腺病、耳鸣、流行性感冒。

8. 丝瓜

丝瓜种子及果皮可抑制癌细胞，能增强肺、胃及肝脏功能，果髓能帮助治疗灼伤、烫伤及感染等。

9. 人参

人参含维生素 A、维生素 E、维生素 B_1、维生素 B_2、维生素 B_{12}，能增加携带氧的红细胞及刺激免疫力的白细胞，从而减轻肉体及精神的压力，可改善高血压、糖尿病、阳痿、记忆力缺失和气喘等。

10. 香菇

香菇可降低血压和胆固醇，治疗贫血、糖尿病及癌症。

11. 免疫球蛋白

免疫球蛋白是一类具有抗体活性或化学结构与抗体相似的球蛋白，普遍存在于哺乳动物的血液、组织液、淋巴液及外分泌液中。免疫球蛋白在动物体内具有重要的免疫和生理调节作用。20世纪90年代美国公司陆续生产出了含活性免疫球蛋白的奶粉等，1998年新西兰健康食品有限公司的两种牛初乳粉和牛初乳片进入中国市场。

12. 免疫活性肽

人乳或牛乳中的酪蛋白含有刺激免疫的生物活性肽，大豆蛋白和大米蛋白通过酶促反应，可产生具有免疫活性的肽。免疫活性肽能够增强机体免疫力，刺激机体淋巴细胞的增殖，增强巨噬细胞的吞噬功能，提高机体抵御外界病原体感染的能力，降低机体发病率，并具有抗肿瘤功能。可以作为有效成分添加到奶粉、饮料中，增强人体的免疫能力。

13. 活性多糖

活性多糖是一种新型高效免疫调节剂，能显著提高巨噬细胞的吞噬能力，增强淋巴细胞（T、B淋巴细胞）的活性，起到抗炎、抗细菌、抗病毒感染、抑制肿瘤、抗衰老的作用。多糖主要分植物多糖、动物多糖、菌类多糖、藻类多糖等几种。

14. 超氧化物歧化酶（SOD）

超氧化物歧化酶是一种广泛存在于动物、植物、微生物中的金属酶，能清除人体内过多的氧自由基，因而它能防御氧毒性，增强机体抗辐射损伤能力，抗衰老。

第二节　营养与恶性肿瘤

恶性肿瘤，又称癌，是一类严重威胁人类健康和生命的疾病，其特征为异常细胞生长失控，并由原发部位向其他部位播散。这种播散如无法控制，将侵犯要害器官并引起功能衰竭，最后导致个体死亡。恶性肿瘤是当前严重影响人类健康、威胁人类生命的主要疾病之一。

恶性肿瘤的发病原因目前尚不十分清楚，可能涉及遗传、免疫、营养、环境等多方面。并且不同种族、不同地区的人群肿瘤的发病率和发病部位存在较大差异。尽管癌症的发生与很多因素有关，但目前比较公认的观点是约有1/3恶性肿瘤的发生与膳食构成不合理以及不良的饮食习惯等膳食营养因素密切相关。

一、食物中的致癌物质

膳食中摄入致癌物质是导致癌症发生的重要原因之一。食物中已发现的致癌物主要包括四大类，即 N-亚硝基化合物、黄曲霉毒素、多环芳烃类化合物及杂环胺类化合物。它们分布广泛，并且致癌性很强，能引起多种动物多种器官的肿瘤，一次大剂量或长期小剂量均可致癌。流行病学调查资料表明某些癌症高发可能与这四大类致癌物有关。

1. N-亚硝基化合物

N-亚硝基化合物主要存在于用亚硝酸盐腌制过的肉类食品当中。目前发现 N-亚硝基化合物与胃癌、食管癌、肝癌、结直肠癌及膀胱癌的发生有密切关系。

2. 黄曲霉毒素

黄曲霉毒素主要存在于霉变的粮油、花生及其制品中，是黄曲霉和寄生曲霉代谢产生的一类结构相似的化学物，是目前发现的致癌性最强的化学物质，可使多种动物诱发肝癌、胃癌、肾癌、直肠癌、乳腺癌及卵巢癌等。

3. 多环芳烃类化合物

多环芳烃类化合物主要存在于油炸和熏烤食品当中，是一类具有较强致癌作用的化学污染物，目前已鉴定出数百种，其中苯并芘是多环芳烃的典型代表。大量研究资料表明，苯并芘对多种动物有肯定的致癌性。人群流行病学研究表明，食品中苯并芘含量与胃癌等多种肿瘤的发生有一定关系。

4. 杂环胺类化合物

食品中的杂环胺类化合物主要产生于高温烹调加工过程，尤其是蛋白质含量丰富的鱼、肉类食品在高温烹调过程中更易产生。杂环胺类化合物对啮齿类动物有不同程度的致癌性，其主要靶器官为肝脏，其次为血管、肠道、乳腺、皮肤及口腔等。有研究表明某些杂环胺对灵长类动物也有致癌性。

除了上述四类致癌物外，食品中还存在其他致癌物，如食物中残留的农药、某些食品添加剂等。

二、膳食营养与癌症

1. 能量与癌症

膳食能量的摄入与癌症发生有明显的相关性。一般认为能量摄入过多将使体重增加，从而增高了乳腺癌和子宫内膜癌发生的危险性。因此，能量密度高的食品可能会使癌症的发病率增加。

2. 脂肪与癌症

大量流行病学证据显示高脂肪膳食能显著增加结肠癌、直肠癌的发病率，其可能机制为脂肪摄入增加一方面会提高能量摄入，同时还可刺激胆汁分泌，从而影响肠道微生物菌群组成并刺激次级胆酸产生，结果促进结肠癌的发生。也有研究结果发现乳腺癌的发生与脂肪酸组成有关，n-6 系列多不饱和脂肪酸摄入过多有促进肿瘤发生的作用，而 n-3 系列多不饱和脂肪酸则可抑制癌变。另外脂肪的摄入量可能还与前列腺癌、膀胱癌、卵巢癌等发生有关。

3. 蛋白质与癌症

据报道，食物中蛋白质含量较低，可促进人与动物肿瘤的发生。适当提高蛋白质摄入量或补充某些氨基酸可抑制动物肿瘤的发生。据国内外食管癌流行病学研究发现，食管癌高发区，一般土地较贫瘠，居民营养欠佳，蛋白质和能量摄入量也多不足。营养不平衡、蛋白质和能量缺乏已被认为是食管癌的发病因素之一。也有研究表明高蛋白膳食可能增加妇女患乳腺癌的危险性，但目前证据尚不充足。

4. 碳水化合物与肿瘤

据报道，糖的摄入与妇女乳腺癌的死亡率直接相关，尤其摄入过多的精制糖，是乳腺癌发生率增加的因素之一。同时也有一些动物实验证明，高糖类或高血糖浓度可抑制化学致癌物对动物的致癌作用。但是，过量的糖类必然导致总能量摄入过多，而总能量过多又与肿瘤有明显的相关性。

膳食纤维为非能源的多糖类物质，其摄入量与结肠癌、直肠癌的发病率呈明显的负相关性。

一些植物多糖如枸杞多糖、香菇多糖、黑木耳多糖等为生理活性物质，对抑癌、抗癌等具有很好的功效，能大大提高机体的免疫功能，是目前研究和开发的热点问题。

5. 维生素与肿瘤

维生素 A、维生素 E 和维生素 C 等有较强的抗氧化功能，能够抑制机体游离自由基的形成，保护细胞的正常分化，阻止上皮细胞过度增生角化，减少细胞癌变。同时，维生素 C 还可以阻断致癌物亚硝胺的合成，促进亚硝胺的分解。

6. 微量元素与肿瘤

某些微量元素对癌症的抑制作用是当今生命科学领域的重要研究课题。目前已知在膳食防癌中有重要作用的微量元素有硒、碘、钼、锗、铁等。硒可防止一系列化学致癌物诱发肿瘤的作用；碘可预防甲状腺癌；钼可抑制食管癌的发病率；缺铁常与食道和胃部肿瘤有关。

总之，癌的病因很复杂，营养成分与癌的关系也十分复杂。一些物质是致癌物，一些可能是促癌物，而另外一些却是抑癌物。因此，在兼顾营养需要和降低癌变危险性的前提下，控制或尽可能避免致癌物和促癌物的摄入量，充分发挥抑癌物的作用，平衡膳食结构，就有可能达到膳食抗癌的目的。

三、具有抗癌作用的食物

1. 蔬菜和水果

许多蔬菜和水果都是膳食纤维、维生素、矿物质和其他生物活性物质的良好来源。这些食物成分对癌症预防各有其独特作用。如富含膳食纤维的植物性饮食有可能预防结肠癌、直肠癌；含有较多天然类胡萝卜素的饮食很可能预防肺癌，并有可能预防食管癌、结肠癌、直肠癌、胃癌、胰腺癌和子宫颈癌；含有较多天然维生素 C（抗坏血酸）的饮食很可能预防胃癌，也可能预防口腔和咽癌、食管癌、肺癌、胰腺癌和子宫颈癌。没有证据表明，水果或其他植物食品中所含的天然糖可能导致癌症的危险性，因此不需限制包括水果在内的天然的甜味食品。专家建议每人每日蔬菜、水果的摄入量为 400～800g，其中应包括深色蔬菜。

2. 谷类

粗加工的谷类（如全麦粉、糙米）富含淀粉，与预防癌症的关系尚不十分清楚，但它可能具有保护作用。含全谷类多的饮食可能降低胃癌的危险性；富含淀粉性食物的饮食可降低结肠癌、直肠癌的危险性。谷物品种多样化可以保证摄取不同种类的淀粉及复杂的碳水化合物。在人体中，每种复杂的碳水化合物可能有其独特的作用。许多谷物也是蛋白质和其他营养素的最好来源，如全谷类（糙米、全麦面包及全麦面食）含有大量人体必需的脂肪酸、维生素（尤其是 B 族维生素）、矿物质及膳食纤维。

3. 大豆

大豆富含优质蛋白质，易于被人体利用。素食者只要膳食中有足够的豆类蛋白质，就能保持健康。

大豆中还含有多种非营养素活性因子，对预防心血管疾病、肿瘤和骨质疏松具有独特的功能。目前研究最多的是大豆异黄酮。大豆异黄酮具有弱的雌激素活性，并且不会发生雌激素的副作用。大豆异黄酮能与人体的雌激素受体结合，从而阻断雌激素的有害效应。因此多食大豆对一些与雌激素有关的肿瘤（如乳腺癌、前列腺癌等）有一定的防治功效。动物试验还证明，大豆异黄酮具有抗生物过氧化作用，可以抑制产生肿瘤的关键酶而抑制肿瘤的形成。大豆皂苷可明显抑制肿瘤生长和杀伤肿瘤细胞，对人类白血病细胞的 DNA 合成有很强的抑制作用。

4. 茶叶

茶叶，特别是绿茶，具有一定的抗癌作用。起作用的主要成分是茶多酚。茶多酚是一类生物类黄酮，具有清除自由基和增强免疫的功能。茶叶所含的其他成分如维生素 C、维生素 E、胡萝卜素、微量元素等也能起一定作用。

四、癌症的饮食预防

1999 年，世界癌症研究基金会提出了预防癌症的 14 条膳食与保健建议，内容如下。

① 食物多样。每餐应包括各种蔬菜、水果、豆类以及粗加工的主食。

② 维持适宜体重。避免体重过轻或过重，成年后要限制体重增幅不超过 5kg。

③ 保持体力活动。坚持体育锻炼，如果工作时很少活动或仅有轻度活动，每天应进行 1h 左右的快走或类似的运动量，每星期至少还要进行 1h 出汗的剧烈运动。

④ 多吃蔬菜和水果。坚持每天吃 400～800g 各种蔬菜、水果，每天保持 3～5 种蔬菜和 2～4 种水果，特别注意维生素 A 和维生素 C 的摄入要充足。

⑤ 以植物性食物为主。食用多种来源的淀粉或富含蛋白质的植物性食物，尽可能少吃精加工食品，要限制精制糖的摄入。

⑥ 不提倡饮酒。男性每天饮酒不超过一天总能量摄入量的 5％，女性不超过 2.5％。

⑦ 限制动物性食品的摄入。每天瘦肉摄入量应限制在 90g 以下，最好选择鱼和家禽替代牛肉、羊肉和猪肉。

⑧ 限制高脂食物的摄入。应选择适当的植物油并限制用量。

⑨ 限盐。限制腌制食物的摄入，同时控制烹调用盐和调料盐的使用。

⑩ 防霉。注意防止食品腐烂及霉菌污染，不要食用已受细菌和/或霉菌污染的食物。

⑪ 防腐。用冷藏或其他适宜的方法保存易腐烂的食物。

⑫ 限制食品添加剂的使用。对食品添加剂、食物污染物及有害残留物质应制定限量标准并监测其含量。

⑬ 注意食物加工方法。不吃烧焦的食物，尽量少吃直接在火上烧烤的鱼或肉、腌肉及熏肉。

⑭ 营养补充剂的选用。对于遵循本建议的人来说，一般不必食用营养补充剂。

第三节　营养与高血压

高血压是指以动脉收缩压和（或）舒张压增高，常伴有心、脑、肾和视网膜等器官功能性或气质性改变为特征的全身性疾病。在临床上发现的高血压病人中，90％以上病人的病因不明，这种高血压称为原发性高血压。而由于其他疾病引起的血压升高则称为继发性高血压，其中多半与肾病和内分泌疾病有关。

原发性高血压的发病原因有很多，除遗传因素和精神紧张外，一些膳食与营养因素被认为与高血压有密切关系，如肥胖、高盐饮食、饮酒等。

一、营养与原发性高血压

1. 食盐与高血压

有充分的证据表明，高血压的发病率与膳食中的食盐摄取量密切相关。食盐摄入量高的地区高血压发病率也高，限制食盐摄入可降低高血压发病率。原因为由于食盐摄入过多，会导致体内钠潴留，而钠主要存在于细胞外，从而使胞外液渗透压增高，胞内水分向胞外移动，细胞外液包括血液总量增多。血容量的增多造成心输出量增大，血压增高。另外，实验证明，食盐引起血压增高也与氯离子有关，用其他阴离子代替氯离子的钠盐并不引起血压的升高。

2. 钾、钙与高血压

高钾膳食和高钙膳食都有利于降低血压，原因可能为钾和钙都可以增加尿液中钠的排出，使血容量降低，血压下降，从而缓和食盐过量摄入而引起的血压升高。另外，钾和钙摄入充足，还有利于血管扩张，也可起到降压的作用。

3. 脂肪与高血压

脂肪摄入过高，特别是动物脂肪摄入过高，必然导致饱和脂肪酸和胆固醇摄入过高，容易造成高血脂和高胆固醇血症，而高血脂和高胆固醇血症又往往与高血压互为因果，即血脂增高会导致血液黏滞系数增大，血液流动的阻力增大，血压升高。而适当增加多不饱和脂肪酸，特别是 n-3 系列多不饱和脂肪酸则有利于降低血压。同时不饱和脂肪酸，能使胆固醇氧化，使血浆胆固醇水平降低，还可延长血小板的凝聚，抑制血栓形成，增加微血管的弹性，预防血管破裂，从而对高血压并发症有一定的防止作用。

4. 碳水化合物与高血压

在动物实验中发现简单碳水化合物，如葡萄糖、蔗糖和果糖，可升高血压。在人群中尚缺乏不同碳水化合物对血压调节作用的资料。但碳水化合物的过多摄取，必然导致人体能量摄入过多，使人体变胖，而肥胖又与高血压的发病率呈明显的正相关，因此碳水化合物的摄入量也应适当。另外，膳食纤维具有降低血脂和血清胆固醇的作用，因此有一定的降压作用，还可以延缓因高血压引起的心血管合并症。

5. 蛋白质与高血压

关于蛋白质与血压关系的资料较少，但有些研究证明某些氨基酸与血压的变化有一定的相关性，如色氨酸、酪氨酸和牛磺酸对血压降低均有一定的作用。

6. 维生素与高血压

维生素 C 能够改善血管的弹性，降低外周阻力，有一定的降压作用。并可延缓因高血压造成的血管破裂出血现象的发生。另有报道称，维生素 E 也有一定的降压作用。

二、高血压的饮食防治

卫生部专家组根据中国情况对改善膳食结构预防高血压提出以下建议。

1. 控制总热量以保持标准体重

控制体重可使高血压的发生率降低 28%～40%。减轻体重的措施一是限制能量的摄入，二是增加体力活动。

2. 减少食盐的摄入量

WHO 建议正常人每人每日食用量不超过 6g。高血压患者钠盐的摄入量应在每日 1.5～3.0g。

3. 减少膳食脂肪，补充适量优质蛋白质

有的流行病学资料显示，即使不减少膳食中的钠和不减轻体重，如能将膳食脂肪控制在总热量 25% 以下，高血压发病率也会明显下降。另外，不同来源的蛋白质对血压的影响不同，鱼类蛋白可使高血压和脑卒中的发病率降低，酪氨酸也有降低血压的功效；大豆蛋白虽无降血压作用，但也有预防脑卒中的作用。

4. 注意补充钾和钙

中国膳食低钾、低钙，应增加含钾多、含钙高的食物，如绿叶菜、鲜奶、豆类制品等。

5. 限制饮酒

尽管有证据表明非常少量饮酒可能减少冠心病发病的危险，但是饮酒和血压水平以及高血压患病率之间却呈线性关系，因此不提倡用少量饮酒预防冠心病，提倡高血压患者应戒酒，因饮酒可增加服用降压药物的抗性。建议男性如饮酒每日饮酒的酒精量应少于 20～30g，女性则应少于 10～15g。

三、常见的降压食品

1. 大蒜

专家建议，高血压患者可在每天早晨空腹吃 1～2 个糖醋蒜头，有稳定的降压效果。

2. 芹菜

芹菜具有较好的降压效果。高血压患者可将芹菜洗净切碎绞汁，加入一些红糖，用开水冲泡当茶饮，或取含降压物质较丰富的芹菜根煎水服，有显著的降压作用。

3. 茼蒿

中医认为它具有良好的清血养心的功效，具有降压、补脑的作用。高血压患者，可取生茼蒿一把，洗净切碎捣烂挤出鲜汁，用温开水冲服，即可降压醒脑。

4. 西红柿

西红柿具有清热解毒降压等功效。高血压患者如果坚持每天吃 2 个西红柿，对防治高血压病是大有好处的，其防治作用生吃比加工后效果更好。

5. 洋葱

洋葱含有能激活血溶纤维蛋白活性的成分，是高血压患者的上好食物。

6. 荠菜

荠菜具有较好的清热解毒平肝降压的作用。常食用新鲜荠菜，对预防高血压的发生也有一定的作用。

7. 西瓜

近期研究表明，西瓜的汁液几乎包罗了人体所需要的各种营养成分，西瓜所含有的糖、盐类和蛋白酶有治疗肾炎和降低血压的作用。

8. 苹果

苹果含有多种维生素（如维生素 A、B、C 等），并含有丰富的钾，能促进体内过剩钠的排泄，因此，常吃苹果或饮苹果果汁，对高血压患者有益。

9. 山楂

现代医学认为，山楂对心血管系统的疾病有医疗作用。用于治疗高血压、冠心病、高血脂症等都获得了明显效果。

10. 香蕉

香蕉具有降压作用，高血压患者常吃有益。

第四节　营养与糖尿病

糖尿病是由于体内胰岛素分泌绝对或相对不足，或外周组织对胰岛素不敏感而引起的，以糖代谢紊乱为主，同时伴有脂肪、蛋白质、水及电解质等多种代谢紊乱的全身性疾病。由于胰岛素的不足，机体对葡萄糖的代谢氧化作用降低，造成血糖升高。血糖的升高使肾小球滤过的葡萄糖增多，超过了肾脏近曲小管的重吸收能力，尿液中就会含有葡萄糖，因此称为糖尿病。患者表现出多饮、多食、多尿、体力和体重减少的"三多一少"症状，发展下去可发生眼、肾、脑、心脏等重要器官及神经、皮肤等组织的并发症。目前糖尿病已成为世界上所有国家的主要社会公共卫生问题，它与肥胖、高血压、高血脂共同构成影响人类健康的四大危险因素。

糖尿病并非是单一的病症，而是由多种病因和致病机制构成的一组疾病，包括遗传因素、生理病理因素、膳食因素和社会环境因素等。其中，遗传因素的影响最大，即糖尿病具有较明显的家族遗传易感性，但膳食结构对糖尿病发病率的影响也不容忽视。

一、膳食营养与糖尿病

1. 能量与糖尿病

能量过剩引起的肥胖是糖尿病的主要诱发因素之一。肥胖者由于饮食过量，血液中分泌的胰岛素大增，诱导反馈作用的发生，减少位于细胞表面的胰岛素受体，使得过量的胰岛素无法与受体结合发挥作用而滞留于血液中，造成所谓的胰岛素抗阻（即在某种血浆中胰岛素水平下，肌肉对葡萄糖的摄取减少）及血中胰岛素过多现象。当体内出现胰岛素抗阻及血中胰岛素过多时，血糖升高因而刺激胰腺产生更多的胰岛素，以促使血糖正常化，但当胰腺不堪长期负荷而衰竭时，则会出现胰岛素分泌不足而导致糖尿病。

2. 碳水化合物与糖尿病

当一次进食大量碳水化合物时，血清葡萄糖浓度迅速上升，胰岛素分泌增加，促进葡萄糖的氧化分解，从而维持血糖浓度的相对平衡。多余的葡萄糖以糖原的形式储存或转化为脂肪储存。当血糖水平长期处于较高状态而需要更多的胰岛素，或伴有肥胖等导致机体对胰岛素不敏感时，机体则需要分泌大量的胰岛素以维持血糖的正常水平，由此加重了胰腺的负担，使胰腺因过度刺激而出现病理变化和功能障碍，导致胰岛素分泌的绝对或相对不足，最终出现糖尿病。

糖尿病的主要诊断依据是血糖值的升高。食物中碳水化合物的组成不同，血糖升高幅度也不同，其影响程度可用血糖指数（glycemic index，GI）来衡量，血糖指数越低的食物对血糖升高的影响越小。

$$血糖指数 = \frac{食物餐后 2h 血浆葡萄糖曲线下总面积}{等量葡萄糖餐后 2h 血浆葡萄糖曲线下总面积} \times 100$$

一般情况下，小分子糖类，如单糖和双糖血糖指数较大，而高分子糖类如淀粉和膳食纤维的血糖指数则较小，但其种类不同、结构不同，对血糖升高的影响程度也不同。以淀粉为例，直链淀粉为线性结构，易于老化而形成难以消化的抗性淀粉，对血糖和胰岛素引起的反应较慢，作用较弱；支链淀粉为枝杈状结构，易糊化，消化率高，容易使血糖和胰岛素水平明显升高。膳食纤维不能被人体消化吸收，同时水溶性膳食纤维能够吸水膨胀，吸附并延缓碳水化合物在消化道的吸收，减弱餐后血糖的急剧升高，有助于患者的血糖控制。不溶性膳食纤维能促进肠蠕动，加快食物通过肠道，减少吸收，具有间接缓解餐后血糖升高的作用。另外，有些植物多糖，如灵芝多糖、枸杞多糖、菊芋多糖、魔芋多糖等都有一定的降糖作用。

3. 脂肪与糖尿病

研究证明高脂膳食容易诱发糖尿病，原因为多方面。如在骨骼肌内，脂肪酸和葡萄糖的利用存在一定程度的竞争作用，如果游离脂肪酸的浓度较高，肌肉摄取脂肪酸进行氧化供能的作用则增强，从而使葡萄糖的利用减少而导致血糖升高；脂肪的氧化分解需要消耗大量葡萄糖分解的中间产物，从而阻断了葡萄糖的彻底氧化分解，也会使血糖浓度上升。此外，高脂膳食必然导致饱和脂肪酸和胆固醇的过量摄取，并容易引起肥胖，从而导致糖尿病慢性合并症如冠心病的发生。

4. 蛋白质与糖尿病

目前还无确切的证据表明膳食蛋白质含量与糖尿病发病的直接关系，但在植物性食品中，存在一类具有降糖作用的氨基酸，这些氨基酸的特点是在体内不参与蛋白质的合成，而是以游离的形式调节糖的代谢，从而起到降血糖的作用。

5. 维生素与糖尿病

糖尿病人由于体内代谢过程的变化，容易造成维生素的缺乏，因此，维生素与糖尿病的关系主要为充足的维生素摄入有利于预防糖尿病合并症的发生。如足量的维生素 C 可防止血管性合并症的发生，B 族维生素可防止外周神经炎合并症，维生素 A 与胡萝卜素则可延缓糖尿病人的眼部损伤，而维生素 K 及维生素 B_{12} 具有一定的降糖作用。

6. 微量元素与糖尿病

微量元素与糖尿病之间的关系目前还缺乏深入、系统的研究，但普遍认为，三价铬是葡萄糖耐量因子的组成部分，是胰岛素的辅助因子，能增加周围组织对胰岛素的敏感性，使碳水化合物的氧化分解加速而起到降低血糖的作用。另外，有些研究表明，锌、镁和锂对胰岛素的合成与分泌、周围组织对胰岛素的敏感性等方面也有一定的影响，从而对糖尿病及其并发症有一定的防治作用。

二、糖尿病患者的合理饮食

糖尿病是中老年人的常见病，不管是初患糖尿病还是有相当病史的患者，饮食控制都是糖尿病治疗的根本措施，通过饮食治疗，可以达到以下目的：①保持健康的体重；②维持营养平衡；③控制血糖。中老年及体胖的轻型病例，有时单用饮食控制即可达到治愈目的。

针对与糖尿病发病有关的营养因素，糖尿病饮食疗法的基本原则应为"在规定的热量范围内，获得营养平衡的饮食"。但在具体实施过程中，不同的个体存在一定的差异，即不同个体合理的饮食结构是不同的。在制定糖尿病患者的合理膳食时，应注意以下几点。

1. 视病情轻重制定节食方案

轻型病人往往肥胖，适当节制饮食是主要疗法。采取低热量饮食，每日用三餐者，膳食热量的分配按早 1/5、午 2/5、晚 2/5 的比例安排食物量；有条件采用少量多餐制者，更有利于减轻每次进餐的糖负荷。中型和重型病人在药疗的同时，也要注意饮食节制。每日主粮和副食的摄入量应按医生的规定，并要相对固定，以免引起血糖波动太大使尿糖不易控制，甚至出现低血糖反应。

2. 禁止食用含糖量高的甜食

糖和甜食，应列为不吃之列。水果中由于含低分子碳水化合物较多，因此要视病情而定，病情不稳定时或严重时不吃，控制得较好时，可少量吃，且要观察对尿糖血糖的影响，明显增高时，最好不吃。烟、酒等辛辣刺激品也应停用。

3. 坚持低糖、低脂、正常蛋白质的饮食原则

饮食控制，应通过合理计算。一般普通糖尿病人每日主食（碳水化合物）供应量 250～400g，副食中蛋白质 30～40g、脂肪 50g 左右。肥胖型糖尿病人每日主食控制在 150～250g、脂肪 25g、蛋白质 30～60g。高蛋白饮食适于长期患消耗性疾病的糖尿病患者，每日主副食蛋白质总量不低于 100g。注射胰岛素的病人，主食可放宽到 450～1000g，其他副食酌情供应。

4. 摸索出进餐与血、尿糖变化的规律

摸索自己进餐与血糖、尤其是尿糖变化之间的规律，对于稳定病情，指导用药，有着十分重要的意义。这一点主要是靠患者在病变过程中自己留心观察。

另外，饮食还要与体力活动相适应，与药物治疗相配合。发现血糖、尿糖增多，则饮食要适当减少和控制；如果活动量增加，主食可适当增加；如果休息卧床，主食适当减量；胰岛素用量较大的，两餐间或晚睡前应加餐，以防止低血糖发生。总之，是以适当的饮食变动，求得病情的稳定，维持和恢复胰岛功能，促进糖尿病早日痊愈。

第五节　营养与动脉粥样硬化

动脉粥样硬化是发生在动脉血管壁的病变，开始先有内膜增厚、脂质沉积、细胞浸润、中膜平滑肌细胞向管腔转移和增殖，继而细胞外基质增生和出现泡沫细胞，使动脉壁变成糜粥样结构，终至发生破裂或血栓形成，导致管腔阻塞和供血障碍。若发生于心脏冠状动脉则呈现冠心病的系列症状，发生在脑血管则呈现脑血管病的许多症状。

有关发生动脉粥样硬化的确切原因目前尚未完全清楚，但是在许多危险因素中除了家族史、性别、年龄、肥胖、吸烟和缺乏体力活动等危险因素外，膳食营养因素也极为重要。

一、膳食营养与动脉粥样硬化

1. 脂类与动脉粥样硬化

血浆中的脂类，主要有胆固醇（包括游离胆固醇和胆固醇酯）、甘油三酯和磷脂，此外，还有少量的游离脂肪酸以及脂溶性维生素和固醇类激素等。

血浆中的脂类除游离脂肪酸外，不能游离存在，它们必须与某些蛋白质结合成脂蛋白大分子，方能循环于血液之中。脂蛋白主要有四种，用超速离心法可分为乳糜微粒、极低密度脂蛋白（VLDL）、低密度脂蛋白（LDL）和高密度脂蛋白（HDL）。四种脂蛋白的物理性质、化学组成、代谢特点及其与动脉粥样硬化的关系各不一样。研究表明，胆固醇、乳糜微粒（即甘油三酯）和 LDL 为致动脉粥样硬化因素，而 HDL 则为抗动脉粥样硬化因素。因此，降低血浆的总胆固醇、LDL、甘油三酯和升高血浆 HDL 是防止动脉粥样硬化的有效措施。

膳食脂类的种类及摄入量不同，则血浆中脂类的存在形式也不同，与动脉粥样硬化的关系也不同。

（1）膳食脂肪的影响　在日常饮食中摄入过多的膳食脂肪会增加动脉粥样硬化发生的危险。中国营养协会推荐的膳食脂肪摄入量为膳食总能量的 20%～30%。但是研究还表明，血胆固醇浓度还与摄入的膳食脂肪的种类有关，更准确地说是与膳食脂肪中的脂肪酸种类有关。

① 饱和脂肪酸的摄入量。饱和脂肪酸高的膳食脂肪一般会导致血胆固醇浓度的上升，但并不是所有的饱和脂肪酸都具有升高血胆固醇含量的作用。小于 10 个碳原子的短链脂肪酸和大于 18 个碳原子的硬脂酸对血胆固醇的浓度影响很小。而肉桂酸（$C_{12:0}$）、豆蔻酸（$C_{14:0}$）和棕榈酸（$C_{16:0}$）具有升高血脂的作用。因此，WHO 和中国营养学会均建议，饱和脂肪酸在膳食脂肪中含量不能超过 1/3，即饱和脂肪的摄入量少于膳食总能量的 10%。

② 单不饱和脂肪酸的摄入量。单不饱和脂肪酸是指碳链上含有 1 个双键的脂肪酸，如油酸等，不会造成血胆固醇浓度的升高，而且可以降低 LDL 而不降低 HDL，或使 LDL 下降较多而 HDL 下降较少。中国营养学建议单不饱和脂肪的摄入量占摄入总能量的 10% 左右。

③ 多不饱和脂肪酸的摄入量。多不饱和脂肪酸是指碳链上含有 2 个以上双键的一类脂肪酸，如亚油酸、亚麻酸、花生四烯酸、EPA 和 DHA 等。通常 n-6 系列多不饱和脂肪酸是导致血胆固醇浓度下降的主要脂肪酸。而 n-3 系列多不饱和脂肪酸除能降低血浆胆固醇含量外，同时可降低血浆甘油三酯的含量，并且升高 HDL 水平。

④ 反式脂肪酸的摄入量。在将液态的植物油氢化制成人造黄油的生产过程中会产生反式脂肪酸。研究表明，反式脂肪酸不仅能增加 LDL，同时还引起 HDL 降低。经常摄入反式脂肪酸将增加患心血管疾病的危险。

（2）膳食胆固醇的影响　通常认为，膳食胆固醇摄入量与动脉粥样硬化的发病率呈正相关性，即胆固醇摄入越多，患动脉粥样硬化的危险性也就越大。

（3）膳食磷脂的影响　磷脂是一种强乳化剂，可使血液中胆固醇颗粒变小，易于透过血管壁为组织利用，使血浆胆固醇浓度减少，避免胆固醇在血管壁的沉积，有利于防治动脉粥样硬化。另外，磷脂，主要是卵磷脂，还可使胆固醇转化为胆固醇酯，酯化的胆固醇不易在血管壁沉积，且容易被代谢而排出体外，从而对动脉粥样硬化也能起到一定的防治作用。

2. 能量与动脉粥样硬化

长期摄入过量能量会导致人体肥胖，而肥胖者体内血浆胆固醇水平和甘油三酯水平都会升高，不利于动脉粥样硬化的防治。

3. 碳水化合物与动脉粥样硬化

膳食中碳水化合物，特别是可被机体吸收利用的碳水化合物摄入过多，易造成人体能量摄入过多，而过多的能量则以脂肪的形式储存在体内，导致血浆甘油三酯水平上升。但膳食纤维能够降低胆固醇和胆酸的吸收，具有降低血脂的作用。

4. 蛋白质与动脉粥样硬化

蛋白质与动脉粥样硬化的关系尚未完全阐明。在动物实验中发现高动物性蛋白膳食可促进动脉粥样硬化的形成，原因为高动物性蛋白的摄入必然导致饱和脂肪酸和胆固醇的过多摄入。而植物性蛋白质，特别是大豆蛋白则有利于降低血清胆固醇而预防动脉粥样硬化的发生。

5. 维生素与动脉粥样硬化

(1) 维生素 E 维生素 E 具有抗氧化作用，可以防止过氧化脂质的形成，保护细胞膜的完整性，防止血管内皮的损伤，抑制血小板聚集，从而起到防止动脉粥样硬化的作用。另外，维生素 E 还可以促进胆固醇酯化反应的进行，减少胆固醇在血管壁上的沉积，也可起到防止动脉粥样硬化的作用。

(2) 维生素 C 一般认为维生素 C 可降低血清胆固醇水平，缓解动脉粥样硬化。原因可能为一方面维生素 C 可以促进胆固醇转化成胆酸，加快胆固醇的代谢；另一方面维生素 C 可以维护血管壁的弹性和韧性，减缓动脉粥样硬化对人体的损伤。

(3) 其他维生素 血浆同型半胱氨酸是动脉粥样硬化的独立危险因素。叶酸、维生素 B_{12}、维生素 B_6 作为辅酶，可促进同型半胱氨酸转变成蛋氨酸和胱氨酸，降低同型半胱氨酸对血管的损伤。尼克酸在药用剂量下有降低血清胆固醇和甘油三酯、升高 HDL、促进末梢血管扩张等作用，对防治动脉粥样硬化有一定的作用。

6. 矿物质与动脉粥样硬化

多数研究者认为，膳食中矿物质的含量与动脉粥样硬化的发病呈现一定的相关性。一般情况下，足量的镁、钙、铬、铜、碘、硒等有利于防止动脉粥样硬化，而钠、锌和铁则会促进动脉粥样硬化的发生。另外，膳食中锌/铜比例提高时可使血清胆固醇水平提高，对动脉粥样硬化的防治不利。

二、动脉粥样硬化的饮食防治

针对膳食不同营养素对动脉粥样硬化发生率的影响不同，其饮食防治原则应为：①控制总能量摄入量，保持理想体重；②限制饱和脂肪和胆固醇的摄入量，适当增加不饱和脂肪酸的摄入量；③少吃甜食，多吃膳食纤维含量高的食品；④降低动物性蛋白质的摄入，提高植物性蛋白质，特别是大豆蛋白质的摄入；⑤保证维生素和矿物质的摄入；⑥减少食盐的摄入量；⑦如饮酒，应限量。

三、常见降脂食品

1. 牛奶

牛奶含有丰富的乳清酸和钙质，既能抑制胆固醇沉积于动脉血管壁，又能抑制人体内胆固醇合成酶的活性，减少胆固醇产生。

2. 葡萄

葡萄、葡萄汁与葡萄酒一样含有白黎芦醇，这是能降低胆固醇的天然物质。动物实验也证明，它能使胆固醇降低，还能抑制血小板聚集，所以葡萄是高脂血症患者最好的食品之一。

3. 苹果

苹果因富含果胶、纤维素和维生素 C，有非常好的降脂作用。如果每天吃两个苹果、坚持一个月，大多数人血液中的低密度脂蛋白会降低，而对心血管有益的高密度脂蛋白会升高。

4. 大蒜

大蒜是含硫化合物的混合物，可以减少血中胆固醇和阻止血栓形成，并有助于增加高密度脂蛋白。

5. 韭菜

韭菜除了含钙、磷、糖、蛋白质、维生素 A、维生素 C 外，还含有胡萝卜素和大量的纤维素等，能增强胃肠蠕动，有很好的通便作用，能排除肠道中多余的脂肪。

6. 洋葱

洋葱含前列腺素 A，有舒张血管、降低血压的功能。洋葱还含有烯丙基三硫化合物及少量含硫氨基酸，除了降血脂外，还可预防动脉硬化。

7. 香菇

香菇能明显降低血清中胆固醇、甘油三酯及低密度脂蛋白的水平，经常食用可使身体内高密度脂蛋白相对增高。

8. 冬瓜

经常食用冬瓜，能去除身体多余的脂肪和水分，起到减肥作用。

9. 胡萝卜

胡萝卜富含果胶酸钙，与胆汁酸混合后从粪便排出。产生胆汁酸需要消耗血液中的胆固醇，从而促使血液中的胆固醇含量降低。

10. 海带

海带富含牛磺酸、食物纤维藻酸，可降低血脂及胆汁中的胆固醇。

11. 燕麦

燕麦含有丰富的亚油酸和皂苷素等，可防治动脉粥样硬化。

12. 玉米

玉米含有丰富的钙、磷、硒、卵磷脂、维生素 E 等，均具有降低血清胆固醇的作用。

13. 牡蛎

牡蛎富含微量元素锌及牛磺酸等，尤其是牛磺酸可以促进胆固醇分解，有助于降低血脂水平。

另外，其他富含纤维素、果胶及维生素 C 的新鲜绿色蔬菜、水果和海藻，诸如芹菜、青椒、山楂、鲜枣、柑橘以及紫菜、螺旋藻等，均具有良好的降脂作用。

第六节　营养与肥胖

肥胖已成了人类的流行病，医学界已将其归为营养失调症列入了病理学范畴。世界卫生组织提供的数据表明，全球每年约有 100 万人因饮食不当而加入肥胖者的行列。在很多欧洲国家，每 3 个成年人中就有 1 个过胖，其中以德国、英国、比利时、荷兰、卢森堡等最为严重。由于体重超标可诱发心脏病、糖尿病、高血压和胆结石等多种疾病，肥胖人群患糖尿病、肝硬变、脑卒中的死亡率分别为正常人的 5 倍、4 倍和 3 倍。因此，肥胖已经成为困扰现代人的流行病。2002年 2 月 15 日，《中国青年报》以"肥胖已成为中国公害"为题的文章指出："根据刚成立的中国疾病控制中心提供的资料，我国 20 岁以上人口中，超重者不低于 2.4 亿人，肥胖患者已达 3000 万人以上。"卫生部公布的一份调查报告披露，在 7～18 岁的青少年中，有 10％的男孩和 5％的女孩过度肥胖，比 1995 年增加了一倍。肥胖已严重危害青少年的身心健康。

众所周知，肥胖是现代"文明病"的特征性疾病，治疗肥胖比治疗营养不良更加困难，肥胖还是高血压、糖尿病、冠心病、高脂血症等成年期疾病的主要来源。

一、肥胖的定义及诊断

1. 肥胖的定义

肥胖（obesity）是指人体脂肪的过量储存，表现为脂肪细胞增多和/或细胞体积增大，即全身脂肪组织块增大，与其他组织失去正常比例的一种状态。常表现为体重超过了相应身高所确定的标准值 20％以上。

从肥胖的定义可以看出，肥胖是与人体中脂肪量密切相关的，脂肪量的多少是肥胖的主要表征。因此，虽然肥胖常表现为体重超过标准体重，但超体重不一定全都是肥胖。如果机体肌肉组织和骨骼特别发达，也会使体重超重，但这种情况并不属于肥胖。

2. 肥胖的诊断

(1) 体质指数　针对肥胖的定义，已建立了许多诊断或判定肥胖的标准和方法。但目前被国际上广泛采用的是用 WHO 推荐的体质指数来进行判定。其计算公式为：

$$体质指数（BMI）＝体重（kg）÷身高的平方（m^2）$$

WHO 根据正常人的 BMI 值分布及 BMI 值与心血管疾病发病率的关系来划分，即 BMI＜18.5 为慢性营养不良，BMI＝18.5～24.9 为正常，BMI＝25～29.9 为超重，BMI＝30.0～34.9 为 I 级肥胖，BMI＝35.0～39.9 为 II 级肥胖，BMI≥40.0 为 III 级肥胖。

对于不同的人种，同样的 BMI 可能代表的肥胖程度不一样。包括中国在内的亚洲地区的 BMI 水平在整体上低于欧洲国家，但据多项研究表明，亚洲人在较低的 BMI 水平时已经存在心血管疾病发病率高的危险。也就是说，中国人在 BMI 低于 25 时，患高血压的危险性就开始增加。

(2) 腰围　腰围也是肥胖的一个重要的判定指标。欧洲最大的营养学院英国罗威研究院院长詹姆斯教授认为"一个人的腰围能显示出他患糖尿病、高血压和胆固醇过高的可能性。腰围 94cm 以上者，患病率比别人高 1 倍；超过 100cm 者，危险性要高 5 倍。"有些国家，腰围已经取代身高和体重的比例，成为衡量健康的关键因素之一。

医学上把肥胖身材分为苹果形和梨形。前者腰腹部过胖，后者臀部及大腿脂肪过多。测定方法是腰围除以臀围，如果大于 1（女性大于 0.9）则为苹果形；如果小于 0.8（女性小于 0.7）则为梨形。由于腹部脂肪比其他部位的脂肪新陈代谢活跃，更易进入血液系统，可导致高血压、高脂血症，即所谓肥胖病。

二、肥胖的根本原因

肥胖的起因是非常复杂的，它包括膳食因素、社会环境因素、遗传因素以及行为心理因素等。

1. 遗传因素

遗传因素对肥胖的影响表现在两个方面：其一是遗传因素起决定性作用，从而导致一种罕见的畸形肥胖，现已证明其第 15 号染色体有缺陷；其二是遗传物质与环境因素相互作用而导致肥胖。目前研究较多的是后一种情况，并已发现有近 20 种基因突变与肥胖有关，但这些基因对人类肥胖的作用还有待于进一步证实。

2. 膳食因素

肥胖是一种营养素不平衡的表现，当能量摄入超过能量消耗时，多余的能量会被转化为脂肪储存在体内，久而久之而导致肥胖。在胚胎期，孕妇不合理的膳食、出生后不正当的喂养方式、偏食、食量大、喜吃零食甜食等不良的饮食习惯都可能是造成肥胖的原因。另外，高能量的西式快餐及动物性食品中残留的各种激素也对肥胖症的发生起到了一定的促进的作用。

3. 社会因素

随着经济的发展，人民生活水平不断提高，饮食结构也发生了很大变化，动物性食品、脂肪等高热能食品摄入明显增加；同时，劳动条件、交通条件和休闲娱乐条件也发生了很大变化，这些变化都使得人们的能量消耗大为减少。而能量摄入增多、消耗减少的必然结果就是肥胖的产生。

4. 行为心理因素

从心理上，人们往往喜欢较胖的婴幼儿，这就为肥胖儿的出现提供了社会心理环境。但这些肥胖儿稍大以后，又往往受到歧视和嘲笑，使他们不愿参加集体活动，反而以进食来获得安慰，进一步加重了肥胖。由此可见，肥胖导致心理、行为问题，而心理、行为问题又促进肥胖，两者相互促进，相互加强，形成恶性循环。

三、肥胖的危害

肥胖被预测为 21 世纪的流行病和人类健康的第一杀手。肥胖患者由于各种原因引起的总死亡率较高。据一项涉及 75 万人的大规模调查研究发现，在体重超出平均水平 40％的人群中，死亡的危险度增加了 1.9 倍。肥胖对心理和社会就业等的损害目前已引起广大专家的注意。

1. 心、脑血管疾病

心、脑血管疾病包括高血压、冠心病和脑中风等。肥胖患者容易产生一系列促进心血管疾病的危险因子，包括高血压、高胆固醇血症和葡萄糖耐量异常。中心性肥胖（以腹部肥胖为主）的患者要比臀部和大腿肥胖的患者具有更高的危险性。值得警惕的是，甚至只比平均体重超重 10％时，冠心病的死亡率就开始增加。

2. 糖尿病

不论是对动物的试验还是对人群的流行病研究，都显示肥胖与发生非胰岛素依赖性糖尿病（也称为Ⅱ型糖尿病）有很大关系。在轻、中、重度肥胖者中发生Ⅱ型糖尿病的危险性分别是正常体重者的 2 倍、5 倍和 10 倍，并且肥胖持续的时间越长，发生Ⅱ型糖尿病的危险性越高。

3. 癌症

国内外许多研究发现，超重和肥胖对与内分泌有关的一些癌症和胃肠道癌症的发病率存在正相关性，尤其是绝经后女性肥胖者的乳腺癌、子宫内膜癌和结肠癌患病率增加。

4. 胆囊疾病

肥胖患者中，胆结石的患病率是非肥胖患者的 4 倍，腹部脂肪堆积者的危险性更大。肥胖患者的胆汁过度饱和与胆囊活动减少是胆结石形成的原因。胆结石患者的胆囊感染率增加，肥胖患者中急性和慢性胆囊炎比正常人更常见，胆结石还容易引起胆绞痛和急性胰腺炎。

5. 功能损害

肥胖者易患骨关节炎和痛风。肥胖的妇女在中年或在绝经后发生膝关节疼痛，即痛性肥胖性关节炎。专家认为，这与饮食因素、肥胖引起的代谢变化和负重增加有关。痛风与高尿酸血症直接相关。

肥胖引起的呼吸受阻是由于过多脂肪堆积在肋骨间和肋周、腹部、隔膜，从而使胸壁比较僵硬，躺下时呼吸困难就更明显，因此，肥胖患者常发生低氧血症。肥胖者打鼾是呼吸不通畅的一种表现。

6. 内分泌及代谢紊乱

最近的研究揭示，脂肪细胞不仅仅储存脂肪，还有内分泌细胞的功能，同时也是许多激素的作用对象，尤其是中心性肥胖者的激素水平有很大变化。中度肥胖妇女易患多囊性卵巢综合症，从而引起生殖功能紊乱。

四、肥胖的预防和治疗

肥胖的预防比治疗更重要而且更有效。关于预防措施，首要的任务是在公众中宣传肥胖对人类健康的危害，并教育、指导居民养成良好的饮食习惯，纠正不良饮食习惯、生活习惯，多参加户外活动和体育锻炼。由于肥胖大多是由于膳食因素所形成的，因此，从理论上讲应该是可以预防的，但需要耐心和毅力，长期坚持才有效。

肥胖治疗原则是达到能量负平衡，促进脂肪分解。其最有效的方法就是调整饮食结构和坚持运动。

1. 膳食调整的原则

（1）控制总能量摄入量　限制每天的食物摄入量和摄入食物的种类，以便减少摄入的能量。但减少能量摄入必须以保证人体能从事正常的活动为原则，一般成人每天摄入能量控制在 4184kJ（1000kcal）左右，最低不应低于 3347.2kJ（800kcal）。否则会影响正常活动，甚至会对机体造成损害。

（2）适当的产能营养素比例　正常平衡膳食的三大营养素分配比例是蛋白质占总热能的 11%～14%，脂肪占 20%～25%，碳水化合物占 55%～60%，而肥胖饮食治疗的三大营养素分配原则是蛋白质占总热能的 25%，脂肪占 15%，碳水化合物占 60%。另外，减少食物摄入量和种类，但应注意保证蛋白质、维生素、矿物质和微量元素的摄入量，达到推荐供给量标准，以便满足机体正常生理需要。因此，在选择食物上，应多吃瘦肉、奶、水果、蔬菜和谷类食物，少吃肥肉等油脂含量高的食物，一日三餐食物总摄入量应控制在 500g 以内。膳食纤维是非能源的营养素，并可以使人产生饱腹感，因此，富含膳食纤维的食品是既能让人吃饱又不会使人发胖的理想减肥食品。

(3) 改变饮食习惯　为了达到减肥目的，还应改掉不良的饮食习惯，如暴饮暴食、吃零食、偏食等。另外，进餐的时间也非常重要。高热能的食物只在早餐时食用，上午体力活动较多，人体代谢旺盛，促进能量消耗的激素分泌也较多，食物中的热能不易转化成脂肪沉积。晚餐则要注意控制，多吃些蔬菜、豆制品，因为晚上活动量小、促进能量产生的激素分泌较少。

合理的膳食调整和控制能量摄入是预防和控制肥胖的基本措施，只要持之以恒，长期坚持，定能收到良好效果。

2. 适量运动

控制饮食只是减肥措施的一个方面，增加运动量也非常重要。告别懒惰的习惯，以步当车、不乘电梯、多做家务等都是消耗热能的好办法。并且运动和节食并用，会取得更有效的减肥效果。

思 考 题

1. 简述各种营养素与提高人体免疫力的关系。
2. 日常生活中，应如何调整膳食结构，提高机体免疫力？
3. 食品中的致癌物质主要有哪几类？
4. 简述膳食营养与癌症发生的关系。
5. 简述癌症的饮食防治原则。
6. 简述原发性高血压和继发性高血压的概念。
7. 膳食因素对原发性高血压的发生有哪些影响。
8. 高血压患者的饮食治疗原则是什么？
9. 简述糖尿病的发病机制。
10. 简述膳食营养与糖尿病的关系。
11. 简述糖尿病人的饮食原则。
12. 简述膳食营养因素与动脉粥样硬化的关系。
13. 简述动脉粥样硬化患者的饮食原则。
14. 简述肥胖的定义和诊断方法。
15. 简述肥胖的形成原因及对人体的危害。
16. 简述肥胖的预防和治疗原则。

第七章 功能性食品

第一节 功能性食品的基本概念

一、功能性食品的定义

1987 年日本文部省在《食品功能的系统性解释与展开》中最先使用功能性食品主题词。1989 年 4 月厚生省进一步明确定义,功能性食品是对人体能充分显示身体的防御功能、调节生理节奏以及预防疾病和促进康复等方面的工程化食品。1990 年 11 月又提出"特殊保健用途食品"(food for specified health use)。功能性食品有时也称为保健食品。在学术与科研上,叫"功能性食品"更科学些。

1. 功能性食品必备条件

功能性食品是强调其成分对人体能充分显示机体防御功能、调节生理节律、预防疾病和促进康复等功能的工业化食品。必须符合下面条件。

① 无毒、无害,符合应有的营养要求。

② 其功能必须是明确的、具体的,而且经过科学验证是肯定的。同时,其功能不能取代人体正常的膳食摄入和对各类必需营养素的需要。

③ 功能性食品通常是针对需要调整某方面机体功能的特定人群而研制生产的。

④ 它不以治疗为目的,不能取代药物对病人的治疗作用。

2. 功能性食品的基本要求与特征

① 作为食品,由通常使用的原材料或成分构成,以通常形态和方法摄取。

② 属于日常摄取的食品。

③ 应标记有关的调节功能。

3. 世界部分国家对功能性食品概念的诠释

欧洲各国普遍采用"健康食品"(health food)的概念,以增进健康为宗旨,采用天然材料,遵守健康原则,保证食品卫生与质量。其范围是:①含有充分的营养素;②补充膳食中缺少的营养素;③特定需要的食品或滋补品,最好含有特殊的营养物质;④以增强体质和美容为目的的食品;⑤以维持和增进健康为目的,以天然原料为基础的食品。

　　美国于 1994 年 10 月在国会参、众两院通过了"营养增补剂、健康与教育法案"以取代"健康食品法案",提出"营养增补剂"(nutritional supplement)概念。其要点是:①把草药、植物性物质与维生素、矿物质、氨基酸等同视为营养增补剂,可以补充到食品中;②这类产品按使用说明食用,安全、无害;③可以任何形式上市(片剂、胶囊、粉剂等);④可附有功能性说明,但不是用于疾病的预防、诊断与治疗;⑤产品上市前,需要经 FDA(美国食品与药物管理局)认定,包括文献资料在内的证据。

　　1996 年 3 月 15 日,中国卫生部发布了《保健食品管理办法》,当年的 6 月 1 日施行。"保健食品"定义为具有特定保健功能的食品,适宜于特定人群食用,具有调节机体功能,不以治疗为目的。产品要求具有食品的属性,要求无毒、无害,达到应有的营养要求,经得起科学验证,有明确和具体的保健功能。标识如下。

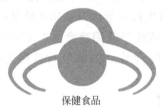
保健食品

二、功能性食品的分类

1. 根据食用人群

特殊生理需要人群和特殊工作环境与工种人群。

(1) 日常功能性食品　它是根据各种不同的健康消费群(如婴儿、学生和老年人等)的生理特点和营养需求而设计,旨在促进生长发育、维持活力和精力,强调其成分能够充分显示身体防御功能和调节生理节律的工业化食品。它分为婴儿日常功能性食品、学生日常功能性食品和老年人日常功能性食品等。

　　① 婴儿日常功能性食品。应该完美地符合婴儿迅速生长对各种营养素和微量活性物质的要求,促进婴儿健康生长。

　　② 学生日常功能性食品。应该能够促进学生的智力发育,促进大脑以旺盛的精力应付紧张的学习和生活。

　　③ 老年人日常功能性食品。应该满足的条件有:足够的蛋白质、足够的膳食纤维、足够的维生素、足够的矿物质、低糖、低脂、低胆固醇、低钠。

(2) 特殊功能性食品　特殊工作环境人群和特殊需要人群。预防疾病、促进康复、减肥、美容、排铅等。

2. 根据保健功能

健脑益智、增强免疫、降血压、降血糖等。

3. 根据产品形式

饮料、酒、茶、焙烤食品、片剂、胶囊、粉剂等。

4. 根据科技水平

第一代——强化食品：根据特殊需求添加营养素，依据营养素或有效成分推断其功能。

第二代——初级产品：经过人体或动物学实验证实其生理功能。

第三代——高级产品：不仅经过人体或动物学实验证实其生理功能，还需检验功效成分结构、含量、作用机理、食品的配伍性和稳定性。

三、功能性食品在促进健康方面的作用

功能性食品是工业化产品，除了具备普通食品的营养、感觉功能外，应具备调节生理活动的第三大功能，特别强调其成分充分显示身体防御功能、调节生理节奏、预防疾病和促进康复的功能。

功能性食品应在这些方面起到促进健康的作用：①增强免疫力功能；②辅助降血脂功能；③辅助降血糖功能；④抗氧化功能；⑤辅助改善记忆功能；⑥缓解视疲劳功能；⑦促进排铅功能；清咽功能；⑨辅助降血压功能；⑩改善睡眠功能；⑪促进泌乳功能；⑫缓解体力疲劳功能；⑬提高缺氧耐受力功能；⑭对辐射危害有辅助保护功能；⑮减肥功能；⑯改善生长发育功能；⑰加骨密度功能；⑱改善营养性贫血功能；⑲对化学性肝损伤有辅助保护功能；⑳祛痤疮功能；㉑祛黄褐斑功能；㉒改善皮肤水分功能；㉓改善皮肤油分功能；㉔调节肠道菌群功能；㉕促进消化功能；㉖通便功能；㉗对胃黏膜损伤有辅助保护功能。

四、功能性食品与医药品的区别

① 药品是治病，功能性食品不以治疗为目的，而是重在调节机体内环境平衡与生理节奏，增强机体的防御功能，以达到保健康复作用。

② 功能性食品要达到现代毒理学上的基本无毒或无毒水平，而药品允许一定程度的毒副作用。

③ 功能性食品无需医生的处方，按机体正常需要摄取。

五、功能性食品的常用原料

1. 药食两用的动植物原料

卫生部批准 3 批 77 种。

(1) 种子类 枣（大枣、酸枣、黑枣）、酸枣仁、刀豆、白扁豆、赤小豆、淡豆豉、杏仁（苦、甜）、桃仁、薏苡仁、火麻仁、郁李仁、砂仁、决明子、莱菔子、肉豆蔻、麦芽、龙眼肉、黑芝麻、胖大海、榧子、芡实、莲子、白果（银杏种子）。

(2) 果类 沙棘、枸杞子、栀子、山楂、桑葚、乌梅、佛手、木瓜、黄荆

子、余甘子、罗汉果、益智、青果、香橼、陈皮、橘红、花椒、小茴香、黑胡椒、八角茴香。

(3) 根茎类 甘草、葛根、白芷、肉桂、姜（干姜、生姜）、高良姜、百合、薤白、山药、鲜白茅根、鲜芦根、莴苣。

(4) 花草类 金银花、红花、菊花、丁香、代代花、鱼腥草、蒲公英、薄荷、藿香、马齿苋、香蒲、淡竹叶。

(5) 叶类 紫苏、桑叶、荷叶。

(6) 动物类 乌梢蛇、蝮蛇、蜂蜜、牡蛎、鸡内金。

(7) 菌类 茯苓。

(8) 藻类 昆布。

2. 食品新资源

食品新资源管理的 6 类 14 个品种现已作为普通食品管理，它们也是开发功能性食品的常用原料。

(1) 花粉类 油菜花粉、玉米花粉、松花粉、向日葵花粉、紫云英花粉、荞麦花粉、芝麻花粉、高粱花粉。

(2) 藻类 钝顶螺旋藻、极大螺旋藻。

(3) 其他 魔芋、刺梨、玫瑰茄、蚕蛹。

3. 用于功能性食品的部分中草药

目前，卫生部允许使用部分中草药来开发现阶段的功能性食品，例如：人参、人参叶、人参果、三七、土茯苓、大蓟、女贞子、山茱萸、川牛膝、川贝母、川芎、马鹿胎、马鹿茸、马鹿骨、丹参、五加皮、五味子、升麻、天门冬、天麻、太子参、巴戟天、木香、木贼、牛蒡子、牛蒡根、车前子、车前草、北沙参、平贝母、玄参、生地黄、生何首乌、白芨、白术、白芍、白豆蔻、石决明、石斛、地骨皮、当归、竹菇、红花、红景天、西洋参、吴茱萸、怀牛膝、杜仲、杜仲叶、沙苑子、牡丹皮、芦荟、苍术、补骨脂、诃子、赤芍、远志、麦门冬、龟甲、佩兰、侧柏叶、制大黄、制何首乌、刺五加、刺枚果、泽兰、泽泻、玫瑰花、玫瑰茄、知母、罗布麻、苦丁茶、金荞麦、金樱子、青皮、厚朴、厚朴花、姜黄、枳壳、枳实、柏子仁、珍珠、绞股蓝、胡芦巴、茜草、荜茇、韭菜子、首乌藤、香附、骨碎补、党参、桑白皮、桑枝、浙贝母、益母草、积雪草、淫羊藿、菟丝子、野菊花、银杏叶、黄芪、湖北贝母、番泻叶、蛤蚧、越橘、槐实、蒲黄、蒺藜、蜂胶、酸角、墨旱莲、熟大黄、熟地黄、鳖甲等。

4. 其他原料

微生物多糖等代谢产物、蛋白质酶解物、淀粉酶解物、多不饱和脂肪酸。

5. 开发功能性食品应注意的问题

① 中草药用量控制在临床用量的 50%。

② 有明显毒副作用的中草药不宜。

③ 受国家中药保护的中成药和已获国家行政管理部门批准的中成药不能作为功能性食品开发。

④ 传统中药中典型壮阳药材不宜作为改善性功能的功能性食品原料。

⑤ 有一些原料不宜应用于功能性食品原料。如，蟾酥、生半夏、夹竹桃、关木通等。

六、功能性食品的理论基础

(1) 现代营养学　研究营养素的种类、功能、需要量、平衡膳食的构成。

(2) 生物化学　研究生物体组成、组成成分的功能。

(3) 中医饮食营养学　研究人的整体观念、阴阳平衡、顾护脾胃、药食同源。

七、功能性食品制作工艺

① 粉碎技术：干法、湿法、超微粉碎法（提取、浸出、调配、服用）。

② 压榨技术：机械力（破坏细胞、得到汁液、油液）。

③ 浸提技术：利用溶剂，浸渍法、煎煮法、渗漉法、蒸馏法（有效成分提取）。

④ 萃取技术：液液萃取法、超临界萃取法（少量的有效成分提取）。

⑤ 分离技术：离心分离、膜分离（分子水平）。

⑥ 其他：混合技术、蒸发技术、干燥技术、杀菌技术等。

八、功能性食品的检测与评价

功能性食品必须经过感官评价、安全毒理学评价、保健功能评价、卫生学评价、稳定性检测与评价。

第二节　　功能性食品发展概况

中国功能性食品的发展历史悠久，早在几千年前中国的医药文献中就记载了与现代功能性食品相类似的论述——"医食同源"、"食疗"、"食补"。

国外较早研究的功能性食品是强化食品。20 世纪 10～20 年代，芬克提出了人体必需的"生物胺"（vitamine），随后被命名为"维生素"。对于维生素生理功能的研究，以及对它的"缺乏症"的研究，使人类进一步认识到它对于人体生理机能的重要性，并通过补充维生素而很快使维生素缺乏引起的疾病得到缓解甚至治愈。1935 年美国提出了强化食品，随后强化食品得到迅速发展。1938 年路斯提出了必需氨基酸的概念，指出 20 种氨基酸中有 8 种必须通过食物补充。必需氨基酸的缺乏会造成负氮平衡而导致蛋白质营养不良。所有这些研究，提示人们在食品中添加某种或某些营养素，能够通过食物使人们更健康，避免营养素不足引起的疾病，于是研制出强化食品。为了规范强化食品的发展，加强对其进行监督管理，美国于 1942 年公布了强化食品法规，对强化食品的定义、范围和强化标准都做了明确规定。随后，加拿大、菲律宾、欧洲各国以及日本也都先后对强化食品做出了立法管理，并建立了相应的监督管理体制，包括强化指标、强化食品市场检查和商标标识等方面的规定和管理。美国食品与药品管理局（FDA）还曾规定了一些必须强化的食品，包括面粉、面包、通心粉、玉米粉、面条和大米等。另外，营养专家对微量元素的深入研究，不断拓宽了强化剂的范围，使得人类对食品强化的作用和意义有了更深刻的认识。几十年来，通过在牛奶、奶油中强化维生素 A 和维生素 D，防止了婴幼儿由于维生素 D 缺乏而引起的佝偻病；以食用强化的碘盐来消除地方性缺碘引起的甲状腺肿疾病；强化硒盐能防止克山病；在米面中强化维生素 B_1，使缺乏维生素 B_1 引起的脚气病几乎绝迹；通过必需氨基酸的强化，提高蛋白质的营养价值，可节约大量蛋白质。可以说，强化食品的出现和发展，是人类营养研究的基础理论与人类膳食营养的实践活动密切结合的典范。由于强化食品价格便宜，效果明显，食用方便，强化工艺简单，所以，强化食品有很大的市场优势，深受消费者欢迎。

随着强化食品的发展，强化的概念也得到不断的拓宽，不仅是以向食物中添加某种营养素来达到营养平衡，防止某些营养缺乏症为目的，某些以含有一些调节人体生物节律、提高免疫能力和防止衰老等有效的功效成分为基本特点的食品也属强化食品。这就超出了原有的强化食品的范畴。

鉴于这些情况，1962 年日本率先提出了"功能性食品"，并围绕着"调节功能"做文章。

随着衰老机制、肿瘤成因、营养过剩疾病、免疫学机理等基础理论研究的进展，功能性食品研究开发的重点转移到这些热点上来。

从日本功能性食品的发展历程可以看出，它的出现标志着在国民温饱问题解决后，人们对食品功能的一种新需求，它的出现是历史的必然。功能性食品的需求量随着国民经济发展而发展，随人民生活水平的提高而不断增长。中国在进入 20 世纪 80 年代以后，人民的生活水平有了较大提高，人们在解决了温饱问题之后，生活的质量和健康就成为新的追求。同时，生活水平的提高，大量高质量营养素的摄入，营养过剩而引起的富贵病（如糖尿病、冠心病与癌症等）、成人病及老年病已逐渐成为人们主要的疾病。于是，对功能性食品的渴望促进了中国功能性食品行业的迅猛发展。可以说功能性食品的发展与人口结构的变化（如人口老龄化）、疾病模式的改变（如心脑血管疾病、糖尿病发病率上升）、饮食结构问题（如饮食回归自然的要求）、营养与健康知识的普及、国民收入的增加和消费水平与生活质量的提高密切相关。

1980 年中国保健品厂还不到 100 家，至 1994 年已超过 3000 家，生产功能性食品 3000 余种，年产值 300 亿元人民币，大约占食品生产总值（不包括卷烟）10％左右。目前中国功能性食品企业共有 5 万多家，产品达 2 万多种，年销售额达到 500 亿元。

自 1996 年，相继颁布《保健食品管理办法》、《保健食品评审技术规程》、《保健食品功能学评价程序和检验方法》、《保健食品标识规定》、《保健食品通用卫生要求》、《食品安全毒理学评价程序》、《关于保健食品管理中若干问题的通知》、《保健（功能）食品通用标准》。

《食品安全法》第二条所称保健食品系指表明具有特定保健功能的食品。即适宜于特定人群食用，具有调节机体功能，不以治疗疾病为目的的食品。第四条保健食品必须符合下列要求：①经必要的动物和人群功能试验，证明其具有明确、稳定的保健作用；②各种原料及其产品必须符合食品卫生要求，对人体不产生任何急性、亚急性或慢性危害；③配方的组成及用量必须具有科学依据，具有明确的功效成分，如在现有技术条件下不能明确功效成分，应确定与保健功能有关的主要原料名称；④标签、说明书及广告不得宣传疗效作用。

在国际市场上功能性食品的发展一直呈上升趋势，在欧美等发达国家，由于人民生活水平高，自我医疗保健意识很强，在医药保健方面消费很高。以美国为例，每年的医疗保健费用约为 3000 多亿美元，平均每人约 1000 多美元。其中，功能性食品的产值近 800 亿美元，约占 27％。20 世纪 90 年代以来，随着国际"回归大自然"之风的盛行，目前全球功能性食品年销售额已达到 2000 亿美元以上，具有不可替代的重要作用，不但得到世人的认可和重视，而且深入人心，增加的势头还在发展。

(1) 德国 世界上保健食品发展较早的国家，其历史与国家的饮食改善运动（1927）和饮食改善学院（1944）的发展史有关。毕业生遍布于德国的食品工厂、商店、医院、社区，对德国的保健食品的发展起了积极作用。大型保健食品企业 Eden 公司、Schoenenberger 公司，产品市场占有率 10％，有 2500 多个品种。有会员店进行销售、咨询、指导。

(2) 美国 世界上保健食品工业发展较早的国家，20 世纪 20 年代初已有雏形。1936 年成立全国健康食品协会（NHFA），健康食品的销售额成倍增长，大多数食品企业已转向生产健康食品，品种 15000 种以上。美国是世界上对保健食品管理最严格，美国的食品与药品管理局（FDA）特别对宣传品、营养标识做了规定。

(3) 日本 起步虽晚，发展迅速。战后饮食的欧化，国民健康的危机，高血压、脑出血、冠心病、恶性肿瘤、糖尿病等发病率的增高，促进了保健食品的出现。1982 年以前政府限制功能性食品；1983 年开始调查；1987 年 1 月厚生省的食品卫生科设置"功能性食品对策室"，加强政府指导力度；1987 年 4 月出现"功能性食品"，同年先后成立"新开发食品安全评价研究会"、"功能性食品工业调查计划委员会"。保健食品成为日本食品工业独特高速成长领域。超市设有保健食品专柜，专业人员解答问题、介绍知识。

保健功能性食品的发展分为三个阶段：

第一代——强化食品，根据营养素成分推测其功能；

第二代——经动物或人体实验，具有某种生理调节功能；

第三代——明确功能因子的结构与含量。

第三节　中国功能性食品的展望

1995 年 9 月，由联合国粮农组织（FAO）、世界卫生组织（WHO）、国际生命科学研究所（ILSI）共同举办的东西方功能性食品第一届国际科研会在新加坡举行，会议制定了功能性食品的生产规章，讨论了地区功能性食品工作网及关于功能性食品共同感兴趣的问题和研究领域等。研究领域比较集中的有：有利于脑营养功能的益智食品、延缓衰老的食品和控制糖尿病的饮食等。2003 年 12 月，全球华人功能性食品科技大会在中国深圳举行，会议讨论了国际功能性食品的现状、功能性食品的科学评价等。

目前，美国重点发展婴幼儿食品、老年食品和传统食品。日本重点发展的是降血压、改善动脉硬化、降低胆固醇等与调节循环器官有关的食品；降低血糖值和预防糖尿病等调节血糖的食品以及抗衰老食品；整肠、减肥的低热食品。21 世纪中国功能性食品的发展趋势有以下几个方面。

一、大力开发第三代功能性食品

目前中国的功能性食品大部分是建立在食疗基础上，一般都采用多种既是药品又是食品的中药配制产品，这是中国功能性食品的特点。它的好处是经过了前人的大量实践，证实是有效的。如果我们进一步在现代功能性食品应用基础研究的基础上，开发出具有明确量效和构效的第三代功能性食品，就能与国际接轨，参与国际竞争。随着中国加入世界贸易组织（WTO），人民对生活质量日益注重，具有明确功能因子的第三代功能性食品的需求量必然增加，因此，发展第三代功能性食品，推动功能性食品的升级换代迫在眉睫。

二、加强高新技术在功能性食品生产中的应用

采用现代高新技术，如膜分离技术、微胶囊技术、超临界流体萃取技术、生物技术、超微粉碎技术、分子蒸馏技术、无菌包装技术、现代分析检测技术、干燥技术（冷冻干燥、喷雾干燥和升华干燥）等，实现从原料中提取有效成分，剔除有害成分。再以各种有效成分为原料，根据不同的科学配方和产品要求，确定合理的加工工艺，进行科学配制、重组、调味等加工处理，生产出一系列名副其实的具有科学、营养、健康、方便的功能性食品。

三、开展多学科的基础研究与创新性产品的开发

功能性食品的功能在于本身的活性成分对人体生理节律的调节，因此，功能性食品的研究与生理学、生物化学、营养学及中医药等多种学科的基本理论相关。功能性食品的应用基础研究应是多学科的交叉。应用多学科的知识、采用现代科学仪器和实验手段，从分子、细胞、器官等分子生物学水平上研究功能性食品的功效及功能因子的稳定性，开发出具有知识产权的功能性食品。

四、产品向多元化方向发展

随着生命科学和食品加工技术的进步，未来功能性食品的加工更精细、配方更科学、功能更明确、效果更显著、食用更方便。据有关部门统计，2000 年中国功能性食品消费约 400 亿元，2010 年将有望突破 800 亿元。产品形式除目前流行的口服液、胶囊、饮料、冲剂、粉剂外，一些新形式的食品，如烘焙、膨化、挤压类等也将上市，功能性食品将向多元化的方向发展。

五、重视对功能性食品基础原料的研究

要进一步研究开发新的功能性食品原料，特别是一些具有中国特色的基础原料，对功能性食品原料进行全面的基础和应用研究，不仅要研究其中的功能因子，还应研究分离保留其活性和稳定性的工艺技术，包括如何去除这些原料中有毒物质。

六、实施名牌战略

"名牌产品"和"明星企业"对于一个产业的推动作用是十分重要。在未来几年内，应着手扶持和组建一些功能性食品企业，使之成为该行业的龙头企业，以带动整个功能性食品行业健康发展。

总之，食品科技工作者应加强基础研究，同时应加快产品开发，规范法规，提高产品的技术含量，使中国功能性食品发展走上一条具有中国特色的健康发展道路，为功能性食品的研究与开发做出应有的贡献。

思　考　题

1. 简述功能性食品的基本概念。
2. 到目前为止，功能性食品的功能分为几类？
3. 为什么国家要对功能性食品提出特殊的管理方法？
4. 功能性食品生产中应注意哪些问题？
5. 功能性食品与药品的区别是什么？

第八章 社区营养

社区营养学（community nutrition）也称社会营养学，是密切结合社会生活实际，以人类社会中某一限定区域内各种人群作为总体，从宏观上解决其合理营养与膳食的有关理论、实践与方法学问题的边缘学科。社区营养学是从社会角度研究人类营养问题的理论、实践和方法，它所讨论的问题既包括限定区域内各种人群营养需要、营养状况评价等营养学方面的自然科学，同时还研究对居民营养有制约作用的食物经济、饮食文化、营养教育、法制与行政干预等社会条件和社会因素。所谓限定区域和特征人群，是指有共同政治、文化、经济等背景的特定人群范围，既可以是一个居民社区、乡、县、市、省，也可以是一个国家范畴；既研究强调限制性区域内的各种人群的综合性和整体性问题，又要突出和解决问题中的宏观性、实践性和社会性。

社区营养学研究目的在于运用一切有益且相关的科学理论与技术、社会因素与方法，从国情与经济发展实际情况出发，使限制区域内各类人群的营养合理化，提高其营养与健康水平，改善智力与体力素质。

社区营养学要研究的内容很显然是动态的，与一个国家的经济发展、文化教育水平、当代营养研究进展出现的新问题等密切相关，不同的国家有不同的研究内容。从总体发展来看，如果说基础营养学研究发展逐渐进入微观领域，而社区营养学则是愈来愈向宏观发展。因此社区营养学要研究的内容应包括：进行以营养调查和食品经济因素调查为主要内容的社会营养监测以评估居民的营养状况；制定和不断完善居民膳食营养素参考摄入量；对居民进行营养教育、膳食指导、营养咨询；食品资源开发与利用、食品强化、食品安全；制定以改善居民营养为目的的各项政策，如食品补贴、学生奶免税制度等；制定和完善国家营养宏观调控的战略措施、行政法规、干预政策等。

1992年世界营养大会在意大利的罗马召开，会议上各国政府充分交流各自国家营养政策和居民营养状况，不仅通过了对发展中国家在制定营养政策、行动计划和监测评价方面有积极指导作用的《改善营养行动计划》，还讨论起草了世界营养宣言，内容包括：

① 获得营养充分和安全的食物是每一个人的权利，世界上有足够的食物，主要问题是人们没有公平获得食物的权利；

② 营养不足是当今世界的主要问题，同时亦有许多人因患与营养过剩或平

衡有关的慢性病而导致过早死亡；

③ 贫困和缺乏教育是产生饥饿和营养不良的基本原因，此外社会经济差异、男女不平等、自然灾害，对农业、卫生、教育及社会投入不足，也妨碍营养的福利及问题的解决；

④ 政策和计划应针对最困难的人群，包括儿童、老人、妇女和青春期少女、难民、流离失所及冲突地区平民；

⑤ 每个国家政府负有保护和促进本国人民食品保障和营养福利的主要责任，国际社会应采取行动支持低收入国家的这种努力；

⑥ 提出 20 世纪 90 年代在食物和营养方面的奋斗目标。

第一节　营养监测与营养政策

一、营养监测与营养调查

(一) 营养监测

1. 基本概念

营养监测是社区营养的重要组成部分，WHO、FDA 和 UNICEF（联合国儿童基金会）的专家联席会议认为：社会营养监测的定义是"营养监测是对社会人群进行连续动态观察，以便做出改善居民营养的决定"。进一步解释就是对社会人群出现的营养问题及涉及的环境和社会因素进行连续系统的调查，收集、分析资料，进行评价，用于设计和更有效地实施规划和项目，以及提出改善措施。

营养监测工作的特点是要通过监测结果采取相应措施保护社会人群，特别是需要重点保护的人群，针对存在的营养问题，利用现有资料从社会经济、农业情况等多方面分析，力求从政策上宏观动态地解决社区营养问题。

营养监测工作分为三种类型：①长期动态观察监测，其结果要用于制定与社区营养相关的政策和法规；②效果评价性监测，其结果总结和改进已推行的规划与措施；③预警性监测，其目的是防止人群营养的恶化。

营养监测的目的是为制定食品、营养的规划和政策收集资料；为了解社会人群营养状况制定营养改善项目和措施服务；为人群营养状况因战争或灾害引发食物短缺或不足而发生特殊变化时，依据当时情况提出救济措施，改善饥饿与营养不良的状况。

2. 监测指标
(1) 社会经济状况方面
① 恩格尔指数（Engel 指数）

常用恩格尔指数来反映富裕程度。

$$恩格尔指数 = \frac{用于食物的开支}{家庭总收入} \times 100\%$$

FAO 用恩格尔指数来划分贫富，>60% 为贫困，50%～59% 为勉强度日，40%～49% 为小康水平，30%～39% 为富裕，<30% 为最富裕。

② 收入弹性（income elasticity）

$$收入弹性 = \frac{食物购买力增长（\%）}{收入增长（\%）}$$

收入弹性指标在落后地区相当于 0.7～0.9，富裕地区收入弹性值减小。

③ 人均收入及人均收入增长率

$$人均收入 = \frac{实际收入}{家庭人口}$$

$$人均收入增长率 = \frac{第二年度人均收入 - 第一年度人均收入}{第一年度人均收入} \times 100\%$$

(2) 保健状况方面

① 人体测量指标：包括身高、体重、上臂围和皮下脂肪厚度。方法简单但存在局限性，成人营养状况可用体质指数（BMI）衡量。

$$BMI = \frac{体重（kg）}{身高（m^2）}$$

正常成年人的体质指数在 20～25 范围，过高或过低均可表示肥胖或营养不足，存在疾病与死亡的危险性。

② 生物化学指标：通过生化检测获得比较准确的特殊指标，可显示膳食的营养问题。

③ 膳食指标：针对某人群的营养监测，常用称重法、记账法和询问法。

（二）营养调查

1. 基本概念

营养调查是指为了掌握居民的营养状况运用调查检验手段基本准确了解某一人群的各种营养指标，用于评判当前的营养状况，是社区营养工作的必要手段和中间环节。

20 世纪 50 年代初美国国防营养国际委员会（International Committee on Nutrition for National Defense，ICNND）提出营养调查方案，并以此在全美进行抽样调查。

中国曾于 1959 年、1982 年和 1992 年分别进行过三次全国营养调查；1959 年、1979 年和 1991 年分别开展过三次全国高血压流行病学调查；1984 年和

1996 年分别开展过两次糖尿病抽样调查。上述调查对于了解中国城乡居民膳食结构和营养水平及其相关慢性疾病的流行病学特点及变化规律，评价城乡居民营养与健康水平，制定相关政策和疾病防治措施发挥了积极的作用。

2002 年 8 月至 12 月，在卫生部、科技部和国家统计局的共同领导下，由卫生部具体组织各省、自治区、直辖市相关部门在全国范围内开展了"中国居民营养与健康状况调查"。以本次调查为例解释营养调查的方法与内容、评价与结果更为直观。

2. 调查方法与内容

按经济发展水平及类型将全国各县（市、区）划分为大城市、中小城市、一类农村、二类农村、三类农村、四类农村，共 6 类地区。采用多阶段分层整群随机抽样，在全国 31 个省、自治区、直辖市的 132 个县（区、市）共抽取71971 户（城市 24034 户、农村 47937 户），243479 人（城市 68656 人、农村174823 人）。为保证孕妇、乳母、婴幼儿和 12 岁及以下儿童的调查人数，以满足各组样本量的要求，在样本地区适当补充调查人数，本次调查总计272023 人。

本次调查包括询问调查、医学体检、实验室检测和膳食调查四个部分，其中膳食调查 23463 户（城市 7683 户、农村 15780 户）、69205 人，医学体检 221044人，血压测量 153259 人，血脂测定 94996 人，血红蛋白测定 211726 人，血糖测定 98509 人，血浆维生素 A 测定 13870 人。

2002 年 8 月至 10 月在北方地区，2002 年 9 月至 12 月在南方地区进行现场调查；2003 年 1 月至 8 月完成各类实验室检验和数据录入；2003 年 5 月至 12 月完成数据清理和数据库建立；2004 年 1 月至 7 月完成数据分析报告。

为确保调查数据的准确性，对整个调查进行了严格的全程质量控制。所有质控结果表明，本次调查各个环节均达到方案设计的质控要求。

3. 数据质量评价与结果表述

将样本人口资料与 2000 年第五次人口普查数据和国家统计局 2002 年人口学指标（性别比例、负担系数、家庭规模、少数民族人口比例）比较，表明样本人群对总体有较好的代表性。

由于抽样人口中有 10.1% 的人外出未能参加体检，致使调查样本中 15～25岁各年龄组人口比例偏低。因此，采用 2000 年第五次人口普查数据作为标准人口，首先对 6 类地区样本患病率进行年龄别校正，各类地区校正后的患病率再用该地区的人口比例作为权重进行加权，推算全国的患病率。

主要结果：最近十年中国城乡居民的膳食、营养状况有了明显改善，食物摄入和营养素摄入情况见表 8-1 和表 8-2。营养不良和营养缺乏患病率继续下降，同时中国仍面临着营养缺乏与营养过度的双重挑战。

表 8-1　1982、1992、2002 年全国城乡居民的食物摄入量

单位：g/（标准人①·日）

食物	城乡合计			城　市			农　村		
	1982 年	1992 年	2002 年	1982 年	1992 年	2002 年	1982 年	1992 年	2002 年
米及其制品	217	226.7	239.9	217	223.1	217.8	217	255.8	248.4
面及其制品	189.2	178.7	138.5	218	165.3	132.0	177	189.1	141.0
其他谷类	103.5	34.5	23.3	24	17	16.3	137	40.9	25.9
薯类	179.9	86.6	49.5	66	46	31.9	228	108	56.2
干豆类	8.9	3.3	4.2	6.1	2.3	2.6	10.1	4	4.8
豆制品	4.5	7.9	11.8	8.2	11	12.9	2.9	6.2	11.4
深色蔬菜	79.3	102	91.5	68	98.1	88.1	84	107.1	92.8
浅色蔬菜	236.8	208.3	183.7	234	221.2	163.8	238	199.6	191.3
腌菜	14	9.7	10.3	12.1	8	8.4	14.8	10.8	11.0
水果	37.4	49.2	45.7	68.3	80.1	69.3	24.4	32	36.6
坚果	2.2	3.1	3.9	3.5	3.4	5.4	1.7	3	3.3
畜禽类	34.2	58.9	79.5	62	100.5	104.4	22.5	37.6	69.9
奶及其制品	8.1	14.9	26.3	9.9	36.1	65.6	7.3	3.8	11.2
蛋及其制品	7.3	16	23.6	15.5	29.4	33.2	3.8	8.8	19.9
鱼虾类	11.1	27.5	30.1	21.6	44.2	44.9	6.6	19.2	24.4
植物油	12.9	22.4	32.7	21.2	32.4	40.2	9.3	17.1	29.9
动物油	5.3	7.1	8.7	4.6	4.5	3.8	5.6	8.5	10.5
糖、淀粉	5.4	4.7	4.4	10.7	7.7	5.2	3.1	3	4.1
食盐	12.7	13.9	12.0	11.4	13.3	10.9	13.2	13.9	12.4
酱油	14.2	12.6	9.0	32.5	15.9	10.7	6.5	10.6	8.4

① 标准人：18 岁轻体力活动男子。

表 8-2　1982、1992、2002 年全国城乡居民平均营养素摄入量

单位/（标准人①·日）

营养素	城乡合计			城　市			农　村		
	1982 年	1992 年	2002 年	1982 年	1992 年	2002 年	1982 年	1992 年	2002 年
能量/kcal	2491.3	2328.3	2253.5	2450.0	2394.6	2137.5	2509.0	2294.0	2297.9
能量/kJ	10423.5	9740.3	9428.8	10250.8	10019.0	8943.2	10497.7	9598.1	9614.2
蛋白质/g	66.7	68.0	66.1	66.8	75.1	69.1	66.6	64.3	64.9
脂肪/g	48.1	58.3	76.2	68.3	77.7	85.6	39.6	48.3	72.6
膳食纤维/g	8.1	13.3	12.0	6.8	11.6	11.2	8.7	14.1	12.4
视黄醇/μg	53.8	156.5	152.9	103.9	277.0	226.5	32.7	94.2	124.6

续表

营养素	城乡合计			城　市			农　村		
	1982 年	1992 年	2002 年	1982 年	1992 年	2002 年	1982 年	1992 年	2002 年
视黄醇当量/μg	119.5	476.0	478.8	147.3	605.5	552.8	107.8	409.0	450.3
硫胺素/mg	2.5	1.2	1.0	2.1	1.1	1.0	2.6	1.2	1.0
核黄素/mg	0.9	0.8	0.8	0.8	0.9	0.9	0.9	0.7	0.7
抗坏血酸/mg	129.4	100.2	89.8	109.0	95.6	83.1	138.0	102.6	92.3
钙/mg	694.5	405.4	390.6	563.0	457.9	439.3	750.0	378.2	371.8
铁/mg	37.3	23.4	23.3	34.2	25.5	23.8	38.6	22.4	23.1
磷/mg	1623.2	1057.8	980.3	1574.0	1077.4	975.1	1644.0	1047.6	982.1

① 标准人：18 岁轻体力活动男子。

卫生部于 2004 年 10 月 12 日发布了本次调查情况的报告《中国居民营养与健康现状》，这为中国政府及相关部门更好的对国民的营养状况进行监测，建立营养状况预警系统，制定相关法规、政策具有深远的意义。

二、营养政策

任何一个国家，需要使自己的民族、国民的食物及构成在现有经济发展水平基础上，科学地按营养学的要求逐步提高，以达到改善国民食物构成、提高营养水平、增强身体素质及智力水平的目的。这就要求国家在各方面依据一定的原则，制定营养计划，明确工作重点，采取必要的法律程序和相应措施，解决所面临的营养问题，这些都属于营养计划或营养政策及协调的范畴。

营养政策与其他国家政策一样，可分为微观与宏观两方面：宏观营养政策是从整体角度作出的指导性、原则性的规定，目的是要达到国家在提高国民营养水平所制定的战略性目标，解决重大营养问题；微观营养政策是为落实宏观政策而研制的一些操作性强的具体措施与办法，达到实现宏观营养战略目标。

当今世界，无论是发达国家还是发展中国家都非常重视制定营养政策和营养改善计划，视为国家经济发展的重要部分。美国自 20 世纪 40 年代开始陆续制定了与营养干预相关的法规，如《国家学校午餐法》、《儿童营养法》、《食品保证法》、《社会安全法》、《老年美国人法》等。日本也从 20 世纪 40 年代末制定了《营养师法》、《营养改善法》、《学校供餐法》，这些法案都根据社会进程的发展及时修订。如今，日本的国民营养状况普遍提高，平均身高和智力明显改善，被西方学者誉为"人类体质发展的奇迹"。印度在宪法上明确规定"国家认为提高人民的营养水平及生活水平、改进公共卫生是其基本责任之一"，此后在每个五年计划中都有针对国民营养状况与改善问题提出的相关政策和计划，时间与实践证明了对国民营养素质提高和国家经济发展具有远见性和长效性。

近几十年来，中国政府积极与国际接轨，根据具体国情分别发布了《1990中国总膳食研究综合报告》、《营养调查报告》、《90年代中国食物结构改革与发展纲要》、《中国营养改善行动计划》、《中国居民膳食指南》、《中国居民膳食宝塔》、《中国居民膳食营养素参考摄入量》、《特殊人群的膳食指南》等纲领性文件和报告，目标很明确，为全面提高国民营养与健康水平、智力与体质素质，实现民族的强大与复兴。

1.《中国营养改善行动计划》

1997年中国颁布的《中国营养改善行动计划》总目标：通过保障食物供给，落实适宜的干预措施，减少饥饿和食物供给，落实适宜的干预措施，减少饥饿和食物供给不足，落实适宜的干预措施，降低热能-蛋白质营养不良的发生率，预防、控制和消除微量营养素缺乏症；通过正确引导食物消费，优化膳食模式，促进健康的生活方式，全面改善居民的营养状况，预防与营养有关的慢性病。

将提高居民的营养水平作为国家长期发展战略的一部分，各级人民政府要在财力、技术和物质方面给予必要的支持，为实现国家目标打好基础。动员社会各方面力量支持营养改善工作，积极争取国际援助，加强国际技术合作与交流，力求实现：减少贫困和消除致贫原因；增加食物的供应量及实现消费量，特别是婴幼儿食品消费量；提高医疗保健服务质量；增加生产能力和促进经济增长。

进一步加强促进农业发展的政策，以科学引导生产，因地制宜，不断扩大农作物品种，提高产量和质量。在保证市场需求的同时，实施相应的食物生产结构调整政策，大力发展草食家禽，加快发展禽、蛋、奶、牛羊肉的生产、加工，继续提高水产养殖和淡水产品比重，积极而有计划地开发食物新资源。加强营养科研事业的建设，特别是营养基础科学研究的建设，重点扶持一批营养和食品工业与流通研究所，增强其开展基础研究和开发新产品、新技术、新工艺的能力，大力推广研究成果和促进技术转让。

加速培训营养人才，在办好正规的高等和中等医学院校有关营养类专业教育的同时，通过各种形式发展营养学教育，逐步在农业、轻工、商业、粮食等院校开设有关营养科学课。加强培训在职营养专业人员，制定培训计划和作出相应的规定，使营养人才得到合理的使用。有计划地对从事农业、商业、粮食、轻工、计划等部门的有关人员进行营养知识培训。将营养知识纳入中小学的教育内容。教学计划要安排一定课时的营养知识教育，使学生懂得平衡膳食的原则，培养良好的饮食习惯，提高自我保健能力。将营养工作内容纳入到初级卫生保健服务中，提高初级卫生保健人员的营养知识水平，并通过他们指导居民因地制宜、合理利用当地食物资源改善营养状况。利用各种宣传媒介，广泛开展群众性的营养宣传教育活动，推荐合理的膳食模式和健康的生活方式，纠正不良饮食习惯。

2.《中国食物与营养发展纲要（2001—2010年)》

2001年由农业部、卫生部、科技部、国家计委、国家经贸委、教育部、财政部和国家食物与营养咨询委员会共同编写的《中国食物与营养发展纲要（2001—2010年)》（以下简称《纲要》）提出：今后10年我国食物与营养发展的指导思想是，为了提高中华民族素质，实现中华民族伟大复兴，动员和号召全社会力量，加快我国食物与营养发展。围绕食物发展的重点领域、重点地区、重点人群，分类指导，全面推进，以此引导和促进食物与营养协调发展，使我国食物与营养整体水平有较大提高。

《纲要》提出，要坚持食物生产与消费协调发展、食物资源利用与保护相结合、食物质量与安全卫生管理相结合、优化结构与预防疾病相结合、继承与创新相结合的原则，走有中国特色的食物与营养发展道路。

根据人民生活进入小康、正在向富裕迈进的新形势，《纲要》提出了居民营养水平、食物消费水平、食物供给水平和降低营养不良性疾病等4类指标，并对全国居民、城乡居民分别提出相应要求，以便实行分类指导。

《纲要》提出后，国家食物与营养咨询委员会又进一步提出了食物消费阶段性目标及质量要求。目标显示，豆类、奶类、蔬菜、水果等的人均消费量将逐步上升，谷物稳定下降，肉、蛋、油、水产品等基本持平。

到2010年：居民人均年消费谷物152公斤、豆类13公斤、食用植物油10公斤、蔬菜149公斤、水果40公斤、肉类29公斤、奶类18公斤、蛋类15公斤、水产品17公斤。这一时期食物质量要求是，大部分食物质量达到国家强制标准，优质食物供给大幅度增加，食物结构供需不平衡的矛盾得到一定程度缓解，有效控制各种食物资源的破坏和环境污染，基本扭转食物资源和生态环境恶化势头，巩固和促进食物资源的良性循环，可持续发展能力加强。

到2020年：居民人均年消费谷物147公斤、豆类15公斤、食用植物油10公斤、蔬菜157公斤、水果48公斤、肉类28公斤、奶类28公斤、蛋类17公斤、水产品19公斤。这一时期食物质量要求是，所有食物质量达到国家强制标准，大部分加工食品达到行业标准。继续增加优质食物供给比重，食物结构性供需不平衡的矛盾得到基本解决。食物生产的环境条件基本得到改善，外部环境条件基本不对食物构成污染，可持续发展能力进一步加强。

到2030年：居民人均年消费谷物146公斤、豆类20公斤、食用植物油10公斤、蔬菜162公斤、水果53公斤、肉类28公斤、奶类41公斤、蛋类17公斤、水产品19公斤。这一时期，我国食物资源要得到有效保护，生态环境得到全面治理，食物资源开发利用方式和手段实现高效化、优质化和清洁化，食物生产要素结构与配置合理优化，食物质量安全能够保证居民健康生活需求。

3. "大豆行动计划"

国家"大豆行动计划"是 1995 年国家食物与营养咨询委员会的 22 位专家提出的，针对我国居民普遍存在的蛋白质、尤其是优质蛋白质摄入量不足的情况，结合我国以植物性食物为主的膳食结构的国情，提出应充分利用在改善居民蛋白质营养中发挥重要作用的大豆优质蛋白，实行植物蛋白质与动物蛋白质并重、充分开发利用我国大豆蛋白质资源的战略。

通过在全国 12 个县（市）的试点工作，国家食物与营养咨询委员会组织多部门多学科专家对试点县（市）提供咨询和帮助。1998 年又吸收了一部分大豆

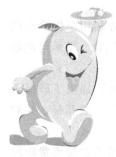

图 8-1 "大豆行动计划"产品证明商标

食品企业参加，探索市场经济条件下实行生产、加工、销售相结合的产业化经营发展模式。实施八年来，"大豆行动计划"取得一定的成效，科学地证明了这个项目的实施可以提高人民群众的身体健康水平，受到了广大群众的欢迎，对推动我国主要农作物大豆的生产、食品加工业的发展都有深远的意义。国家"大豆行动计划"近日正式启动了标志商标许可使用工作，这标志着这一工作开始进入标准化和规范化阶段。

国家"大豆行动计划"的产品标志（见图 8-1），是国家"大豆行动计划"产品证明商标和相应的标识性口号、文字，于 2004 年 6 月向国家工商行政管理总局商标局申请注册，用以证明大豆制品或相关产品具有营养、安全、优质的品质。标志可用在大豆类食品或相关产品上。据悉，目前已有 2 家企业的 8 个产品获得使用权。

第二节 膳食营养素参考摄入量 的制定与应用

正常人体需要的各种营养素都需要从饮食中获得，因此科学合理地安排每日膳食以得到数量及质量适宜的营养素对保证人体生长和健康是十分必要的。如果某种营养素长期供给不足或过量就有可能产生相应的营养素缺乏或营养素过剩的危害。因此，为了有效地帮助个体和人群安全地摄入各种营养素，避免有可能产生营养性疾病，世界各国的营养学者根据各国的国情、经济发展与水平及营养科学研究成果，提出了适用于各类人群的膳食营养素参考摄入量。

膳食营养素参考摄入量（dietary reference intakes，DRIs）是在推荐的每日膳食营养供给量（recommended dietary allowance，RDA）基础上发展起来的一组每日平均膳食营养素摄入量的参考值。RDA 的制定目标主要是以预防营养性缺乏症为主，但随着经济发展、营养科学研究进展、食物资源的丰富及膳食模式

改变带来一些与营养失调相关的"富裕型"慢性高发疾病等问题，因而对营养素摄入量标准提出新的要求，膳食营养素参考摄入量的提出与应用正是社会发展的需要。

一 、中国膳食营养素参考摄入量的制定

中国自 1955 年开始采用"每日膳食中营养素供给量（RDA）"来表达建议的营养素摄入水平，作为膳食的质量标准，设计和评价群体膳食的依据，并作为制定食物发展计划和指导食品加工的参考。虽然在此期间曾对一些营养素的推荐量进行过修订、丰富和完善，但直到 1988 年中国营养学会最后一次修订，RDA 的概念和应用都没有发生本质的变化。

随着科学研究和社会经济的发展，国际上自 20 世纪 90 年代初期就逐渐开展了关于 RDA 的性质和适用范围的讨论。英国、欧洲共同体和北欧各国先后使用了一些新的概念或术语。美国和加拿大的营养学界进一步发展了 RDA 的包容范围，增加了可耐受最高摄入量（UL），形成了比较系统的新概念——膳食营养素参考摄入量（Dietary Reference Intakes），简称 DRIs。

中国营养学会及营养学工作者缜密研究了这一领域的新进展，同时结合中国的国情，认为制定中国居民 DRIs 的时机已经成熟，决定引入 DRIs 新概念，所成立的"制定中国居民 DRIs 专家委员会"（简称"DRIs 委员会"）设有能量及宏量营养素工作组、常量元素工作组、微量元素工作组、维生素工作组、其他膳食成分工作组，分别负责 5 个部分的营养素或膳食成分的研究工作，于 2000 年 4 月完成了"中国居民膳食营养素参考摄入量（Chinese DRIs）"制定。

二、膳食营养素参考摄入量的基本概念

膳食营养素参考摄入量（DRIs）是在 RDA 基础上发展起来的一组每日平均膳食营养素摄入量的参考值，包括 4 个营养水平指标：平均需要量（EAR）、推荐摄入量（RNI）、适宜摄入量（AI）和可耐受最高摄入量（UL）。

1. 平均需要量（EAR，Estimated Average Requirement）

EAR 是根据个体需要量的研究资料制定的；是根据某些指标判断可以满足某一特定性别、年龄及生理状况群体中 50％个体需要量的摄入水平。这一摄入水平不能满足群体中另外 50％个体对该营养素的需要。EAR 是制定 RNI 的基础。

2. 推荐摄入量（RNI，Recommended Nutrient Intake）

RNI 相当于传统使用的 RDA，是可以满足某一特定性别、年龄及生理状况群体中绝大多数（97％～98％）个体需要量的摄入水平。长期摄入 RNI 水平，可以满足身体对该营养素的需要，保持健康和维持组织中有适当的储备。RNI

的主要用途是作为个体每日摄入该营养素的目标值。RNI 是以 EAR 为基础制定的。如果已知 EAR 的标准差，则 RNI 定为 EAR 加两个标准差（SD），即 RNI＝EAR＋2SD。如果关于需要量变异的资料不够充分，不能计算 SD 时，一般设 EAR 的变异系数为 10%，这样 RNI ＝ 1.2×EAR。

3. 适宜摄入量（AI，Adequate Intakes）

在个体需要量的研究资料不足而不能计算 EAR，因而不能求得 RNI 时，可设定适宜摄入量（AI）来代替 RNI。AI 是通过观察或实验获得的健康人群某种营养素的摄入量。例如，纯母乳喂养的足月产健康婴儿，从出生到 4~6 个月，他们的营养素全部来自母乳。母乳中供给的营养素量就是他们的 AI 值。AI 的主要用途是作为个体营养素摄入量的目标。

AI 与 RNI 相似之处是二者都用作个体摄入的目标，能满足目标人群中几乎所有个体的需要。AI 和 RNI 的区别在于 AI 的准确性远不如 RNI，可能显著高于 RNI。因此使用 AI 时要比使用 RNI 更加小心。

4. 可耐受最高摄入量（UL，Tolerable Upper Intake Level）

UL 是平均每日可以摄入某营养素的最高量。这个量对一般人群中的几乎所有个体的健康都没有任何副作用和危害。如果某营养素的毒副作用与摄入总量有关，则该营养素的 UL 是依据食物、饮水及补充剂提供的总量而定；如毒副作用仅与强化食物和补充剂有关，则 UL 依据这些来源而制定。

值得注意的是有专家认为能量的需要量与蛋白质等其他营养素不同，没有 EAR 和 RNI 的区别，即能量的 EAR 等于它的 RNI。因而建议使用"平均能量需要量（Estimated Energy Requirement，EER）"来表述能量的参考摄入量，EER 是一个可以维持健康成年人能量平衡的膳食能量摄入水平；对儿童和怀孕、哺乳的妇女，EER 包含了组织增长或分泌乳汁的需要。EER 代表个体需要量变异范围的中点。

三、膳食营养素参考摄入量的应用

对于个体而言，某种营养素的需要量是机体为处于并维持其良好的健康状况，在一定时期必需平均每天吸收该营养素的最低量（也称生理需要量）。由于个体对某种营养素的需要量受到年龄、性别、生理特点、劳动状况等诸多因素影响，即便是同一个体特征也会由于生理的差异而导致对食物和营养素的需要量存在显著的生物学差异。所以无法提出一个适用于人群中所有个体的营养素需要量。制定 DRIs 的目的正是为了对个体或人群在营养素参考摄入量方面有针对性地指导，同时考虑个体与人群关系提出平均需要量（EAR）、推荐摄入量（RNI）、适宜摄入量（AI）和可耐受最高摄入量（UL），以防止人群由于长期营养素不足或过量带来的可能性危险，见图 8-2。

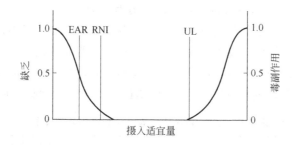

图 8-2　营养素不足或过量的危险性图解

与 RDA 相比较，DRIs 包含多项内容，可以针对个体和群体不同的应用目的提供更适宜的营养素摄入参考数据。DRIs 主要是应用于健康人及人群的膳食营养标准，见表 8-3，而不是应用于患有急性或慢性病的人的营养治疗标准和患过营养缺乏病的人的营养补充标准。

表 8-3　DRIs 在健康个体及人群中的应用

用途	针对个体	针对群体
计划	RNI：摄入的目标； AI：作为限制过多摄入的标准，长期摄入超过此限可能产生不利影响	EAR：结合摄入量变异值应用，确定一个特定人群的平均摄入量
评价[①]	EAR：用于检查摄入不足的可能性； UL：用于检查过量摄入的可能性（评估真实情况需要临床、生化和/或人体测量资料）	EAR：用于评估一个群体中摄入不足的发生率

①需要统计学上可靠的日常摄入量估算值。

膳食营养素参考摄入量（DRIs）应用的两大范畴包括评价膳食质量和计划合理膳食。

1. 膳食营养素参考摄入量在膳食质量评价方面的应用

膳食营养素参考摄入量（DRIs）包含多项参考值（EAR、RNI、AI、UL），需要根据使用的目的正确选择适宜的指标评价膳食质量，见表 8-4。

表 8-4　应用 DRIs 对个体和群体膳食质量评价

用于个体膳食质量评价	用于群体膳食质量评价
EAR：用以检查日常摄入量不足的概率； RNI：日常摄入量达到或超过此水平则摄入不足的概率很低； AI：日常摄入量达到或超过此水平则摄入不足的概率很低； UL：日常摄入量超过此水平可能面临健康风险	EAR：用以估测群体中摄入不足个体所占的比例； RNI：不用于评价群体的摄入量； AI：平均摄入量达到或超过此水平表明该人群摄入不足的概率很低； UL：用以估测人群中面临过量摄入健康风险的人所占的比例

2. 膳食营养素参考摄入量在计划膳食方面的应用

进行计划膳食的工作目的是为了让人群获得营养充足而又不过量的饮食。计划膳食可分为多个层面，既可以是个体计划食物采购和餐饮的安排或一个群体计划食物购买和食谱安排；也可以是更大规模的计划，如一个政府部门制定地区性营养改善计划或食物援助项目等。应用 DRIs 为健康人计划膳食见表 8-5。

表 8-5　应用 DRIs 为健康个体和群体计划膳食

为健康个体计划	为健康群体计划
EAR：不应作为计划个体的摄入量的目标； RNI：计划达到这一摄入水平，日常摄入量达到或超过此水平则摄入不足的概率很低； AI：计划达到这一摄入水平，日常摄入量达到或超过此水平则摄入不足的概率很低； UL：计划日常摄入量低于此水平以避免摄入过量可能造成的危害	EAR：作为摄入不足的切点，计划群体膳食，使摄入不足者占的比例数很低； RNI：不应当用来计划群体摄入量； AI：用以计划平均摄入量水平，平均摄入量达到或超过此水平则摄入不足者的比例很低； UL：用作计划指标，使人群中有摄入过量风险的比例很小

应用膳食营养素参考摄入量（DRIs）为个体计划膳食时先设定适宜的营养素摄入目标，再围绕《中国居民膳食指南》和《平衡膳食宝塔》制定食物消费计划。也可根据当地的食物营养成分来验证计划的膳食能否提供充足的营养素。在特定的情况下，也可用强化食品或一些营养素补充剂来保证特定营养素的供给。

应用膳食营养素参考摄入量（DRIs）为群体计划膳食需要分多步骤进行，涉及到确定营养目标、实施计划达到目标、评估目标达到情况等多项工作。群体又分为均匀性群体和不均匀性群体。

在对个体或不同生理条件、不同年龄、不同工作强度等人群的膳食质量评价和计划合理膳食时，应参考和依据《中国居民膳食营养素参考摄入量》的具体数据和要求进行。详见附表1～附表7。

第三节　食品强化

一、食品强化

食品的主要作用是为人体提供营养素以满足人体的生理、生活、健康和工作的营养需要，但针对人体需要、不同人群的生理状态、工作性质而言，天然的食物会存在某种因营养素不完全或某种营养素数量不足、比例不适等遗憾。于是在20世纪30年代美国的营养学家提出了食品强化的概念并首先应用于牛奶和人造奶油强化维生素 A 和维生素 D。而后，随营养科学和食品科学发展，依据营养与疾病调查，有针对性地对多种食品进行特殊营养素的强化，并制定了相关的法律法规。美国 FDA 规定大米、面粉、玉米粉、面包、通心粉必须进行营养素强化。日本的营养改善法规定普通人群常食用的大米、面粉、玉米粉、面包、面条、麦片、大酱、鱼肉制品等要进行营养强化，特殊人群的食品如调制奶粉、低钠食品、低热食品等也需强化。中国最初食品强化主要针对碘缺乏问题进行，在食盐中强化碘，收到很好效果，现在在许多数居民常食用的食品，如米、面、奶粉、特殊用途的食品中也逐步强化重要的营养素。

1. 食品强化的概念

食品强化（food fortification）就是依据人类营养需要，调整（添加）食品中营养素，以增加食品营养价值的一种食品处理工艺。

强化食品是指为在食品中补充某些缺少或特别需要的营养成分而加工的食品。被强化的食品通常称为载体，一般使用人们食用量大、食用普遍而且便于强化剂添加和不易破坏的食品，如粮食、儿童食品、饮料、乳制品、食用油和调味品等。

食品强化剂是指在食品中所补充的营养素，主要是氨基酸、维生素、矿物质及其制品，如赖氨酸、牛磺酸、维生素 A、β-胡萝卜素、维生素 D、维生素 E、维生素 K、维生素 B_1、维生素 B_2、烟酸、维生素 C、维生素 B_{12}、叶酸、生物素、钙、铁、硒、镁、胆碱、左旋肉碱、γ-亚麻油酸、花生四烯酸、DHA、EPA、核苷酸等。

2. 食品强化的意义

食品强化是人类积极干预自身营养需要的一种社会进步，其意义是：①弥补某些食品天然营养成分的缺陷；②补充食品加工损失的营养素；③使某种食品达到营养需要的特定目的，如配方奶粉、宇航食品和病人用要素膳；④特殊人群预防需要。

食品强化的总目的是保证人体在各生长发育阶段、各种工作条件下，获得全面合理的营养素，满足人体需要。

二、食品强化的原则

① 食品强化的目的明确，生产企业必须对拟生产的强化食品的应用目标、强化方法、解决的问题等提出明确科学性论证和科学判断。

② 强化食品要符合营养学原理，明显改善天然食品中某种（类）营养素不足或匮乏而不破坏营养平衡，效应明显，而且有相应的理论和实验依据。

③ 要强调并证明强化食品的食用安全性，特别是强化剂的来源、生产方法、纯度与剂量、稳定性、化学结构和性质等。

④ 强化食品在感官、价格和工艺等商业方向符合食品原有的要求，一般不应明显损坏原食品特有的风味与感官性状。经济上要合理。

⑤ 不得违背中华人民共和国国家卫生标准《食品营养强化剂使用卫生标准》GB 14880—1994 和《食品添加剂使用卫生标准》GB 2760—1996 以及在 1997～2002 年增补的内容中规定了营养强化剂种类、品种、使用范围、最大使用量等。使用营养强化剂必须符合这些标准的要求。如强化剂加入剂量一般以膳食营养素推荐摄入量的 1/3～1/2 为宜，欲强化食品的原有成分中含有某营养素，其含量达到营养强化剂最低标准 1/2 者，不得进行强化。进口食品中的营养强化剂必须符合我国规定的使用标准，不符合标准的，需要报卫生部批准后方可进口。

三、强化食品的种类

强化食品的种类很多，受众面广的有米、面、动物加工的制品、发酵制品、调味品等食品，特殊人群食用的食品如职业病膳食、军粮、儿童食品、特殊工作的人员食品等。

1. 强化主食品

主食强化：主要在营养素损失较多的精白米、精面中强化，如面粉、大米、玉米、面条、面包等，所用的主要强化剂有维生素 B_1、维生素 B_2、烟酸、铁、钙、赖氨酸、蛋氨酸等。

2. 强化副食品

副食强化：如加碘盐，通常在 1kg 食盐中加入碘化钾 0.1～0.2kg，强化酱油，通常强化维生素 B_1、维生素 B_2 和铁。

3. 婴儿强化食品

在牛奶和米粉中强化婴幼儿生长发育所需的必需营养素，如氨基酸、牛磺酸、微量元素、维生素等，产品有母乳化奶粉、强化婴儿米粉、果泥、菜泥等。

四、常用的强化剂

(1) **蛋白质、氨基酸类**　赖氨酸、蛋氨酸、色氨酸、大豆蛋白、乳类蛋白、鱼粉蛋白等。

(2) **无机盐类**　钙、磷、镁、铁、碘、锌、硒、钾、铜等。

(3) **维生素类**　维生素 A、维生素 D、B 族维生素和类维生素物质。

(4) **磷脂类**　植物磷脂、卵磷脂等。

第四节　膳食指南与膳食宝塔

一、膳食指南

膳食指南是针对各国（地区）存在的营养问题而提出的一个通俗易懂、简明扼要的合理膳食基本方针，具有针对性和指导意义。中国的第一个膳食指南是1989 年制定的，随我国经济的快速发展，居民膳食结构与水平、营养与健康方面出现较大变化，中国营养学会及时修订和补充膳食指南的内容，并于 1997 年4 月 10 日由中国营养学会常务理事会通过和公布了新的《中国居民膳食指南》，其宗旨是平衡膳食、合理营养、促进健康。此后又陆续公布了《特定人群膳食指南》，除《中国居民膳食指南》基本原则外，针对婴幼儿、儿童、青少年、孕妇、乳母和老年人的特殊生理时期对营养的特殊要求增加 1～2 点原则，为苯、铅、高温等作业工人制定特殊职业膳食指南。为了进一步指导居民对《指南》的认识和应用，又进一步提出食物定量指导方案，即中国居民平衡膳食宝塔，使居民更直观了解食物的分类和每日食物的科学合理的应用。膳食指南的应用推广有助于人们了解和运用膳食指南指导日常生活，提高自我保护意识和能力，从而促进健康。

（一）中国居民膳食指南（2007 版）

1. 食物多样，谷类为主，粗细搭配

人类的食物是多种多样的。各种食物所含的营养成分不完全相同，每种食物都至少可提供一种营养物质。除母乳对 0～6 月龄婴儿外，任何一种天然食物都不能提供人体所需的全部营养素。平衡膳食必须由多种食物组成，才能满足人体各种营养需求，达到合理营养、促进健康的目的。因而提倡人们广泛食用多种食物。

食物可分为五大类：第一类为谷类及薯类，谷类包括米、面、杂粮，薯类包括马铃薯、甘薯、木薯等。主要提供碳水化合物、蛋白质、膳食纤维及 B 族维生素；第二类为动物性食物，包括肉、禽、鱼、奶、蛋等，主要提供蛋白质、脂肪、矿物质、A、B 族维生素和维生素 D；第三类为豆类和坚果，包括大豆、其他干豆类及花生、核桃、杏仁等坚果类，主要提供蛋白质、脂肪、膳食纤维、矿物质、B 族维生素和维生素 E；第四类为蔬菜、水果和菌藻类，主要提供膳食纤维、矿物质、维生素 C、胡萝卜素、维生素 K 及有益健康的植物化学物质；第五类为纯能量食物，包括动植物油、淀粉、食用糖和酒类，主要提供能量，动植物油还可提供维生素 E 和必需脂肪酸。

谷类食物是中国传统膳食的主体，是人体能量的主要来源，也是最经济的能源食物。随着经济的发展和生活的改善，人们倾向于食用更多的动物性食物和油脂。根据 2002 年营养与健康状况调查的结果，在一些比较富裕的家庭中动物性食物的消费量已超过了谷类的消费量。这类膳食提供的能量和脂肪过高，而膳食纤维过低，对一些慢性病的预防不利。坚持谷类为主，就是为了保持我国膳食的良好传统，避免高能量、高脂肪和低碳水化合物膳食的弊端。人们应保持每天适量的谷类食物摄入，一般成年人每天摄入 250～400g 为宜。另外要注意粗细搭

配，经常吃一些粗粮、杂粮和全谷类食物，每天最好能吃 50～100g。稻米、小麦不要研磨得太精，否则谷类表层所含维生素、矿物质等营养素和膳食纤维大部分会流失到糠麸中。

2. 多吃蔬菜、水果和薯类

新鲜蔬菜、水果是人类平衡膳食的重要组成部分，也是我国传统膳食的重要特点之一。蔬菜水果是维生素、矿物质、膳食纤维和植物化学物质的重要来源，水分多、能量低。薯类含有丰富的淀粉、膳食纤维以及多种维生素和矿物质。富含蔬菜、水果和薯类的膳食对保持身体健康，保持肠道正常功能，提高免疫力，降低患肥胖、糖尿病、高血压等慢性疾病的风险具有重要作用，所以近年来各国膳食指南都强调增加蔬菜和水果的摄入种类和数量。推荐我国成年人每天吃蔬菜 300～500g，最好深色蔬菜约占一半，水果 200～400g，并注意增加薯类的摄入。

3. 每天吃奶类、大豆或其制品

奶类营养成分齐全，组成比例适宜，容易消化吸收。奶类除含丰富的优质蛋白质和维生素外，含钙量较高，且利用率也很高，是膳食钙质的极好来源。大量的研究表明，儿童青少年饮奶有利于其生长发育，增加骨密度，从而推迟其成年后发生骨质疏松的年龄；中老年人饮奶可以减少其骨质丢失，有利于骨健康。2002 年营养与健康状况调查结果显示：我国城乡居民钙摄入量仅为 389mg/标准人日，不足推荐摄入量的一半；奶类制品摄入量为 27g/标准人日，仅为发达国家的 5％左右。因此，应大大提高奶类的摄入量。建议每人每天饮奶 300g 或相当量的奶制品，对于饮奶量更多或有高血脂和超重肥胖倾向者应选择减脂、低脂、脱脂奶及其制品。

大豆含丰富的优质蛋白质、必需脂肪酸、B 族维生素、维生素 E 和膳食纤维等营养素，且含有磷脂、低聚糖，以及异黄酮、植物固醇等多种植物化学物质。大豆是重要的优质蛋白质来源。为提高农村居民的蛋白质摄入量及防止城市居民过多消费肉类带来的不利影响，应适当多吃大豆及其制品。建议每人每天摄入 30～50g 大豆或相当量的豆制品。

4. 常吃适量的鱼、禽、蛋和瘦肉

鱼、禽、蛋和瘦肉均属于动物性食物，是人类优质蛋白、脂类、脂溶性维生素、B 族维生素和矿物质的良好来源，是平衡膳食的重要组成部分。动物性食物中蛋白质不仅含量高，而且氨基酸组成更适合人体需要，尤其富含赖氨酸和蛋氨酸，如与谷类或豆类食物搭配食用，可明显发挥蛋白质互补作用。但动物性食物一般都含有一定量的饱和脂肪和胆固醇，摄入过多可能增加患心血管病的危险性。

鱼类脂肪含量一般较低，且含有较多的多不饱和脂肪酸，有些海产鱼类富含二十碳五烯酸（EPA）和二十二碳六烯酸（DHA），对预防血脂异常和心脑血管病等有一定作用。禽类脂肪含量也较低，且不饱和脂肪酸含量较高，其脂肪酸组成也优于畜类脂肪。蛋类富含优质蛋白质，各种营养成分比较齐全，是很经济的优质蛋白质来源。畜肉类一般含脂肪较多，能量高，但瘦肉脂肪含量较低，铁含量高且利用率好。肥肉和荤油为高能量和高脂肪食物，摄入过多往往会引起肥胖，并且是某些慢性病的危险因素，应当少吃。

目前我国部分城市居民食用动物性食物较多，尤其是食猪肉的人过多，应调整肉食结构，适当多吃鱼、禽肉，减少猪肉摄入。相当一部分城市和多数农村居民平均吃动物性食物的量还不够，应适当增加。推荐成人每日摄入量：鱼虾类50～100g，畜禽肉类50～75g，蛋类25～50g。

5. 减少烹调油用量，吃清淡少盐膳食

脂肪是人体能量的重要来源之一，并可提供必需脂肪酸，有利于脂溶性维生素的消化吸收，但是脂肪摄入过多是引起肥胖、高血脂、动脉粥样硬化等多种慢性疾病的危险因素之一，膳食盐的摄入量过高与高血压的患病率密切相关。2002年营养与健康状况调查结果显示，我国城乡居民平均每天摄入烹调油42g，已远高于1997年《膳食指南》的推荐量25g。每天食盐平均摄入量为12g，是世界卫生组织建议值的2.4倍。同时相关慢性疾病患病率迅速增加。与1992年相比，成年人超重上升了39%，肥胖上升了97%，高血压患病率增加了31%。食用油和食盐摄入过多是我国城乡居民共同存在的营养问题。为此，建议我国居民应养成吃清淡少盐膳食的习惯，即膳食不要太油腻，不要太咸，不要摄食过多的动物性食物和油炸、烟熏、腌制食物。建议每人每天烹调油用量不超过25g或30g；食盐摄入量不超过6g，包括酱油、酱菜、酱中的食盐量。

6. 食不过量，天天运动，保持健康体重

进食量和运动是保持健康体重的两个主要因素，食物提供人体能量，运动消耗能量。如果进食量过大而运动量不足，多余的能量就会在体内以脂肪的形式积存下来，增加体重，造成超重或肥胖；相反若食量不足，可由于能量不足引起体重过低或消瘦。体重过高和过低都是不健康的表现，易患多种疾病，缩短寿命。所以，应保持进食量和运动量的平衡，使摄入的各种食物所提供的能量能满足机体需要，而又不造成体内能量过剩，使体重维持在适宜范围。成人的健康体重是指体质指数（BMI）为 $18.5～24.9kg/m^2$ 之间。

正常生理状态下，食欲可以有效控制进食量，不过饱就可保持健康体重。一些人食欲调节不敏感，满足食欲的进食量常常超过实际需要，过多的能量摄入导致体重增加，食不过量对他们意味着少吃几口，不要每顿饭都吃到十成饱。

由于生活方式的改变，身体活动减少、进食量相对增加，我国超重和肥胖的发生率正在逐年增加，这是心血管疾病、糖尿病和某些肿瘤发病率增加的主要原因之一。运动不仅有助于保持健康体重，还能够降低患高血压、中风、冠心病、

2 型糖尿病、结肠癌、乳腺癌和骨质疏松等慢性疾病的风险，同时还有助于调节心理平衡，有效消除压力，缓解抑郁和焦虑症状，改善睡眠。目前我国大多数成年人体力活动不足或缺乏体育锻炼，应改变久坐少动的不良生活方式，养成天天运动的习惯，坚持每天多做一些消耗能量的活动。建议成年人每天进行累计相当于步行 6000 步以上的身体活动，如果身体条件允许，最好进行 30 分钟中等强度的运动。

提示：WHO1997 年建议 $18.5\sim24.9kg/m^2$ 为成人正常 BMI 范围，小于 $18.5kg/m^2$ 为消瘦，大于 $25kg/m^2$ 为超重，大于 $30kg/m^2$ 为肥胖。

7. 三餐分配要合理，零食要适当

合理安排一日三餐的时间及食量，进餐定时定量。早餐提供的能量应占全天总能量的 25%～30%，午餐应占 30%～40%，晚餐应占 30%～40%，可根据职业、劳动强度和生活习惯进行适当调整。一般情况下，早餐安排在 6：30～8：30，午餐在 11：30～13：30，晚餐在 18：00～20：00 进行为宜。要天天吃早餐并保证其营养充足，午餐要吃好，晚餐要适量。不暴饮暴食，不经常在外就餐，尽可能与家人共同进餐，并营造轻松愉快的就餐氛围。零食作为一日三餐之外的营养补充，可以合理选用，但来自零食的能量应计入全天能量摄入之中。

8. 每天足量饮水，合理选择饮料

水是膳食的重要组成部分，是一切生命必需的物质，在生命活动中发挥着重要功能。体内水的来源有饮水、食物中含的水和体内代谢产生的水。水的排出主要通过肾脏，以尿液的形式排出，其次是经肺呼出、经皮肤和随粪便排出。进入体内的水和排出来的水基本相等，处于动态平衡。水的需要量主要受年龄、环境温度、身体活动等因素的影响。一般来说，健康成人每天需要水 2500mL 左右。在温和气候条件下生活的轻体力活动的成年人每日最少饮水 1200mL（约 6 杯）。在高温或强体力劳动的条件下，应适当增加。饮水不足或过多都会对人体健康带来危害。饮水应少量多次，要主动，不要感到口渴时再喝水。饮水最好选择白开水。

饮料多种多样，需要合理选择，如乳饮料和纯果汁饮料含有一定量的营养素和有益膳食成分，适量饮用可以作为膳食的补充。有些饮料添加了一定的矿物质和维生素，适合热天户外活动和运动后饮用。有些饮料只含糖和香精香料，营养价值不高。多数饮料都含有一定量的糖，大量饮用特别是含糖量高的饮料，会在不经意间摄入过多能量，造成体内能量过剩。另外，饮后如不及时漱口刷牙，残留在口腔内的糖会在细菌作用下产生酸性物质，损害牙齿健康。有些人尤其是儿童青少年，每天喝大量含糖的饮料代替喝水，是一种不健康的习惯，应当改正。

9. 如饮酒应限量

在节假日、喜庆和交际的场合，人们饮酒是一种习俗。高度酒含能量高，白酒基本上是纯能量食物，不含其他营养素。无节制的饮酒，会使食欲下降，食物摄入量减少，以致发生多种营养素缺乏、急慢性酒精中毒、酒精性脂肪肝，严重时还会造成酒精性肝硬化。过量饮酒还会增加患高血压、中风等疾病的危险；并可导致事故及暴力的增加，对个人健康和社会安定都是有害的，应该严禁酗酒。另外饮酒还会增加患某些癌症的危险。若饮酒尽可能饮用低度酒，并控制在适当的限量以下，建议成年男性一天饮用酒的酒精量不超过 25g，成年女性一天饮用酒的酒精量不超过 15g。孕妇和儿童青少年应忌酒。

10. 吃新鲜卫生的食物

一个健康人一生需要从自然界摄取大约 60 吨食物、水和饮料。人体一方面从这些饮食中吸收利用本身必需的各种营养素，以满足生长发育和生理功能的需要；另一方面又必须防止其中的有害因素诱发食源性疾病。

食物放置时间过长就会引起变质，可能产生对人体有毒有害的物质。另外，食物中还可能含有或混入各种有害因素，如致病微生物、寄生虫和有毒化学物等。吃新鲜卫生的食物是防止食源性疾病、实现食品安全的根本措施。

正确采购食物是保证食物新鲜卫生的第一关。一般来说，正规的商场和超市、有名的食品企业比较注重产品的质量，也更多地接受政府和消费者的监督，在食品卫生方面具有较大的安全性。购买预包装食品还应当留心查看包装标识，特别应关注生产日期、保质期和生产单位；也要注意食品颜色是否正常，有无酸臭异味，形态是否异常，以便判断食物是否发生了腐败变质。烟熏食品及有些加色食品，可能含有苯并芘或亚硝酸盐等有害成分，不宜多吃。

食物合理储藏可以保持新鲜，避免污染。高温加热能杀灭食物中大部分微生物，延长保存时间；冷藏温度常为 4～8℃，一般不能杀灭微生物，只适于短期储藏；而冻藏温度低达 -12～-23℃，可抑止微生物生长，保持食物新鲜，适于长期储藏。

烹调加工过程是保证食物卫生安全的一个重要环节。需要注意保持良好的个人卫生以及食物加工环境和用具的洁净，避免食物烹调时的交叉污染。对动物性食物应当注意加热熟透，腌、炸、烧烤等烹调方式如使用不当容易产生有害物质，应尽量少用，食物腌制要注意加足食盐，避免高温环境。

有一些动物或植物性食物含有天然毒素，例如河豚、毒蕈、含氰苷类的苦味果仁和木薯、未成熟或发芽的马铃薯、鲜黄花菜和四季豆等。为了避免误食中毒，一方面需要学会鉴别这些食物，另一方面应了解对不同食物进行浸泡、清洗、加热等去除毒素的具体方法。

（二）特殊人群膳食指南

1. 婴儿的膳食指南

• 鼓励母乳喂养

●母乳喂养 4 个月后逐步添加辅助食品

婴儿是指从出生至一周岁的孩子，这段时期是生长发育最快的一年，一年内体重的增加为出生时的两倍，因此需要在营养上满足其快速生长发育的需求。母乳是婴儿惟一理想的均衡食物，而且独具免疫物质，有利于婴儿的正常生长发育。母乳喂养也有利于母子双方的亲近和身心健康。提倡、保护和支持母乳喂养是全社会的责任。希望 80％以上的婴儿获得母乳喂养至少在 4 个月以上，最好维持一年。

对于患先天性疾病，或母亲因病不能授乳的情况下，应为婴儿选择合适的、各种营养素齐全的、经卫生部门许可出售的配方奶制品或其他同类制品，并根据产品使用说明喂养。

早在孕期就应做好哺乳的准备，做好乳房的保健，注意营养，保证乳房的正常发育。产后应尽早开奶，母婴同室，坚持喂哺。母乳一般可满足婴儿出生后 4～6 个月的营养需求，但为确保婴儿发育的需要与预防佝偻病的发生，应在出生一个月后，在哺乳的同时，补充安全量的维生素 A 及维生素 D（或鱼肝油），但应避免过多。

在母乳喂哺 4～6 个月至一岁断奶之间，是一个长达 6～8 个月的断奶过渡期。此时应在坚持母乳喂哺的条件下，有步骤地补充为婴儿所接受的辅助食品，以满足其发育需求，保证婴儿的营养，顺利地进入幼儿阶段。过早或过迟补充辅助食品都会影响婴儿发育，但任何辅助食品均应在优先充分喂哺母乳的前提下供给。

补充断奶过渡食物，应该由少量开始到适量，还应由一种到多种试用，密切注意婴儿食后的反应，并注意食物与食具的清洁卫生。在通常的情况下，婴儿有可能对一些食物产生过敏反应或不耐受反应，例如皮疹、腹泻等。因此每开始供给孩子一种食物，都应从很少量开始，观察 3 天以上，然后才增加分量，或试用另一种食物。辅助食物往往从谷类，尤以大米、面粉的糊或汤开始，以后逐步添加菜泥、果泥、奶及奶制品、蛋黄、肝末及极碎的肉泥等。这些食物应该加入适量的食用油，但不必加入食盐。

2. 幼儿与学龄前儿童的膳食指南

●每日饮奶

●养成不挑食、不偏食的良好饮食习惯

1～2 岁的幼儿需要特别呵护。孩子的身体发育迅速，需要吸取许多营养物质，但是他们的胃肠还不够成熟，消化力也不强，例如胃的容量只有 250mL 左右，牙齿也正在长，咀嚼能力有限，故应增加餐次，供给富有营养的食物，食物的加工要细又不占太多空间。每日供给奶或相应的奶制品不少于 350mL，也注意供给蛋和蛋制品、半肥瘦的禽畜肉、肝类、加工好的豆类以及切细的蔬菜类。

有条件的地方，每周给孩子吃一些动物血和海产品类食物。要引导和教育孩子自己进食，每日4～5餐，进餐应该有规律。吃饭时应培养孩子集中精神进食，暂停其他活动。应让孩子每日有一定的户外活动。

3～5岁的孩子有的进入幼儿园，他们活动能力也要大一些，除了以上照料幼儿的原则外，食物的分量要增加，并且逐步让孩子进食一些粗粮类食物，引导孩子有良好而又卫生的饮食习惯。一部分餐次可以零食的方式提供，例如在午睡后，可以食用小量有营养的食物或汤水。

应该定时测量孩子的身高和体重，并做记录，以了解孩子发育的进度，并注意孩子的血色素是否正常。应该避免在幼年出现过胖，如果有这种倾向，可能是因为偏食含脂肪过多的食物，或是运动过少，应在指导下做适当的调整，着重在改变不合适的饮食行为。

成人食物和儿童食物是有区别的，例如酒类绝不是孩子的食物，成人认为可用的"补品"，也不宜列入孩子的食谱。平衡膳食就是对孩子有益的滋补食物。

在有条件的地方，可以让孩子和小朋友共同进食，以相互促进食欲。

3. 学龄儿童的膳食指南

- 保证吃好早餐
- 少吃零食，饮用清淡饮料，控制食糖摄入
- 重视户外活动

学龄儿童指的是6～12岁进入小学阶段的孩子。他们独立活动的能力逐步加强，而且可以接受成人的大部分饮食。这一部分孩子，在饮食上，往往被家长误看作大人，其实他们仍应得到多方面的关心和呵护。

一般情况下，孩子应合理食用各种食物，取得平衡膳食，男孩子的食量不低于父亲，女孩子不低于母亲。应该让孩子吃饱和吃好每天的三顿饭，尤应把早餐吃好，食量宜相当于全日量的三分之一。孩子每年的体重约增加2～2.5kg，身高每年可增加4～7.5cm。身高在这一阶段的后期增长快些，故往往直觉地认为他们的身体是瘦长型的。少数孩子饮食量大而运动量少，故应调节饮食和重视户外活动以避免发胖。

《中国居民膳食指南》中，除了不应该饮用酒精饮料外，其余原则也适用于这些孩子。要引导孩子吃粗细搭配的多种食物，但富含蛋白质的食物如鱼、禽、蛋、肉应该丰富些，奶类及豆类应该充足些，并应避免偏食、挑食等不良习惯。

应该引导孩子饮用清淡而充足的饮料，控制含糖饮料和糖果的摄入，养成少吃零食的习惯。吃过多的糖果和甜食易引起龋齿，应注意防止并重视口腔卫生和牙齿的保健。

4. 青少年的膳食指南

- 多吃谷类，供给充足的能量

- 保证鱼、肉、蛋、奶、豆类和蔬菜的摄入

- 参加体力活动，避免盲目节食

12 岁是青春期开始，随之出现第二个生长高峰，身高每年可增加 5～7cm，个别的可达 10～12cm；体重年增长 4～5kg，个别可达 8～10kg。此时不但生长快，而且第二性征逐步出现，加之活动量大，学习负担重，其对能量和营养素的需求都超过成年人。

谷类是我国膳食中主要的能量和蛋白质的来源，青少年能量需要量大，每日约需 400～500g，可因活动量的大小而有所不同。蛋白质是组成器官增长及调节生长发育和性成熟的各种激素的原料。蛋白质摄入不足会影响青少年的生长发育。青少年每日摄入的蛋白质应有一半为优质蛋白质，为此膳食中应含有充足的动物性和大豆类食物。

钙是建造骨骼的重要成分，青少年正值生长旺盛时期，骨骼发育迅速，需要摄入充足的钙。据 1992 年全国营养调查资料表明，我国中小学生钙的摄入量普遍不足，还不到推荐供给量的一半，为此青少年应每日摄入一定量奶类和豆类食品，以补充钙的不足。中小学生中缺铁性贫血也较普遍，有些青少年的膳食应增加维生素 C 的摄入以促进铁的吸收。青春发育期的女孩应时常吃些海产品以增加碘的摄入。

近年来，我国有些城市小学生肥胖发生率逐年增长，已达 5％～10％。其主要原因是摄入的能量超过消耗，多余的能量在体内转变成脂肪而导致肥胖。青少年尤其是女孩往往为了减肥而盲目节食，引起体内新陈代谢紊乱，抵抗力下降，严重者可出现低血钾、低血糖、易患传染病，甚至由于厌食导致死亡。正确的减肥方法是合理的控制饮食，少吃高能量的食物如肥肉、糖果和油炸食品等，同时应增加体力活动，使能量的摄入和消耗达到平衡，以保持适宜的体重。

5. 孕妇的膳食指南

- 自妊娠第 4 个月起，保证充足的能量

- 妊娠后期保持体重的正常增长

- 增加鱼、肉、蛋、奶、海产品的摄入

妊娠是一个复杂的生理过程，孕妇在妊娠期间需进行一系列生理调整，以适应胎儿在体内的生长发育和本身的生理变化。

妊娠分为三期，每三个月为一期。怀孕头三个月为第一期，是胚胎发育的初期，此时孕妇体重增长较慢，故所需营养与非孕时近似。至第二期即第 4 个月起体重增长迅速，母体开始储存脂肪及部分蛋白质，此时胎儿、胎盘、羊水、子宫、乳房、血容量等都迅速增长。第二期增加体重约 4～5kg，第三期约增加

5kg，总体重增加约 12kg。

为此，在怀孕第四个月起必须增加能量和各种营养素，以满足合成代谢的需要。我国推荐膳食营养素供给量中规定孕中期能量每日增加 200kcal❶，蛋白质 4～6 个月时增加 25g，钙增加至 1500mg，铁增加至 28mg，其他营养素如碘、锌、维生素 A、D、E、B_1、B_2、C 等也相应增加。膳食中应增加鱼、肉、蛋等富含优质蛋白质的动物性食物，含钙丰富的奶类食物，含无机盐和维生素丰富的蔬菜、水果等。蔬菜、水果还富含膳食纤维，可促进肠蠕动，防止孕妇便秘。孕妇应以正常妊娠体重增长的规律合理调整膳食，并要做有益的体力活动。孕期营养低下使孕妇机体组织器官增长缓慢，营养物质储存不良，胎儿的生长发育延缓，早产儿发生率增高。但孕妇体重增长过度、营养过剩对母亲和胎儿也不利，一则易出现巨大儿，增加难产的危险性；二则孕妇体内可能有大量水贮留和易发生糖尿病、慢性高血压及妊娠高血压综合症。

6. 乳母的膳食指南

● 保证供给充足的能量

● 增加鱼、肉、蛋、奶、海产品的摄入

乳母每天约分泌 600～800mL 的乳汁来喂养孩子，当营养供应不足时，即会破坏本身的组织来满足婴儿对乳汁的需要，所以为了保护母亲和分泌乳汁的需要，必须供给乳母充足的营养。

乳母在妊娠期所增长的体重中约有 4kg 为脂肪，这些孕期储存的脂肪可在哺乳期被消耗以提供能量。以哺乳期为 6 个月计算，则每日由储存的脂肪提供的能量为 200kcal。我国推荐膳食营养素供给量建议乳母能量每日增加 800kcal，故每日还需从膳食中补充 600kcal。

800mL 的乳汁约含蛋白质 10g，母体膳食蛋白质转变为乳汁蛋白质的有效率为 70%，因此，我国推荐膳食营养素供给量建议乳母膳食蛋白质每日应增加 25g。

人乳的钙含量比较稳定，乳母每日通过乳汁分泌的钙近 300mg。当膳食摄入钙不足时，为了维持乳汁中钙含量的恒定，就要动员母体骨骼中的钙，所以乳母应增加钙的摄入量。我国推荐膳食营养素供给量建议乳母钙摄入量每日为 1500mg。钙的最好来源为牛奶，乳母每日若能饮用牛奶 500mL，则可从中得到 570mg 钙。

此外，乳母应多吃些动物性食物和大豆制品以供给优质蛋白质，同时应多吃些水产品。海鱼脂肪富含二十二碳六烯酸（DHA），牡蛎富含锌，海带、紫菜富含碘。乳母多吃些海产品对婴儿的生长发育有益。

---

❶ cal，英制单位，热化学卡，1cal＝4.184J。

7. 老年人的膳食指南

● 食物要粗细搭配，易于消化

● 积极参加适度体力活动，保持能量平衡

随着年龄的增长，人体各种器官的生理功能都会有不同程度的减退，尤其是消化和代谢功能，直接影响人体的营养状况，如牙齿脱落、消化液分泌减少、胃肠道蠕动缓慢，使机体对营养成分吸收利用下降。故老年人必须从膳食中获得足够的各种营养素，尤其是微量营养素。

老年人胃肠功能减退，应该选择易消化的食物，以利于吸收利用。但食物不宜过精，应强调粗细搭配。一方面主食中应有粗粮细粮搭配，粗粮如燕麦、玉米所含膳食纤维较大米、小麦为多；另一方面食物加工不宜过精，谷类加工过精会使大量膳食纤维丢失，并将谷粒胚乳中含有的维生素和矿物质丢失。

膳食纤维能增加肠蠕动，起到预防老年性便秘的作用。膳食纤维还能改善肠道菌群，使食物容易被消化吸收。近年的研究还说明膳食纤维尤其是可溶性纤维对血糖、血脂代谢都起着改善作用，这些功能对老年人特别有益。随着年龄的增长，非传染性慢性病如心脑血管疾病、糖尿病、癌症等发病率明显增加，膳食纤维还有利于这些疾病的预防。

胚乳中含有的维生素 E 是抗氧化维生素，在人体抗氧化功能中起着重要的作用。老年人抗氧化能力下降，使非传染性慢性病的危险增加，故从膳食中摄入足够量抗氧化营养素十分必要。另外某些微量元素，如锌、铬对维持正常糖代谢有重要作用。

老年人基础代谢下降，从老年前期开始就容易发生超重或肥胖。肥胖将会增加非传染性慢性病的危险，故老年人要积极参加适宜的体力活动或运动，如走路、太极拳等，以改善其各种生理功能。但因老年人血管弹性减低，血流阻力增加，心脑血管功能减退，故活动不宜过量，否则超过心脑血管承受能力，反使功能受损，增加该类疾病的危险。因此老年人应特别重视合理调整进食量和体力活动的平衡关系，把体重维持在适宜范围内。

二、中国居民平衡膳食宝塔

（一）平衡膳食宝塔说明

平衡膳食宝塔（见图 8-3）共分五层，包括了我们每天应吃的主要食物种类。宝塔各层位置和面积不同，在一定程度反映出各类食物在膳食中的地位和所占的比重。

① 谷类食物位于底层，每人每天应吃 300～500g。

② 蔬菜和水果位于第二层，每天应吃 400～500g 和 100～200g。

③ 鱼、禽、肉、蛋等动物性食物位于第三层，每天应吃125～225g（鱼虾类50～75g，畜、禽肉50～100g，蛋类25～50g）。

④ 奶类和豆类食物合占第四层，每天应吃奶类及奶制品300g，大豆类及坚果30～50g。

⑤ 第五层塔尖是油脂类，每天不超过25～30g。

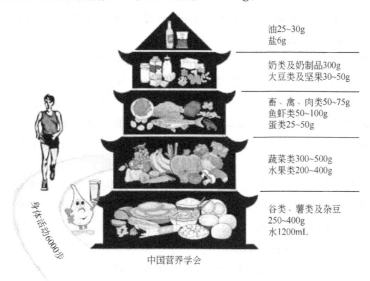

油25~30g
盐6g

奶类及奶制品300g
大豆类及坚果30~50g

畜、禽、肉类50~75g
鱼虾类50~100g
蛋类25~50g

蔬菜类300~500g
水果类200~400g

谷类、薯类及杂豆
250~400g
水1200mL

身体活动6000步

中国营养学会

图 8-3 中国居民平衡膳食宝塔

宝塔没有建议食糖的摄入量。因为我国居民现在平均食糖量还不多，少吃些或适当多吃些可能对健康的影响不明显。但多吃糖有增加龋齿的危险，尤其是儿童、青少年不应吃太多的糖和含糖食品。食盐和饮酒的问题在《中国居民膳食指南》中已有说明。宝塔建议的各类食物的摄入量一般是指食物的生重。各类食物的组成是根据全国营养调查中居民膳食的实际情况计算的，所以每一类食物的质量不是指某一种具体食物的质量。

1. 谷类

谷类是面粉、大米、玉米粉、小麦、高粱等的总和。它们是膳食中能量的主要来源，在农村中也往往是膳食中蛋白质的主要来源。多种谷类掺着吃比单吃一种好，特别是以玉米或高粱为主要食物时，应当更重视搭配一些其他的谷类或豆类食物。加工的谷类食品如面包、烙饼、切面等应折合成相当的面粉量来计算。

2. 蔬菜和水果

蔬菜和水果经常放在一起，因为它们有许多共性。但蔬菜和水果终究是两类食物，各有优势，不能完全相互替代。尤其是儿童，不能只吃水果不吃蔬菜。蔬菜、水果的质量按市售鲜重计算。一般说来，红、绿、黄色较深的蔬菜和深黄色水果含营养素比较丰富，所以应多选用深色蔬菜和水果。

3. 鱼、肉、蛋

鱼、肉、蛋划在一类，主要提供动物性蛋白质和一些重要的矿物质和维生素。但它们彼此间也有明显区别。鱼、虾及其他水产品含脂肪很低，可以多吃一些。这类食物的重量是按购买时的鲜重计算。肉类包含畜、禽肉及内脏，重量是按屠宰清洗后的重量来计算。这类食物尤其是猪肉含脂肪较高，所以生活富裕时也不应吃过多肉类。蛋类含胆固醇相当高，一般每天不超过 1 个为好。

4. 奶类和豆类食物

奶类及奶制品当前主要包含鲜牛奶和奶粉。宝塔建议的 100g 按蛋白质和钙的含量来折合约相当于鲜奶 200g 或奶粉 28g。中国居民膳食中普遍缺钙，奶类应是首选补钙食物，很难用其他类食物代替。有些人饮奶后有不同程度的肠胃不适，可以试用酸奶或其他奶制品。豆类及豆制品包括许多品种，宝塔建议的 50g 是个平均值，根据其提供的蛋白质可折合为大豆 40g 或豆腐干 80g 等。

5. 油脂类

包括植物油等，主要提供能量。植物油还可提供维生素 E 和必需脂肪酸。应用平衡膳食宝塔应当把营养与美味结合起来，按照同类互换、多种多样的原则调配一日三餐。同类互换就是以粮换粮、以豆换豆、以肉换肉。例如，大米可与面粉或杂粮互换，馒头可以与相应量的面条、烙饼、面包等互换；大豆可与相当量的豆制品或杂豆类互换；瘦猪肉可与等量的鸡、鸭、牛、羊、兔肉互换；鱼可与虾、蟹等水产品互换；牛奶可与羊奶、酸奶、奶粉或奶酪等互换。

（二）平衡膳食宝塔的应用

1. 确定你自己的食物需要

宝塔建议的每人每日各类食物适宜摄入量范围适用于一般健康成人，应用时要根据个人年龄、性别、身高、体重、劳动强度、季节等情况适当调整。年轻人、劳动强度大的人需要能量高，应适当多吃些主食；年老、活动少的人需要能量少，可少吃些主食。

从事轻体力劳动的成年男子如办公室职员等，可参照中等能量（2400kcal）膳食来安排自己的进食量；从事中等强度体力劳动者如钳工、卡车司机和一般农田劳动者可参照高能量（2800kcal）膳食进行安排；不参加劳动的老年人可参照低能量（1800kcal）膳食来安排。女性一般比男性的食量小，因为女性体重较低及身体构成与男性不同。女性需要的能量往往比从事同等劳动的男性低 200kcal 或更多些。一般说来人们的进食量可自动调节，当一个人的食欲得到满足时，他对能量的需要也就会得到满足。

平衡膳食宝塔建议的各类食物摄入量是一个平均值和比例。每日膳食中应当包含宝塔中的各类食物，各类食物的比例也应基本与膳食宝塔一致。日常生活无需每天都样样照着"宝塔"推荐量吃。例如烧鱼比较麻烦就不一定每天都吃 50g 鱼，可以改成每周吃 2～3 次鱼、每次 150～200g 较为切实可行。重要的是一定要经常遵循宝塔各层各类食物的大体比例。

2. 同类互换、调配丰富多彩的膳食

人们吃多种多样的食物不仅是为了获得均衡的营养，也是为了使饮食更加丰富多彩以满足人们的口味享受。宝塔包含的每一类食物中都有许多的品种，虽然每种食物都与另一种不完全相同，但同一类中各种食物所含营养成分往往大体上近似，在膳食中可以互相替换。

应用平衡膳食宝塔应当把营养与美味结合起来，按照同类互换、多种多样的原则调配一日三餐。同类互换就是以粮换粮、以豆换豆、以肉换肉，例如大米可与面粉或杂粮互换，馒头可以和相应量的面条、烙饼、面包等互换；大豆可与相当量的豆制品或杂豆类互换；瘦猪肉可与等量的鸡、鸭、牛、羊、兔肉互换；鱼可与虾、蟹等水产品互换；牛奶可与羊奶、酸奶、奶粉等互换。

多种多样就是选用品种、形态、颜色、口感多样的食物，变换烹调方法。例如每日吃 50g 豆类及豆制品，掌握了同类互换多种多样的原则就可以变换出数十种吃法，可以全量互换，即全换成相当量的豆浆或熏干，今天喝豆浆、明天吃熏干；也可以分量互换，如 1/3 换豆浆、1/3 换腐竹、1/3 换豆腐。早餐喝豆浆、中餐吃凉拌腐竹、晚餐再喝碗酸辣豆腐汤。表 8-6、表 8-7、表 8-8 和表 8-9 分别列举了几类常见食物的互换表供参考。

表 8-6 谷类食物互换表（相当于 100g 米、面的谷类食物）

食 物 名 称	质量/g	食 物 名 称	质量/g
大米、糯米、小米	100	烧饼	140
富强粉、标准粉	100	烙饼	150
玉米面、玉米糁	100	馒头、花卷	160
挂面	100	窝头	140
面条(切面)	120	鲜玉米	750～800
面包	120～140	饼干	100

表 8-7 豆类食物互换表（相当于 40g 大豆的豆类食物）

食 物 名 称	质量/g	食 物 名 称	质量/g
大豆(黄豆)	40	豆腐干、熏干、豆腐泡	80
腐竹	35	素肝尖、素鸡、素火腿	80
豆粉	40	素什锦	100
青豆、黑豆	40	北豆腐	120～160
膨化豆粕(大豆蛋白)	40	南豆腐	200～240
蚕豆(炸、烤)	50	内酯豆腐(盒装)	280
五香豆豉、千张、豆腐丝(油)	60	豆奶、酸豆奶	600～640
豌豆、绿豆、芸豆	65	豆浆	640～680
红小豆	70		

表 8-8　乳类食物互换表（相当于 100g 鲜牛奶的乳类食物）

食　物　名　称	质量/g	食　物　名　称	质量/g
鲜牛奶	100	酸奶	100
速溶全脂奶粉	13～15	奶酪	12
速溶脱脂奶粉	13～15	奶片	25
蒸发淡奶	50	乳饮料	300
炼乳（罐头、甜）	40		

表 8-9　肉类互换表（相当于 100g 生肉的肉类食物）

食　物　名　称	质量/g	食　物　名　称	质量/g
瘦猪肉	100	瘦牛肉	100
猪肉松	50	酱牛肉	65
叉烧肉	80	牛肉干	45
香肠	85	瘦羊肉	100
大腊肠	160	酱羊肉	80
蛋青肠	160	鸡肉	100
大肉肠	170	鸡翅	160
小红肠	170	白条鸡	150
小泥肠	180	鸭肉	100
猪排骨	160～170	酱鸭	100
兔肉	100	盐水鸭	110

　　中国居民平衡膳食宝塔是根据中国居民膳食指南，结合中国居民的膳食结构特点设计的。它把平衡膳食的原则转化成各类食物的质量，并以直观的宝塔形式表现出来，便于各类人群理解和在日常生活中实行。平衡膳食宝塔提出了一个营养上比较理想的膳食模式。它所建议的食物量，特别是奶类和豆类食物的量可能与大多数人当前的实际饮食状况存在一定差距，对某些贫困地区来讲，可能差距还较大，但为了改善中国居民的膳食营养状况，这是必须要进行的工作，只有全社会共同努力，才能达到中国居民的膳食营养状况改善的目的。

思　考　题

1. 什么是社区营养？
2. 为什么要定期进行营养调查？
3. 中国居民膳食指南的意义是什么？
4. 膳食营养素参考摄入量概念与制定原则？
5. 什么是食品强化？有何意义？

附录一

中国食物与营养发展纲要（2001—2010 年）

国务院办公厅

从新世纪开始，我国人民生活在总体达到小康水平的基础上继续改善，向全面建设小康社会迈进。今后十年，将是我国居民食物结构迅速变化和营养水平不断提高的重要时期。加快食物发展，改善食物结构，提高全民营养水平，增进人民身体健康，是国民整体素质提高的迫切需要，也是我国社会主义现代化建设的重大任务。为指导我国食物与营养持续、协调发展，特制定本纲要。

一、食物与营养发展的基本状况

（一）我国食物与营养发展的成就

《九十年代中国食物结构改革与发展纲要》颁布以来，我国国民经济持续发展，农业和农村经济发展进入了新阶段，实现了农产品供给由长期短缺到总量基本平衡、丰年有余的历史性转变，人民生活水平不断提高，推动了食物需求持续增长，全民营养状况得到全面改善。社会主义市场经济体制的逐步建立，为食物发展创造了良好的外部环境。科技进步已经渗透到食物发展的各个环节，加速了传统食物的改造，拓宽了食物发展的空间。我国食物与营养进入了一个新的发展阶段。

1. 食物综合生产能力显著增强。我国粮食的年均生产能力已达到 5 亿吨的水平，人均粮食占有量达到 400 公斤左右。在粮食生产稳步增长的同时，肉、蛋、水产品以及水果、蔬菜生产都有了快速的增长，为提高人民生活水平奠定了坚实的物质基础。

2. 食物消费质量明显提高。1990 年到 2000 年，全国居民人均收入从 904 元增加到 1625 元（1990 年不变价）。人均食物消费支出占生活消费总支出的比重逐步降低，恩格尔系数从 60.3％下降到 46.0％。食物消费结构得到了显著改善。2000 年人均消费口粮 206 公斤，蔬菜 110 公斤，食用植物油 8.2 公斤，食糖 7.0 公斤，肉类 25.3 公斤，蛋类 11.8 公斤，奶类 5.5 公斤，水产品 11.7 公斤。与1990 年相比，蛋、奶、水产品人均消费量有较大幅度提高。

3. 居民营养结构有较大改善。20 世纪 90 年代以来，全国居民摄入能量比较稳定，摄入的蛋白质总量中动物性蛋白质所占的比重有了一定增长，膳食质量显著改善。通过 90 年代后期部分地区典型监测表明，居民人均每日摄入能量 2387

千卡，蛋白质 70.5 克，脂肪 54.7 克。其中城镇居民人均摄入能量 2253 千卡，蛋白质 69.2 克，脂肪 72 克；农村居民人均摄入能量 2449 千卡，蛋白质 71.1 克，脂肪 46.7 克，基本达到了营养素供给量标准。

（二）当前食物与营养发展中存在的问题

4. 食物生产、消费、营养不协调，生产结构不能满足营养结构改善需要。从目前情况看，一是我国优质农产品比重偏低，奶类、大豆等优质食物消费明显不足。二是城乡居民营养不平衡，地区差异较大，城市居民因膳食不平衡或营养过剩导致的疾病迅速增多，农村地区特别是贫困地区营养不良现象仍然存在。三是食品工业发展滞后，产品结构不合理，技术装备总体水平偏低，食品工业产值不足农业产值的 40%，加工食品消费量仅占食品消费量的 30%，与世界先进国家的差距较大。

5. 食物质量、安全和卫生存在隐患。部分地区食物生产的环境恶化，受到工业和城市的污染，生产过程中化肥、农药、兽药、饲料添加剂使用不当，加工中食品添加剂和技术使用不尽合理，导致部分食物有害物质残留超标，严重影响人民健康。

（三）食物与营养发展面临的新形势

6. 食物与营养发展面临新的形势。一是居民生活水平的不断提高，对食物多样化、优质化需求明显增加，对食物安全卫生要求不断提高。二是居民食物消费正处于由小康向更加富裕转型的时期，急需加强对居民食物与营养的指导工作，促进居民形成良好的饮食习惯。否则，既会造成资源浪费，也可能会影响一代甚至几代人身体素质的提高。三是世界经济和现代科技的发展，使国际食物与营养产业呈加速发展趋势，必须加快我国食物与营养工作，以跟上世界发展步伐。因此，今后十年，我国食物与营养工作面临着十分艰巨的任务，必须调整战略，转变观念，明确发展重点，制定有效的政策措施，促进食物与营养取得新的发展。

二、食物与营养发展的指导思想、基本原则和目标

（一）食物与营养发展的指导思想和基本原则

7. 食物与营养发展的指导思想。适应我国人民生活水平提高和营养改善的要求，为提高中华民族素质、实现中华民族伟大复兴，动员和号召全社会力量，加快我国食物与营养的发展。紧紧围绕食物发展的重点领域、重点地区、重点人群，分类指导，全面推进，建设现代食物生产、加工和市场体系，调整引导我国食物结构向营养、卫生、科学、合理方向发展，经过不懈努力，使我国居民的食物消费与营养整体水平有较大幅度提高。

8. 食物与营养发展的基本原则。坚持食物生产与消费协调发展的原则，适应居民营养改善的需要，建立以农业为基础、以食品工业为龙头的现代食物产业体系；坚持食物资源利用与保护相结合的原则，合理开发利用各种食物资源，实现可持续发展；坚持食物质量与安全卫生管理相结合的原则，加强对食物质量的监测和管理，全面提高食物质量和安全卫生水平；坚持优化结构与预防疾病相结合的原则，调整优化食物与营养结构，预防营养性疾病，提高全民营养和健康水平；坚持继承与创新相结合的原则，发扬中华饮食文化的优良传统，全面提高食物发展的科技水平，走有中国特色的食物与营养发展道路。

（二）食物与营养发展的目标

9. 2010 年食物与营养发展总体目标。

保障合理的营养素摄入量。人均每日摄入能量为 2300 千卡（供给能量为 2600 千卡），其中 80％来自植物性食物，20％来自动物性食物；蛋白质 77 克，其中 30％来自动物性食物；脂肪 70 克，提供的能量占总能量的 25％；钙 580 毫克，铁 23 毫克，锌 12 毫克；维生素 B_1 1.2 毫克，维生素 B_2 1.4 毫克，维生素 A 775 微克。

保障合理的食物摄入量。人均每年主要食物摄入量为：口粮 155 公斤，豆类 13 公斤，蔬菜 147 公斤，水果 38 公斤，食用植物油 10 公斤，食糖 9 公斤，肉类 28 公斤，蛋类 15 公斤，奶类 16 公斤，水产品 16 公斤。

保障充足的食物供给。2010 年全国主要食物生产总量的安全保障目标为：粮食 5.7 亿吨，豆类 2300 万吨，蔬菜 3.7 亿吨，水果 7300 万吨，油料 3400 万吨，糖料 1.3 亿吨，肉类 7600 万吨，蛋类 2700 万吨，奶类 2600 万吨，水产品 5000 万吨。

降低营养不良性疾病发病率。5 岁以下儿童低体重发病率降至 5％，生长迟缓发病率降至 15％。孕妇和儿童贫血患病率分别降至 20％和 15％。4 个月以内婴儿的母乳喂养达到普及，4 个月以上的婴儿应逐步补充各种辅助食品。

10. 2010 年城乡居民食物与营养发展目标。

城市居民。人均每日摄入能量 2250 千卡，其中 75％来自植物性食物，25％来自动物性食物；蛋白质 80 克，其中 35％来自动物性食物；脂肪 80 克，提供的能量占总能量的 28％。人均每年主要食物摄入量为：口粮 135 公斤，豆类 12 公斤，蔬菜 160 公斤，水果 52 公斤，食用植物油 10 公斤，食糖 10 公斤，肉类 32 公斤，蛋类 18 公斤，奶类 32 公斤，水产品 22 公斤。

农村居民。人均每日摄入能量 2320 千卡，其中 84％来自植物性食物，16％来自动物性食物；蛋白质 75 克，其中 27％来自动物性食物；脂肪 65 克，提供的能量占总能量的 24％。人均每年主要食物摄入量为：口粮 165 公斤，豆类 13 公斤，蔬菜 140 公斤，水果 30 公斤，食用植物油 10 公斤，食糖 8 公斤，肉类 26 公斤，蛋类 13 公斤，奶类 7 公斤，水产品 13 公斤。

三、食物与营养发展的重点领域、地区与群体

今后十年，针对我国食物与营养发展现状和存在的问题，要优先发展奶类产业、大豆产业和食品加工业三个重点食物领域，努力解决好农村和西部两个重点地区以及少年儿童、妇幼、老年三个重点人群的食物与营养发展问题。

（一）食物与营养发展的重点领域

我国食物与营养发展的内容多、任务重、领域广，要在整体推进的基础上，把涉及食物与营养发展的难点和薄弱环节作为今后十年的重点内容，优先发展。

11. 奶类产业。加快发展奶业，提高居民奶类消费水平。扶持奶源基地建设，调整奶畜群结构，改善奶业基础薄弱的状况。加快发展乳制品加工业，支持开发新的奶产品，促进奶产品的升级换代。大力加强奶业科学研究，提高奶业发展的科技含量。支持并形成若干个对全国具有带动作用的大型乳品加工企业集团。加大对奶业发展的支持力度，尽快提高我国居民的奶类食品消费水平，到2010年居民的乳制品人均消费量比2000年要有大幅度增加。

12. 大豆产业。大力发展大豆产业，促进大豆及其产品的生产和消费，提高大豆食品的供给水平。支持开展大豆资源、生产、精深加工等方面的科学研究。大力开拓大豆及其制品的消费市场，优先支持开发新型的大豆食品，用现代高新技术改造传统豆制品；到2010年，以大豆为基础的优质蛋白质消费量以及深加工产品消费量要有明显增加，质量要有明显改进。

13. 食品加工业。优先支持对主食的加工，加快居民主食制成品食物的发展步伐，重点发展符合营养科学要求的方便食品、速冻食品。加快开展食物营养强化工作，重点推行主食品营养强化，减轻食物营养素缺乏的状况。优先支持我国传统食品的工业化技术改造，选择并支持若干种具有市场前景和示范作用的传统食品，提高其科技含量，加快其工业化步伐。优先支持大宗农产品深度开发与加工利用，逐步提高农产品加工转化程度。

（二）食物与营养发展的重点地区

食物与营养发展需要全民参与、协调发展。要把相对落后的地区作为重点，加大力度，努力推进。

14. 农村地区。广大农村地区，食物发展不平衡，营养状况相对落后。要加快农村经济发展，大力推进农业和农村经济结构的调整，切实增加农民收入，提高食物消费能力。重视农村营养改善，加强农村食物与营养发展的基础设施建设，改善食物购买与消费环境，开拓农村食物市场。力争到2010年广大农村地区营养状况有较大改善，农村居民生活质量不断提高。

15. 西部农村地区。西部农村地区食物发展基础较差，食物资源丰富但未能充分开发利用。要加强食物发展基础设施建设，建立西部特色食物生产基地。合理开发和利用优势食物资源，形成西部食物发展主导产业，保护生态环境，促进西部地区食物增长与环境改善协调发展。提高农民收入水平，引导合理食物消费，降低西部地区农民营养不良的发生率。采取综合措施，促进西部地区农民食物与营养状况的不断改善。

（三）营养改善的重点人群

营养改善是长期的任务，在注重各类人群营养改善的同时，要切实抓好弱势人群的营养改善工作。

16. 少年儿童群体。提高民族整体素质，基础在少年儿童。积极组织实施有关少年儿童营养改善的国家计划。优先保证这一群体的营养供给，提高身体素质。定期对少年儿童营养健康状况进行监测，实行有针对性的营养指导，使少年儿童从小形成良好的饮食习惯。建立贫困地区少年儿童营养保障制度，切实解决农村儿童营养不足和城市儿童营养不平衡的问题。力争到 2010 年，农村营养不良儿童所占的比例比 2000 年减少一半，城市营养失调儿童所占的比例减少三分之一。

17. 妇幼群体。妇女具有特殊的营养需要，婴幼儿正处于生命的早期，他们的营养状况关系到人体一生的健康。要加大妇幼群体营养改善的力度，逐步建立孕妇、婴儿营养保障制度，防止妇女尤其是孕妇、产妇、哺乳期妇女的营养失衡。在全面普及母乳喂养的基础上，针对妇幼群体的特殊需要，大力开发适合妇幼群体消费的系列食品，加强对妇幼食品的市场管理。重点搞好 3 岁以下幼儿的营养改善，为提高中华民族新一代的身体素质打下良好基础。

18. 老年人群体。我国 60 岁以上老年人比例逐渐增大，老年人的营养与健康越来越成为一个非常重要的社会问题。要建立老年人营养保障制度，关心老年人膳食营养，做好孤寡老人的膳食供给，加强对老年人的营养保障工作。研究开发适合老年人消费的系列食物，重点发展营养强化食品和低盐、低脂、低能量食品。减少老年人营养性疾病的发生率，提高老年人的生活质量和健康水平。

四、促进食物与营养发展的政策措施

（一）调整结构，提高食物综合供给能力

19. 调整农业结构，提高食物质量。在稳定提高粮食生产能力的基础上，着力优化食物品种、优化食物品质、优化食物布局，促进食物生产效益大幅度增长。种植业要由传统的粮食作物-经济作物"二元结构"向粮食作物-经济作物-饲料作物"三元结构"转变，大力发展名、特、优农产品，形成各具特色的优质农产品及其加工专用生产区，建立优质食品加工专用原料生产基地，大力发展适合食品加工业需要的标准化农产品生产。合理和充分利用草地、农作物秸秆等资源，建立规模养殖场，加快牛、羊、禽特别是奶畜发展，生产优质畜禽食品。在合理保护渔业资源和水域生态环境的前提下，加快发展水产养殖业，积极开发大洋性渔业资源。

20. 加强管理，加快食品工业发展。转变政府职能，加强行业规划和协调，加强监管和服务，实行食品工业产供销一体化。调整食品工业结构，加速传统食品工业的优化升级，促进传统食品工业向现代食品工业的转化，建立现代食品工业体系。开展食品加工机械、包装、贮运技术创新，大力发展现代食品科技，提高我国食品工业科技水平。加强食品工业基础设施建设，做好产品标准化包装、运输。加强对大宗食物的加工，提高综合利用率。采取措施，严格控制对人们身心健康危害较大的烟草业、烈性酒的发展。

21. 加强食物市场体系建设，提高食物国际竞争力。逐步建立和完善食物产地批发市场、城乡集贸市场、连锁超市等零售市场，进行合理布局，形成规范的生产-批发-零售一体化的市场网络。建立食物快捷运输通道，建设发达的食物流通体系。参照世界贸易规则，制定我国食物进出口贸易政策，采用国际标准进行食物生产、加工，发展外向型食品产业。以市场为导向，加强优势食物出口的生产，提高水果、蔬菜、畜产品、水产品等劳动密集型产品的质量，增强国际市场竞争能力。加强对食物进出口的检验检疫。

（二）加强法制建设，保护食物资源环境

22. 加强食物与营养法制建设，完善食物与营养标准体系。加快食物与营养立法步伐，制定食品管理法规，保证食品安全卫生与人民身体健康。抓紧制定关于营养师、营养标识、儿童营养等方面的法规，把居民营养改善工作纳入法制化轨道。加强食物生产、加工、流通过程的标准化建设，加快食物质量、安全、卫生的标准体系建设，制定不同类别食物与营养标准，科学地指导食物生产和消费。在大中城市和有条件的地区逐步实行农产品认证制度，规范直接上市农产品的质量要求。加快食物流通体系的法制建设，规范企业行为，保护生产者与消费者的权益。

23. 保护食物资源环境，保障食物质量、安全与卫生。加大耕地、草地、水资源等生态建设和环境保护的力度，逐步改善食物资源环境，保障食物资源可持续利用。大力推广节地、节水、节能型等食物生产技术，缓解耕地、水资源紧缺的压力。强化食物生产过程的环境保护，加大食品生产经营企业的治污力度。大力发展无污染、安全优质、营养丰富的食物生产，加快发展绿色食品和有机食品，逐步增加名牌精品食物的市场供给。积极稳妥地发展高质量、高效能的保健食品，满足城乡居民多层次、多样化的需要。加强对食物种植、养殖阶段农药、兽药的管理，完善有关农药、兽药安全使用管理规定。建立健全食物质量、安全与卫生检验检测体系，加强对食物生产全过程的监督管理，提高食物质量，确保食物安全与卫生。

（三）依靠科技进步，提高全民营养意识

24. 加强科技研究，提高食物与营养发展的科技水平。增加食物生产、食品工业、食物营养卫生及相关领域的前瞻性、战略性、公益性科研投入，加强食物发展各领域的基础研究和技术开发工作，促进产、学、研相结合，使相关学科相互渗透和交融，不断增强开发新产品、新技术、新工艺的能力。加强生物技术、信息技术等高新技术在食物与营养领域的应用研究，显著提高食物产量、质量、安全和卫生水平。开展食物、营养与健康的相关研究，培养和造就食品与营养科学研究领域的高层次人才。吸收发达国家的先进经验，注重引进、消化、吸收国外有关食物与营养的先进技术。

25. 全面普及营养知识，提高全民营养意识。加强对居民食物与营养的指导，建立用科学的营养知识引导消费和用消费带动生产的新机制，使生产结构、消费结构和营养结构合理协调。开展多种形式、多种类型的营养知识教育，充分发挥各种新闻媒体的作用，加强营养知识宣传，提高城乡居民的营养科学知识和自我保健意识，引导居民的食物消费方向，提高全民科学、合理膳食的自觉性。加强对中小学生和家长的营养知识教育，把营养健康教育纳入中小学教育的内容。提高营养师的社会地位，逐步在医院、幼儿园、学校、企事业单位的公共食堂及餐饮服务业推行营养师制度。

（四）改善居民营养结构，保障我国食物安全

26. 实施有关营养改善行动计划。继续和规范实施国家营养改善行动计划、国家大豆行动计划、国家学生饮用奶计划等。积极推广学生营养餐，作为国民营养改善的一项重要工作，成立相应协调机构，制定相关法规，依法加强管理。力争到 2010 年，全国大中城市要有一半以上的中小学生吃上学生营养餐。在经济落后地区，采取不同形式，保障居民营养供给。对发生严重营养不良的地区，当地政府要及时采取营养改善措施。

27. 加强营养监测，建立食物安全保障系统。建立和完善食物与营养监测系统，坚持重点监控与系统监测结合，监测不同地区、不同人群的营养状况。加强食物信息建设，建立我国食物安全与早期预警系统，保障全民食物供给和消费安全。要从国内外两种资源、两个市场来考虑我国食物的安全，密切关注和研究市场变化、重大自然灾害对食物供给带来的影响，提前作好各种应对准备，确保我国食物安全。

（五）加强对食物与营养工作的领导

28. 分级管理，部门分工配合，建立现代食物管理体制。《中国食物与营养发展纲要（2001—2010 年）》的实施由农业部牵头协调，国务院各有关部门要紧密协作，积极配合，加强对食物与营养发展工作的指导，进一步发挥国家食物与营养咨询委员会的重要作用。地方各级人民政府要高度重视和加强食物与营养发展工作，结合本地实际，充分考虑不同地区、不同人群的差别和习惯，研究制定本地区的食物与营养发展纲要，把食物与营养发展目标纳入本地区的国民经济和社会发展计划。加快我国食物与营养管理体制改革，建立现代食物发展管理体系，保证食物与营养发展目标的顺利实现。

附录二

中国营养改善行动计划

一、前言

（一）食物与营养是人类生存的基本条件，也是反映一个国家经济水平和人民生活质量的重要指标。改革开放以来，随着国民经济的迅速发展，我国食品生产以及人群的营养与健康状况有了较大的改善。1992 年全国营养调查结果表明，我国人均热能日摄入量 2328 千卡，蛋白质 68 克，脂肪 58 克，已达到基本满足人体营养的需要。但是，由于经济发展的不平衡以及人群营养知识的不足，致使我国居民中仍然存在着不可忽视的营养不良问题。

国家统计局 1992 年进行的中国儿童情况抽样调查表明，我国 5 岁儿童体重不足检出率为 10％～20％，生长迟缓检出率平均为 35％，个别贫困地区高达50％以上，即全国约有 2160 万儿童体重不足和 4200 万儿童生长迟缓。另外，儿童中因铁、碘、维生素 A、维生素 D 缺乏等造成的营养性疾病也较多。这种状况严重影响儿童的健康和智力的发育，甚至导致儿童死亡率的升高，进而将会影响国民健康水平的提高和经济的发展。

随着经济的发展和居民收入的提高，膳食结构及生活方式发生了变化，营养过剩或不平衡所致的慢性疾病增多，并且成为使人类丧失劳动能力和死亡的重要原因。据卫生部统计，我国每天约有 15000 余人死于慢性病，已占全部死亡的70％以上，而且由此造成的经济损失十分惊人。

（二）人类社会发展的历史证明，膳食结构的变化与经济发展密切相关，是社会经济发展的重要特征。随着国民经济的增长，居民对动物性食品的需要不断增加。中国预防医学科学院对 12 个省（自治区、直辖市）的一项调查表明，1992 年城乡人均谷类和薯类消费与 1982 年相比，分别下降了 10.9％和 49.4％，而肉、蛋、奶和水产品的消费分别增加了 81.1％、200％、323％和 97.4％，这种对动物性食品需求的显著增长直接影响到粮食生产和食物消费结构的改变和发展。目前，我国城乡食物消费正处于由温饱型向小康型过渡的时期。这为调整和引导食物生产和消费提供了一个极好的机会。抓住这个机会，制定合理的营养政策，科学调整食物结构，不仅能有效地控制慢性病的发生，而且能正确地引导我国的食物生产，促进我国居民尽快形成合理的食物消费习惯，最终促进经济的发展和社会的进步。

（三）1992 年 12 月在罗马召开的全球性部长级营养会议通过了《世界营养

《宣言》和《世界营养行动计划》，包括中国在内的 159 个国家的代表作出承诺，要尽一切努力在 2000 年以前消除饥饿和营养不良。要实现这一目标，尽快改善我国居民的营养状况，特制定《中国营养改善行动计划》。

二、目标

（四）总目标：通过保障食物供给，落实适宜的干预措施，减少饥饿和食物不足，降低热能-蛋白质营养不良的发生率，预防、控制和消除微量营养素缺乏症；通过正确引导食物消费，优化膳食模式，促进健康的生活方式，全面改善居民的营养状况，预防与营养有关的慢性病。

（五）具体目标。

1. 全国人均热能日供给量 2600 千卡，蛋白质 72 克，脂肪 72 克。贫困地区人均热能日供给量 2600 千卡，蛋白质 67 克，脂肪 51 克。

2. 妇和儿童的缺铁性贫血患病率较 1990 年降低 1/3。

3. 提高 4～6 月以内婴儿的纯母乳喂养率，到 2000 年，使母乳喂养率以省为单位达到 80%。

4. 5 岁以下儿童中度和重度营养不良患病率较 1990 年降低 50%。

5. 基本消除 5 岁以下儿童维生素 A 缺乏病。

6. 到 2000 年，全国消除碘缺乏病。

7. 减缓与膳食有关的慢性病发病率上升的趋势。

8. 2000 年全国主要农产品产量目标：

农产品名称	粮食(含大豆)	大豆	肉类	禽蛋类	奶类	水产品	油料	糖料	蔬菜	水果
产量(百万吨)	490～500	17.8	68	22	8	40	25	90～110	260	62

9. 加工食品在食品中的比重由现在的 30% 提高到 40%。

10. 增加生产符合国家标准的富含微量营养素的粮食加工品和营养强化食品。全民食盐加碘。

三、方针与政策

（六）将提高居民的营养水平作为国家长期发展战略的一部分。各级人民政府要在财力、技术和物质方面给予必要的支持，为实现国家目标打好基础。动员社会各方面力量支持营养改善工作，积极争取国际援助，加强国际技术合作与交流，力求实现：减少贫困和消除致贫原因；增加食物的供应量及实现消费量，特别是婴幼儿食品消费量；提高医疗保健服务质量；增加生产能力和促进经济增长。

（七）加强部门间的合作。计划、财政、农业、轻工、贸易、卫生、教育、技术监督、工商管理、统计、盐业等部门要密切协作，以确保计划的实施、监测和评估。

（八）进一步加强促进农业发展的政策，以科学引导生产，因地制宜，不断扩大农作物品种，提高产量和质量。在保证市场需求的同时，实施相应的食物生产结构调整政策，大力发展草食家禽，加快发展禽、蛋、奶、牛羊肉的生产、加工，继续提高水产养殖和淡水产品比重，积极而有计划地开发食物新资源。

（九）实行引导消费和鼓励生产相结合的政策，从调整食物生产结构入手，促进食物资源的合理开发利用，同时引导城乡居民适度消费，使生产结构、消费结构和膳食营养结构配套协调。

（十）重点解决贫困地区的营养改善问题。在坚持从经济开发入手开展扶贫工作的同时，重视健康及营养问题并将之纳入扶贫计划。在营养改善行动中，应特别注重改善儿童、妇女、残疾人、老年人及低收入人群的营养状况。

（十一）继续推行控制人口数量，提高人口素质的基本国策，保持人口、环境与食物供给的平衡。

（十二）加强对《中华人民共和国农业法》、《中华人民共和国传染病防治法》、《中华人民共和国食品卫生法》、《中华人民共和国母婴保健法》和《食盐加碘消除碘缺乏危害管理条例》等与营养相关法律、法规的执行力度，加强预防保健工作，努力降低食源与水源性疾病的发病率。

（十三）加强对粮食、肉类、水果、蔬菜等食品流通渠道的管理，提高食品保鲜质量，建立合理的流通体系。

（十四）加强对食物生产、食品流通、食品工业、营养与健康等方面的人才培养及研究机构和科技队伍的建设，同时加强对各类人员的营养知识培训，促进人力资源的开发。

（十五）加强营养科研事业的建设，特别是营养基础科学研究的建设，重点扶持一批营养和食品工业与流通研究所，增强其开展基础研究和开发新产品、新技术、新工艺的能力，大力推广研究成果和促进技术转让。

（十六）加强信息工作，促进营养知识尤其是母乳喂养、科学育儿、膳食平衡等知识的宣传和普及。

（十七）有计划地加强非政府组织机构的参与活动。

四、策略与措施

（十八）将营养目标纳入有关法律、法规、政策和计划。

1. 将有关营养政策列入国家经济和社会发展规划，各级财政部门应视情况给予必要的经费支持。

2. 各有关部门的工作计划要体现与本部门工作相关的营养目标和措施。

3. 各地要依据本计划并结合有关部分的工作计划，因地制宜制定具体的营养改善行动计划，将营养目标列入当地经济和社会发展的总体规划。

（十九）加强有关营养与食品卫生工作的法制建设。

1. 制定《母乳代用品销售管理办法》。

2. 制定《特殊营养食品专用标志管理办法》。

3. 制定《营养标签管理方法》。

4. 制定与营养和公共营养相关领域的法律、法规。

5. 制定《婴幼儿食品管理办法》。

6. 制定《儿童营养不良防治方案》。

7. 进一步完善食品卫生的法律、法规及标准体系。到 2000 年，使我国食品卫生法规接近国际标准。

（二十）增加食物生产及改善家庭食物供应。

1. 农业部门在继续抓紧粮食生产，提高粮食质量的同时，加快发展耗粮少、转化率高的畜、禽和水产品的养殖。到 2000 年，猪肉量占肉类总量的比重为 67％，禽类和牛羊肉的比重分别为 19％和 12％，水产品人工养殖产量占水产品总产量的比重从目前的 56％上升到 60％以上。大力发展豆类产品的生产，并开辟其他增加蛋白质资源的途径。积极促进绿色食品生产，保护农业生态环境。

2. 进一步完善国家粮食及农副产品两级储备体系，重点扶持商品粮等生产基地。加强国家对粮、肉、蛋、奶、水产品和蔬菜、水果等食品价格的宏观调控，稳定市场，保障低收入人群及遭受自然灾害地区人群的基本食物供给。

3. 积极发展食品加工业，使加工食品在膳食中的比重由目前的 30％上升到 40％左右。

4. 不断改进保鲜和保藏技术，最大限度地减少食物在加工、运输、销售和贮藏中的营养损耗。到 2000 年，使粮储技术及鲜肉、鲜菜等储运技术接近或达到国际先进水平。

5. 各级人民政府要认真落实国家有关扶贫政策，鼓励贫困地区的干部和群众，发扬自力更生、艰苦奋斗的精神，在国家扶持下，依靠科技进步，开发利用当地资源，合理安排家庭食物生产与消费，解决食物供给。

6. 各级人民政府要组织推广科学种植和养殖技术，提高农、牧、渔业产品的产量，丰富家庭食物的品种，提高膳食质量，继续搞好菜篮子工程，丰富城乡农副产品市场。

7. 调整酒类产品结构，实现粮食酒向果类酒转变，蒸馏酒向发酵酒转变，高度酒向低度酒转变，普通酒向优质酒转变，在适度满足市场需要的同时，大力节约酿酒用粮。

（二十一）提高食品和饮用水质量，预防传染性疾病。

1. 加强食品安全管理，依法严厉打击生产经营假冒伪劣食品的活动，逐步扩大食品卫生监督覆盖率。到 2000 年，餐饮业（街头食品除外）餐具消毒合格率达到 90％。

2. 完善各类食品生产卫生规范的制定工作并在主要食品行业全面推行。建立健全食品生产经营企业的质量控制与管理体系，在各类食品生产、经营过程中，逐步推广使用危害分析关键控制点（HACCP）系统的方法。对肉类食品生产、贮藏、运输和销售的卫生管理与冷链化程度的提高要予以特别重视。到2000年，城市肉类食品冷链化程度达到80％。

3. 加强对食品餐饮业和食品生产企业的管理，逐步建立并实行营养师（士）制度。

4. 加强对食品安全与卫生监督检验人员、食品生产经营企业管理人员、从业人员和检验人员的培训，做到合格上岗。

5. 加强对街头食品和卫生合格率较低食品的卫生管理与监督，大幅度降低食物中毒与食源性疾病发病率。到2000年，使食品卫生总合格率达到88％。

6. 促进农业持续发展，减少农药使用量，加强对农药使用的管理与监督，做好农药使用技术培训，降低农作物中的农药残留量。

7. 加强化学品管理，防止或减少有毒化学品对食物的污染。

8. 搞好环境卫生，进一步加快农村改水步伐，保护水源，减少城乡生活饮用水污染，降低水源性传染病的发生。

9. 降低腹泻病死亡率，使80％的腹泻病患者能得到口服补液治疗。

（二十二）提倡母乳喂养，改善儿童营养。

1. 由卫生部门编制母乳喂养、辅助食品添加及婴幼儿科学喂养等方面的培训教材和健康教育材料，对卫生保健人员进行培训并通过他们对社会和婴幼儿家长进行健康教育。

2. 推进爱婴医院计划，在所有医院的产科和家庭接生中推行母乳喂养。

3. 提倡科学的家庭化辅助食品的制作，防治5岁以下儿童营养不良和缺铁性贫血。

4. 有计划、有步骤地普及学生营养午餐。

5. 食品工业部门要加强对断奶食品、儿童营养食品、强化食品及学生食品的开发和生产，卫生部门要加强对这些食品的卫生监督和对婴幼儿配方食品及自制食品的监督指导。

（二十三）预防微量营养素缺乏症。

1. 卫生部门要针对人群微量营养素缺乏情况，提出相应的防治措施和建议。

2. 制定微量营养素缺乏病防治规划。

3. 落实全民食盐加碘措施。

4. 食品工业生产和加工部门要适应广大消费者需求，发展具有优势的营养强化食品和粮食加工品。居民家庭菜园应大力提倡种植富含微量营养素的蔬菜。

5. 对3岁以下儿童实施补充维生素A的干预措施，由卫生部门在试点基础上扩大实施范围。

6. 加强防治儿童佝偻病。

（二十四）保护处于困难条件下的人群。

1. 采取有效行动，保障遭受自然灾害人群的食物供应。

2. 对老年人营养予以足够重视。供应营养丰富的膳食并宣传健康的生活方式，以满足不同年龄段和不同健康状态人群的需要，预防慢性非传染性疾病和降低营养缺乏性疾病的发生。

3. 有关部门制定帮助残疾人改善营养的计划。

（二十五）加强营养人才培训及营养教育。

1. 加速培训营养人才，在办好正规的高等和中等医学院校有关营养类专业教育的同时，通过各种形式发展营养学教育，逐步在农业、轻工、商业、粮食等院校开设有关营养科学课。

2. 加强培训在职营养专业人员，制定培训计划和作出相应的规定，使营养人才得到合理的使用。

3. 有计划地对从事农业、商业、粮食、轻工、计划等部门的有关人员进行营养知识培训。

4. 将营养知识纳入中小学的教育内容。教学计划要安排一定课时的营养知识教育，使学生懂得平衡膳食的原则，培养良好的饮食习惯，提高自我保健能力。

5. 将营养工作内容纳入到初级卫生保健服务中，提高初级卫生保健人员的营养知识水平，并通过他们指导居民因地制宜、合理利用当地食物资源改善营养状况。

6. 利用各种宣传媒介，广泛开展群众性的营养宣传教育活动，推荐合理的膳食模式和健康的生活方式，纠正不良饮食习惯。

（二十六）评估、分析和监测。

1. 在现有卫生防疫机构内，设立营养监测系统和营养监测与信息中心，所需人员内部调剂解决，完善营养调查和评估制度，为制定政策提供依据。

2. 各地根据具体情况，将营养指标纳入本地区经济发展统计指标体系。

3. 卫生部和国家统计局在做好年度监测的同时，每 5 年和 10 年分别组织一次全国中等规模的营养抽样调查和较大规模的抽样调查或普查。

五、组织与领导

（二十七）国家计委、国家教委、国家科委、民政部、财政部、农业部、国内贸易部、对外贸易经济合作部、广播电影电视部、卫生部、国家统计局、国家工商行政管理局、中国轻工总会、中华全国供销合作总社、国家技术监督局、国务院扶贫开发领导小组办公室、中华全国妇女联合会等单位协同组织实施本计划。卫生部负责日常管理工作。

（二十八）国家食物与营养咨询委员会负责提供信息、建议，供有关方面实施本计划参考。

（二十九）各级人民政府负责组织实施当地的营养改善行动计划。

（三十）各部门负责组织实施本部门工作计划并检查执行效果。

（三十一）进一步加强与联合国开发计划署、联合国粮食及农业组织、世界卫生组织、联合国儿童基金会、世界银行、世界粮食计划署等有关国际机构的合作，将国际营养大会的后续行动与我国目前正在执行的有关项目相结合，争取国际上的技术和经济援助。

附录三

学生午餐营养供给量标准

1. 范围

本标准规定了学生营养午餐营养素摄入标准值及各类食物的供给量。

本标准适用于集中供应中小学生营养午餐的学校食堂、机关食堂和公共饮食业。

2. 定义

本标准采用下列定义。

2.1 学生营养午餐

在上学日，由学校食堂或饮食供应中心等为在校学生提供的符合营养要求的午餐。

2.2 营养午餐标准

以一周五天为单位的日平均食物摄入量，午餐各类营养素的摄入量应占《推荐的每日膳食营养素供给量标准》的40%。

3. 学生营养午餐标准

3.1 学生营养午餐摄入标准值见表1。

表1 学生营养午餐摄入标准值（每人每餐）

营 养 素	中 小 学 生		
	6～8岁	9～11岁	12～15岁
热量/MJ(kcal)	2.92(700)	3.34(800)	3.89(930)
蛋白质/g	24	28	32
来自动物及大豆的蛋白质/g	8～12	10～14	11～16
脂肪/g	占总热量30%以下	占总热量30%以下	占总热量30%以下
钙/mg	320	400	480
铁/mg	4	4.8	7.2
锌/mg	4	6.0	6.0
视黄醇当量/μg	300	300	320
维生素 B_1/mg	0.5	0.6	0.7
维生素 B_2/mg	0.5	0.6	0.7
维生素 C/mg	18	20	24

3.2 学生营养午餐各类食物的供给量标准见表2。

表 2 学生营养午餐各类食物的供给量标准

模式(一)   单位:g 每人每餐

食 物 分 类	小学生、初中学生		
	6～8岁平均 体重 21.9 kg	9～11岁平均 体重 29.1kg	12～15岁平均 体重 40.6kg
粮食类(包括谷类、除大豆以外的干豆类、薯类)	100	150	200
动物性食品(包括畜肉、禽、鱼、虾、蛋、动物内脏)	50	65	75
奶类	100	125	125
大豆及豆制品	20	25	30
蔬菜	120	150	200
植物油	5	6	7

模式(二)

食物分类	小学生、初中学生		
	6～8岁平均 体重 21.9 kg	9～11岁平均 体重 29.1kg	12～15岁平均 体重 40.6kg
粮食类(包括谷类、除大豆以外的干豆类、薯类)	120	170	220
动物性食品(包括畜肉、禽、鱼、虾、蛋、动物内脏)	25	30	35
豆粉(豆粉应冲成适量豆浆饮用)	40	50	50
大豆及豆制品	40	50	60
蔬菜	120	170	220
植物油	6	7	8

注:1. 所列数量均为可食部分;2. 蔬菜组成一半以上为绿色蔬菜;3. 大豆及其制品量以豆腐干为准。

3.3 学生营养午餐所用食物原料的卫生要求:食物质量应符合有关的食品卫生标准,不得采用有毒、有害、变质的食物。

3.4 各类食物应经常调换品种,尽可能地做到食物多样化。

3.5 食盐要限量:每人每日食用量以不超过 10g 为宜。午餐不宜超过 3g。

3.6 学生营养午餐中的饱和脂肪不超过总脂肪量的三分之一。午餐不得以糕点、甜食取代副食。

4. 营养教育

在本标准的实施过程中,应向学生进行营养教育,使学生了解何谓平衡膳食及各类食物的营养价值，培养良好的饮食习惯。学校还应每周公布学生营养午餐营养素的摄入量及带量食谱。

5. 食谱编制原则及方法

学校应根据营养午餐食物标准数量，结合该地区季节的食物供应情况，食堂设备、炊事人员的技术力量、学生家庭的经济条件、饮食习惯等因素编制切实可行的食谱，一般每周编制一次带有主副食名称和原料数量的带量食谱。编制时既要考虑色、香、味、易于消化、卫生安全，也要考虑营养含量及配比。

5.1 主食

力求多样化，米、面、玉米面、各种干豆类，调配更换品种，防止长期摄取一种主食。

在红薯、马铃薯供应较多地区，如以薯类作为主食的一部分，依热量进行折合，薯类发热量约为谷类的 0.3 倍，100g 红薯发热量相当 30g 谷类。

5.2 副食

① 动物性食品：畜肉、禽、鱼、蛋等食物均为优质蛋白的良好来源，但其成分并不同，故应品种多样。蛋类不能代替肉，肉是预防缺铁性贫血良好的食物。蛋黄中含较多的胆固醇，心血管的病理变化始于儿童，故自幼不宜吃过多的蛋黄等含胆固醇多的食物。畜肉、禽肉应以瘦肉为主，少吃肥肉，防止摄入过多的饱和脂肪酸。鱼油富含不饱和脂肪酸，有条件者可以吃些鱼。营养调查结果显示，中小学生对维生系 A 的摄入量普遍不足，肝脏是维生素 A 含量最多的食物，故每周摄入 25g 肝脏是有益的。

② 大豆及其制品：本标准所规定豆制品的数量是以豆腐干为1，其他豆制品则可依其蛋白质含量进行折合，其比例见表3。

表 3 豆制品的折合对照表

制品种类	质量/g	相当于豆腐干的质量/g
干黄豆或黄豆粉	1	2.2
干腐竹	1	2.6
豆腐丝	1	1
素鸡	1	0.8
北豆腐	1	0.4
南豆腐	1	0.3

③ 植物油数量：随菜量的增加及年龄高者逐渐增多。

④ 为了增加钙的摄入，尽量吃些虾皮、海带、紫菜等海产品和芝麻酱，一定要用加碘食盐。

⑤ 水果并未列入，有条件者每日可吃适量水果。

5.3　要减少烹调处理过程中营养素的损失

① 主食：米不应长时间浸泡在水中，洗米的次数不应太多，不宜采用捞饭方法，以防维生素及矿物质等溶于水的营养素流失。煮米粥不应加碱，发酵面食加碱不应过量，以减少维生素的破坏。

② 副食：蔬菜要先洗后切，不应在水内长时间浸泡，以防可溶性维生素的流失。

附表 1　中国居民体重代表值

年龄/岁	体重/kg 男	体重/kg 女	年龄/岁	体重/kg 男	体重/kg 女
0～	6.0	6.0	11～	37.0	36.5
0.5～	9.0	9.0	12～	41.8	41.5
1～	11.0	10.5	13～	48.0	45.5
2～	13.0	12.5	14～	52.5	47.5
3～	15.0	14.5	15～	55.5	50.0
4～	17.0	16.5	16～	58.5	51.0
5～	19.0	18.5	17～	60.0	52.0
6～	21.0	20.5	18～	63.0	56.0
7～	24.0	23.0	50～	65.0	58.0
8～	26.5	22.5	60～	65.0	58.0
9～	29.5	29.0	70～	62.0	54.0
10～	33.0	31.5	80～	57.0	50.0

附表 2　中国居民膳食能量推荐摄入量（RNI）

年龄/岁	RNI MJ/d 男	RNI MJ/d 女	RNI kcal/d 男	RNI kcal/d 女	年龄/岁	RNI MJ/d 男	RNI MJ/d 女	RNI kcal/d 男	RNI kcal/d 女
0～	0.40① MJ/kg・d		95① kcal/kg・d		18～				
0.5～	0.40① MJ/kg・d		95① kcal/kg・d		重体力活动	13.38	11.30	3200	2700
1～	4.60	4.40	1100	1050	孕妇（4～6个月）		+0.84		+200
2～	5.02	4.81	1200	1300	孕妇（7～9个月）		+0.84		+200
3～	5.64	5.43	1300	1150	乳母		+2.09		+500
4～	6.06	5.85	1450	1400	50～				
5～	6.70	6.27	1600	1500	轻体力活动	9.62	7.94	2300	1900
6～	7.10	6.70	1700	1600	中体力活动	10.87	8.36	2600	2000
7～	7.53	7.10	1800	1700	重体力活动	13.00	9.20	3100	2200
8～	7.94	7.53	1900	1800	60～				
9～	8.36	7.94	2000	1900	轻体力活动	7.94	7.53	1900	1800
10～	8.80	8.36	2100	2000	中体力活动	9.20	8.36	2200	2000
11～	10.04	9.20	2400	2200	70～				
14～	12.13	10.04	2900	2400	轻体力活动	7.94	7.10	1900	1700
18～					中体力活动	8.80	7.94	2100	1900
轻体力活动	10.04	8.80	2400	2100	80～	7.94	7.10	1900	1700
中体力活动	11.30	9.62	2700	2300					

①为适宜摄入量（AI），非母乳喂养应增加 20%。

注：1kcal＝4.18kJ。

附表3 中国居民膳食蛋白质推荐摄入量（RNI）

年龄/岁	RNI(g/d)		年龄/岁	RNI(g/d)	
	男	女		男	女
0～	1.5～3g/(kg·d)		10～	70	65
1～	35	35	11～	75	75
2～	40	40	14～	85	80
3～	45	45	18①～		
4～	50	50	轻体力活动	75	65
5～	55	55	中体力活动	80	75
6～	55	55	重体力活动	90	80
7～	60	60	孕妇/g	早期+5 中期+10 晚期+20	
			乳母/g	+20	
8～	65	65	60②～	75	65

① 成年人按1.16g蛋白/(kg·d)计；
② 老年人按1.27g蛋白/(kg·d)或蛋白质占总能量15%计。

附表4 中国居民膳食脂肪适宜摄入量（AI）

（脂肪能量占总能量的百分数）

年龄/岁	脂肪	SFA	MUFA	FUFA	(n-6)：(n-3)	胆固醇量/mg
0～	45～50				4：1	
0.5～	35～40				4：1	
2～	30～35				(4～6)：1	
7～	25～30				(4～6)：1	
13～	25～30	<10	8	10	(4～6)：1	
18～	20～30	<10	10	10	(4～6)：1	<300
60～	20～30	6～8	10	8～10	4：1	<300

注：SFA为饱和脂肪酸；MUFA为单不饱和脂肪酸；PUFA为多不饱和脂肪酸。

附表 5　中国居民膳食常量和微量元素推荐摄入量（RNI）或适宜摄入量（AI）

年龄/岁	钙 Ca AI/mg	磷 P AI/mg	钾 K AI/mg	钠 Na AI/mg	镁 Mg AI/mg	铁 Fe AI/mg (男 / 女)	碘 I RNI/μg	锌 Zn RNI/mg (男 / 女)	硒 Se RNI/g	铜 Cu AI/mg	氟 F AI/μg	铬 Cr AI/μg	锰 Mn AI/mg	钼 Mo AI/μg
0~	300	150	500	200	30	0.3	50	1.5	15(AI)	0.4	0.1	10		
0.5~	400	300	700	500	70	10	50	8.0	20(AI)	0.6	0.4	15		
1~	600	450	1000	650	100	12	50	9.0	20	0.8	0.6	20		15
4~	800	500	1500	900	150	12	90	12.0	25	1.0	0.8	30		20
7~	800	700	1500	1000	250	12	90	13.5	35	1.2	1.0	30		30
11~	1000	1000	1500	1200	350	16 / 18	120	18.0 / 15.0	45	1.8	1.2	40		50
14~	1000	1000	2000	1800	350	20 / 25	150	19.0 / 15.5	50	2.0	1.4	40		50
18~	800	700	2000	2200	350	15 / 20	150	15.0 / 11.5	50	2.0	1.5	50	3.5	60
50~	1000	700	2000	2200	350	15	150	11.5	50	2.0	1.5	50	3.5	60
孕妇														
早期	800	700	2500	2200	400	15	200	11.5	50					
中期	1000	700	2500	2200	400	25	200	16.5	50					
晚期	1200	700	2500	2200	400	35	200	16.5	50					
乳母	1200	700	2500	2200	400	25	200	21.5	65					

注：凡表中缺数字之处均表示未制定该参考值。

附表6　中国居民膳食脂溶性维生素和水溶性维生素推荐摄入量（RNI）或适宜摄入量（AI）

年龄/岁	维生素A RNI/μgRE	维生素D RNI/μg	维生素E AI/mgα-TE	维生素B₁ RNI/mg	维生素B₂ RNI/mg	维生素B₆ AI/mg	维生素B₁₂ AI/μg	维生素C RNI/mg	泛酸 AI/mg	叶酸 RNI/μgDFE	烟酸 RNI/mgNE	胆碱 AI/mg	生物素 AI/μg
0~	400(AI)	10	3	0.2(AI)	0.4(AI)	0.1	0.4	40	1.7	65(AI)	2(AI)	100	5
0.5~	400(AI)	10	3	0.3(AI)	0.5(AI)	0.3	0.5	50	1.8	80(AI)	3(AI)	150	6
1~	500	10	4	0.6	0.6	0.5	0.9	60	2.0	150	6	200	8
4~	600	10	5	0.7	0.7	0.6	1.2	70	3.0	200	7	250	12
7~	700	10	7	0.9	1.0	0.7	1.2	80	4.0	200	9	300	16
11~	700	5	10	1.2	1.2	0.9	1.8	90	5.0	300	12	350	20
	男　女			男　女	男　女						男　女		
14~	800　700	5	14	1.5　1.2	1.5　1.2	1.1	2.4	100	5.0	400	15　12	450	25
18~	800　700	5	14	1.4　1.3	1.4　1.2	1.2	2.4	100	5.0	400	14　13	450	30
50~	800　700	10	14	1.3	1.4	1.5	2.4	100	5.0	400	13	450	30
孕妇													
早期	800	5	14	1.5	1.7	1.9	2.6	100	6.0	600	15	500	30
中期	900	10	14	1.5	1.7	1.9	2.6	130	6.0	600	15	500	30
晚期	900	10	14	1.5	1.7	1.9	2.6	130	6.0	600	15	500	30
乳母	1200	10	14	1.8	1.7	1.9	2.8	130	7.0	500	18	500	35

注：RE 为视黄醇当量；α-TE 为α-生育酚当量；DFE 为叶酸当量；NE 为烟酸当量。

附表7　中国居民某些微量营养素可耐受最高摄入量（UL）

年龄/岁	钙/mg	磷/mg	镁/mg	铁/mg	碘/μg	锌（男/女）/mg	硒/μg	铜/mg	氟/mg	铬/μg	锰/mg	钼/μg	维生素A/μgRE	维生素D/μg	维生素B₁/mg	维生素C/mg	叶酸/μgDFE	烟酸/mgNE	胆碱/mg
0~				10			55		0.4							400			600
0.5~				30		13	80		0.8							500			800
1~	2000	3000	200	30		23	120	1.5	1.2	200		80				600	300	10	1000
4~	2000	3000	300	30		23	180	2.0	1.6	300		110	2000	50		700	400	15	1500
7~	2000	3000	500	30	800	28	240	3.5	2.0	300		160	2000	20	50	800	400	20	2000
11~	2000	3500	700	50	800	37　34	300	5.0	2.4	400		280	2000	20	50	900	600	30	2500
14~	2000	3500	700	50	800	42　35	360	7.0	2.8	400		280	2000	20	50	1000	800	30	3000
18~	2000	3500	700	50	1000	45　37	400	8.0	3.0	500	10	350	3000	20	50	1000	1000	35	3500
50~	2000	3500	700	50	1000	37　37	400	8.0	3.0	500	10	350	3000	20	50	1000	1000	35	3500
孕妇	2000	3500	700	60	1000	35	400						2400	20		1000	1000		3500
乳母	2000	3500	700	50	1000	35	400							20		1000	1000		3500

注：1. NE 为烟酸当量；DFE 为叶酸当量。
2. 60 岁以上磷的 UL 为 3000mg。
3. 凡表中缺数字之处均表示未制定参考值。

参 考 文 献

1 北京食品学会．食品与健康．北京：中国轻工业出版社，2003
2 李静．人体营养与社会营养学．北京：中国轻工业出版社，1993
3 吴坤．营养与食品卫生学．第5版．北京：人民卫生出版社，2004
4 王光慈．食品营养学．第2版．北京：中国农业出版社，2001
5 孙远明，余群力．食品营养学．北京：中国农业大学出版社，2002
6 赵霖．赵霖谈饮食与营养．福州：福建科学技术出版社，2002
7 李秀才．肥胖症的食疗与药膳．北京：人民军医出版社，2003
8 郑建仙．功能性食品．北京：中国轻工业出版社，1995
9 凌诚德．公共营养学．杭州：浙江医科大学，1996
10 钟耀广．功能性食品．北京：化学工业出版社，2004
11 蔡铁勇．食物保健大全．石家庄：河北人民出版社，1989
12 崔桂友．烹饪原料学．北京：中国商业出版社，1997
13 陈炳卿．营养与食品卫生学．第3版．北京：人民卫生出版社，1981
14 李全宏．食物、营养与卫生．青岛：青岛海洋大学出版社，1995
15 吴文青，李正军．食用本草．北京：中国医药科技出版社，2003
16 陈春明．食品的营养与卫生．北京：中国科学技术出版社，1994
17 何志谦．疾病营养学．北京：人民卫生出版社，1997
18 邵靖方，严启之．预防医学．上海：上海医科大学出版社，1994
19 高健．营养与疾病．北京：科学技术文献出版社，1981
20 易美华．食品营养与健康．北京：中国轻工业出版社，2000
21 陈炳卿．营养与食品卫生学．第4版．北京：人民卫生出版社，1999
22 中国营养学会．中国居民膳食营养素参考摄入量．北京：中国轻工业出版社，2000
23 杨月欣，王光亚．实用食物营养成分分析手册．北京：中国轻工业出版社，2002
24 中国居民膳食指南专家委员会．中国居民膳食指南．北京：中国轻工业出版社，1999
25 中国居民膳食指南专家委员会．中国居民平衡膳食宝塔．1999
26 刘志诚，于守洋．营养与食品卫生学．北京：人民卫生出版社，1987
27 国家卫生部．中国营养改善行动计划．营养学报，1998，20（2）：121～128
28 郑鹏然，周树南．食品卫生全书．北京：红旗出版社，1996
29 国务院办公厅．中国食物与营养发展纲要（2001—2010年），2001
30 中国卫生部．中国居民营养与健康现状．2004.10
31 袁惠娟等．微量元素与健康研究，2001，18（4）：46～47
32 葛可佑．膳食营养素参考摄入量（DRIs）的概念和应用．中国营养学会第九次全国营养学术会议论文摘要汇编，2004
33 翟凤英．公共营养研究进展．中国营养学会第九次全国营养学术会议论文摘要汇编，2004

相 关 网 站

北京农业信息网 http://www.agri.ac.cn
中国营养学会网 http://www.sinonutrition.com
中国食品网 http://www.cn-food.net

内 容 提 要

本书主要内容包括：食物的消化吸收生理、基础营养学、不同人群的营养、各类食物的营养与保健价值、膳食营养与健康、功能性食品和社区营养。本书理论深度适中，简明实用，重在营养教育。

本书不仅适用于本科、高职高专食品科学与工程专业的学生，也适用于非食品专业的学生作为公共选修课教材，还可作为营养普及用书。